健康ライブラリー　イラスト版

女性のADHD

どんぐり発達クリニック院長 宮尾益知 監修

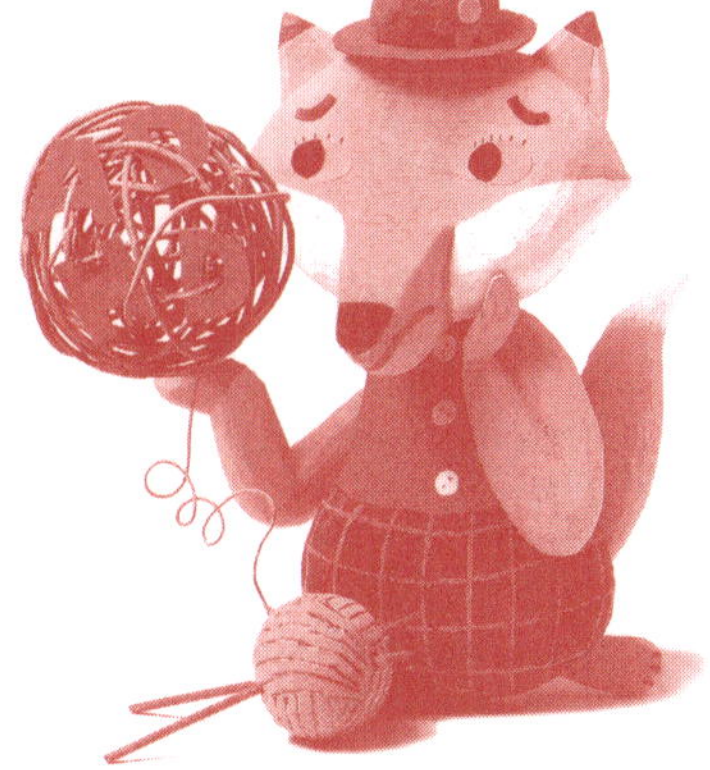

講談社

まえがき

一般的に、発達障害は女性よりも男性に多いといわれています。男性は女性の数倍多いという説もあります。しかし、私は専門医として長年診察をおこなってきて、女性の当事者はけっして少なくないと感じています。

　彼女たちに話を聞いてみると、女性の場合、発達障害の特徴が男性ほど明らかには現れていないようです。

　たとえばＡＤＨＤでは、幼少期の特徴として「授業中に席を立つ」「手が出やすい」といったことが知られていますが、女性の幼少期には、そのような様子があまりみられません。女の子で目立つのは「おしゃべり」「いつも予定がいっぱい」といった特徴です。

　同じＡＤＨＤでも男女で特徴が異なるわけですが、発達障害研究の分野では、そのようなジェンダー・ディファレンス（性差）は、これまでそれほど注目されてきませんでした。

　しかし近年、女性の発達障害に目を向ける専門家が現れてきています。私も『女性のアスペルガー症候群』という本を出し、性差を考慮して、特徴や対応法をまとめました。

　今回はその本の姉妹編として、ＡＤＨＤの性差を解説しています。女性は男性に比べてＡＤＨＤに気づかれにくく、本人が「ミスの多さ」や「同性に嫌われること」、「スケジュール管理の難しさ」などに悩んでいても、なかなか診断が得られません。治療を受ければよくなるのに、見過ごされてしまうケースが多いのです。

　そこで本書では、女性にどんな特徴が現れ、どんな対応ができるのか、具体例をあげました。参考にしてください。女性はＡＤＨＤと診断されたあと、気持ちが揺れ動きます。女性は男性以上に、心理的なフォローを必要としています。それがポイントです。

　また、女性はＡＤＨＤがあっても明確な特徴が現れず、アスペルガー症候群と誤解されることがあるため、両者の違いもまとめました。

　本書がＡＤＨＤの性差を考え、理解することの役に立つように、心から願っています。

どんぐり発達クリニック院長
宮尾　益知

女性のADHD

もくじ

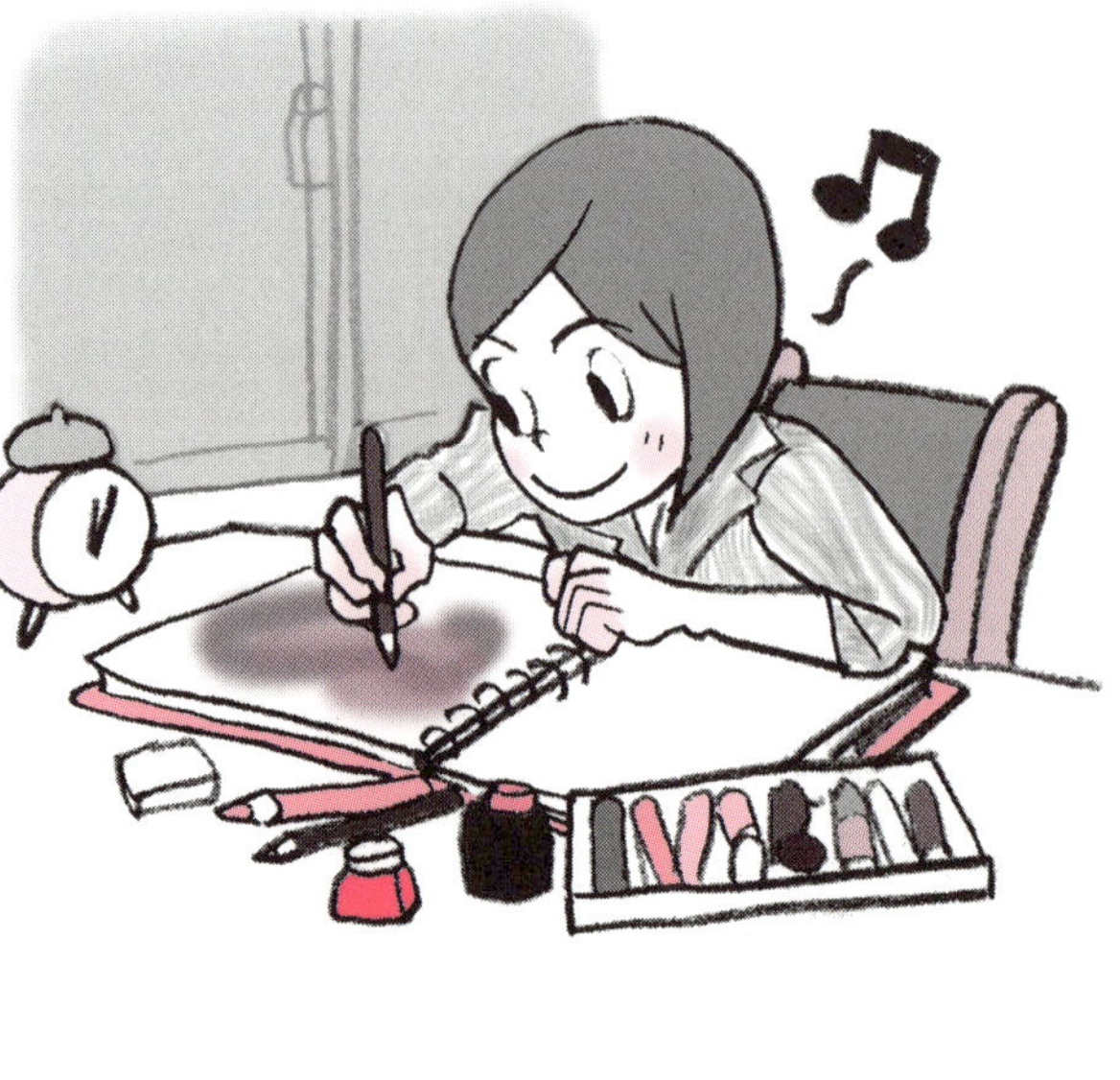

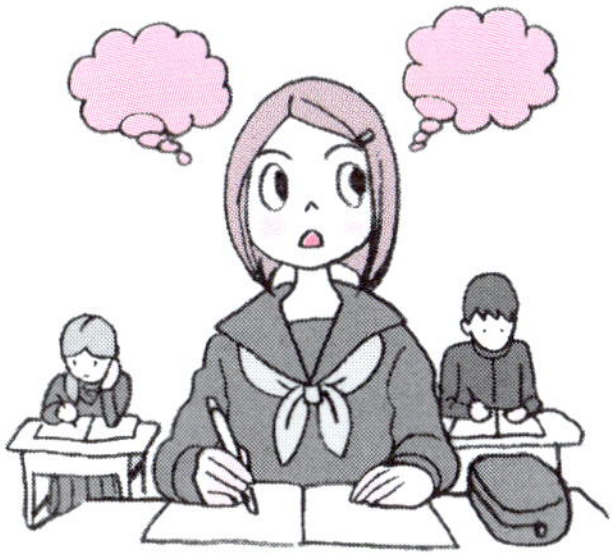

2 受診先は「小児神経科」か「精神科」

3 「薬物療法」で中心的な問題が解消する

4 「過去の自分」を許せれば落ち着く

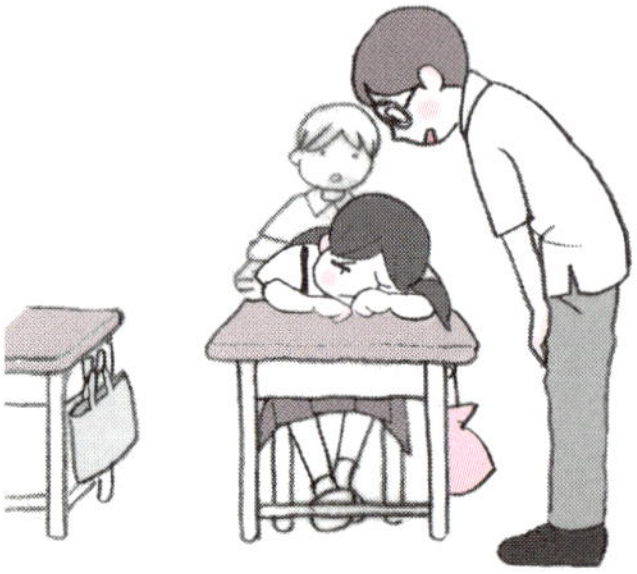

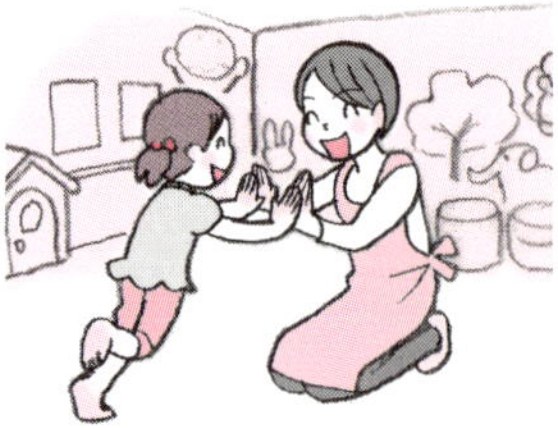

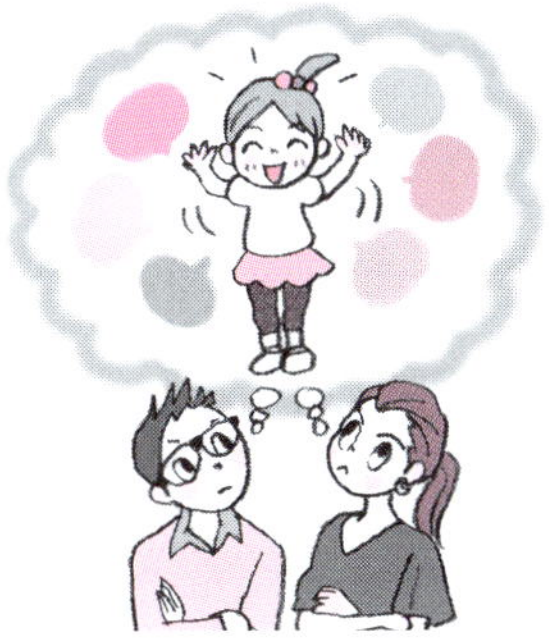

5　生活面では「人間関係」がテーマに……81

巻頭チェック

ご存じですか? ADHDの男女の違い

1 ADHDは男性に多いといわれています。男性のほうが女性より3～5倍多いという説もあります。しかし近年、じつは女性にもADHDの人はもっと多くいて、幼少期の様子が男性とは少し違うために見過ごされているのではないかという見方が出てきています。

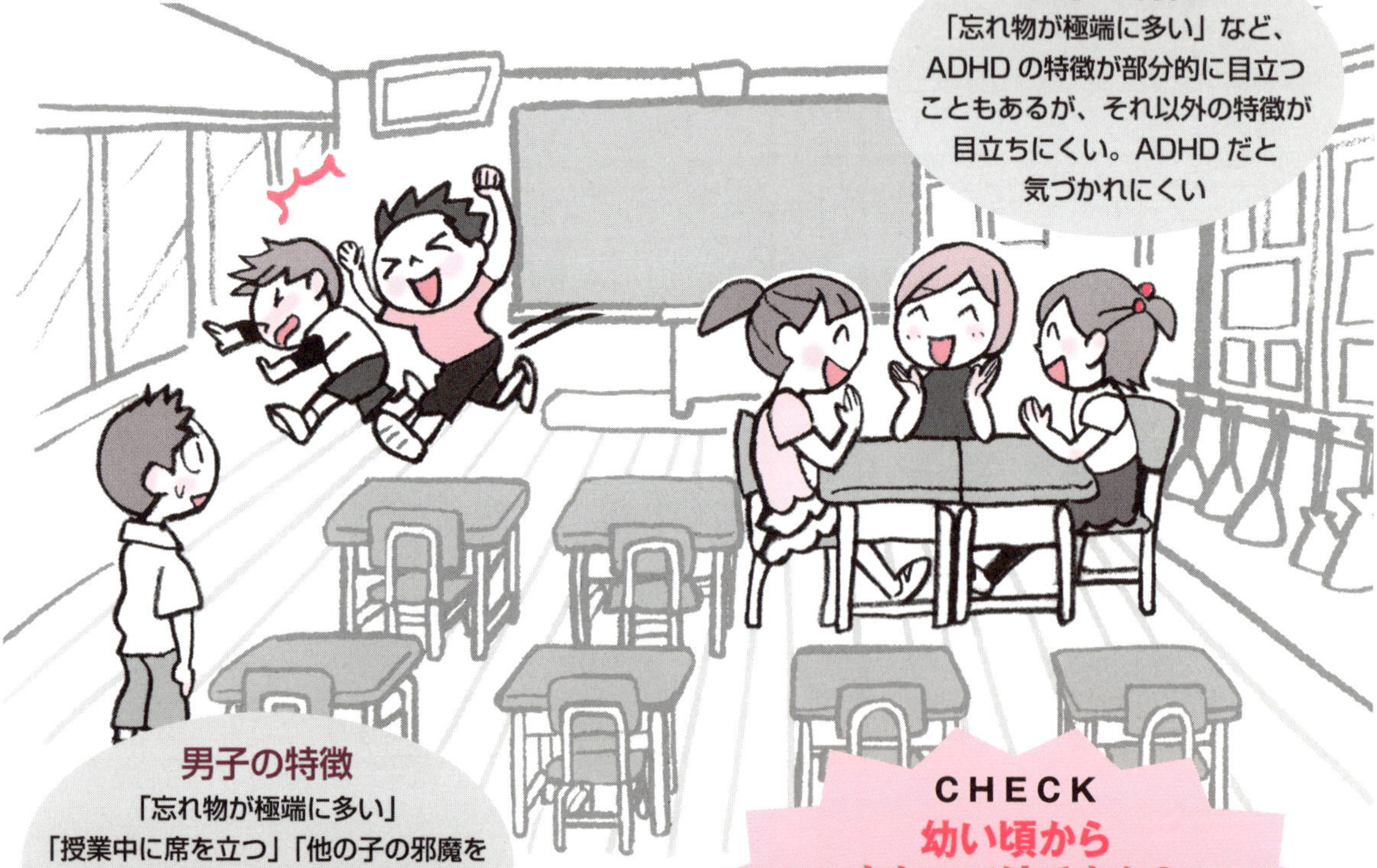

女子の特徴

「忘れ物が極端に多い」など、ADHDの特徴が部分的に目立つこともあるが、それ以外の特徴が目立ちにくい。ADHDだと気づかれにくい

男子の特徴

「忘れ物が極端に多い」「授業中に席を立つ」「他の子の邪魔をする」など、ADHDの特徴が幅広くみられる子が多い。ADHDだと気づかれやすい

男子は動き回ったりして多動な様子が目立つが、女子では多動がおしゃべりに出る場合がある

CHECK 幼い頃からおしゃべりですか?

女性の場合、ADHDの特性がおしゃべりに出やすいといわれています。授業中に席を立つようなことがなくても、「人の話に割りこむ」「いつも話が長い」などの様子がみられれば、ADHDの可能性が考えられます。

（くわしくは第1章へ）

2 女性は男性ほど特徴が目立ちませんが、男性と同じように困っています。ときにはADHDの「多動性」や「衝動性」といった特性が、生活上の支障にむすびつくことがあります。

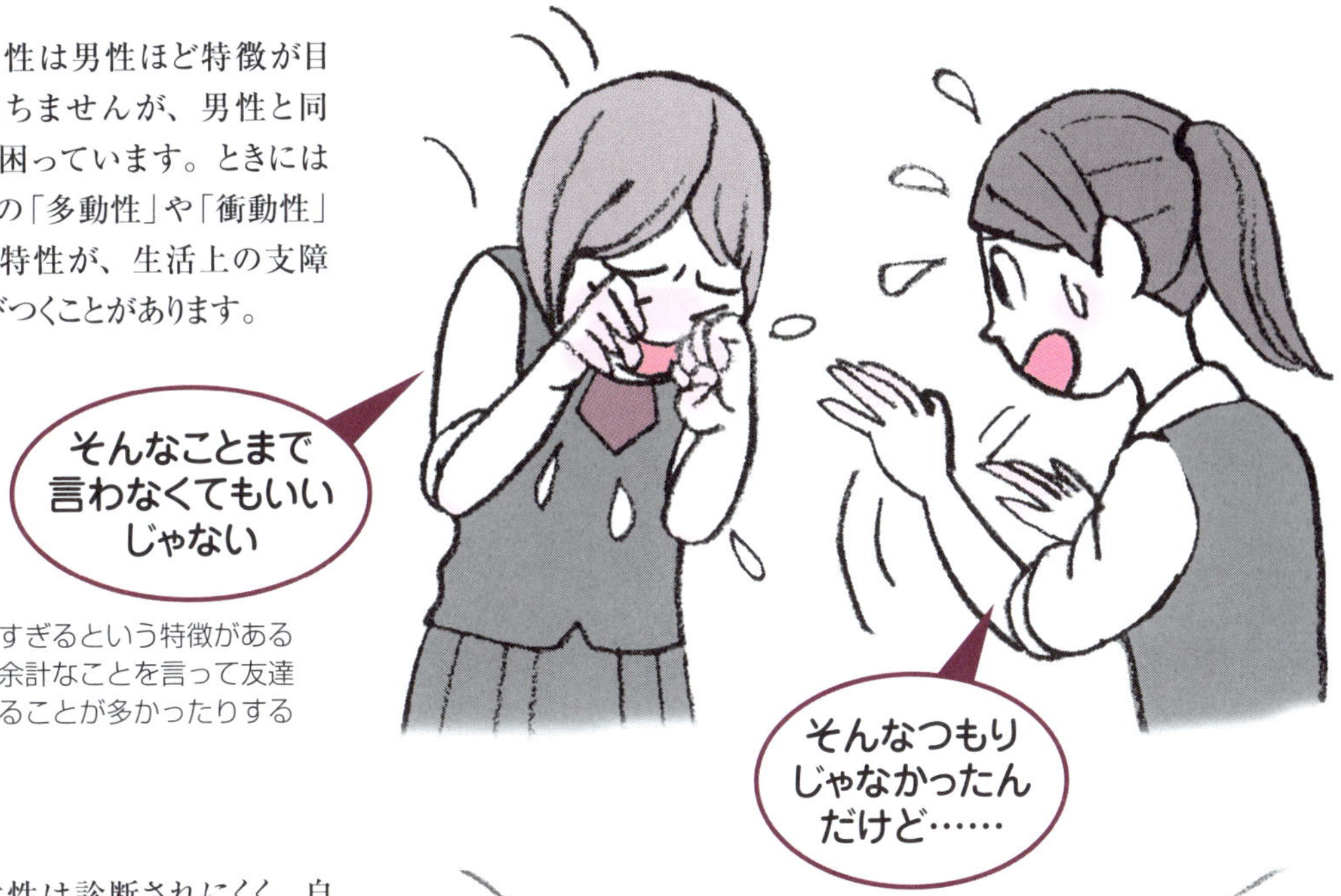
そんなことまで言わなくてもいいじゃない
そんなつもりじゃなかったんだけど……

しゃべりすぎるという特徴があるために、余計なことを言って友達を傷つけることが多かったりする

3 女性は診断されにくく、自分なりに努力してがんばっている場合が、じつは多いのです。「不注意」の特性があってミスがなかなか減らせず、落ちこんで心身の不調に陥る人もいます。

CHECK

病院で「うつ」と言われていませんか?

女性では、ADHDがあることに気づかず、ミスが多いのは自分のせいだと思ってすごしている人がよくいます。自責的になってしまい、成人する頃には抑うつ症状が出る場合があります。

(くわしくは第2章・第3章へ)

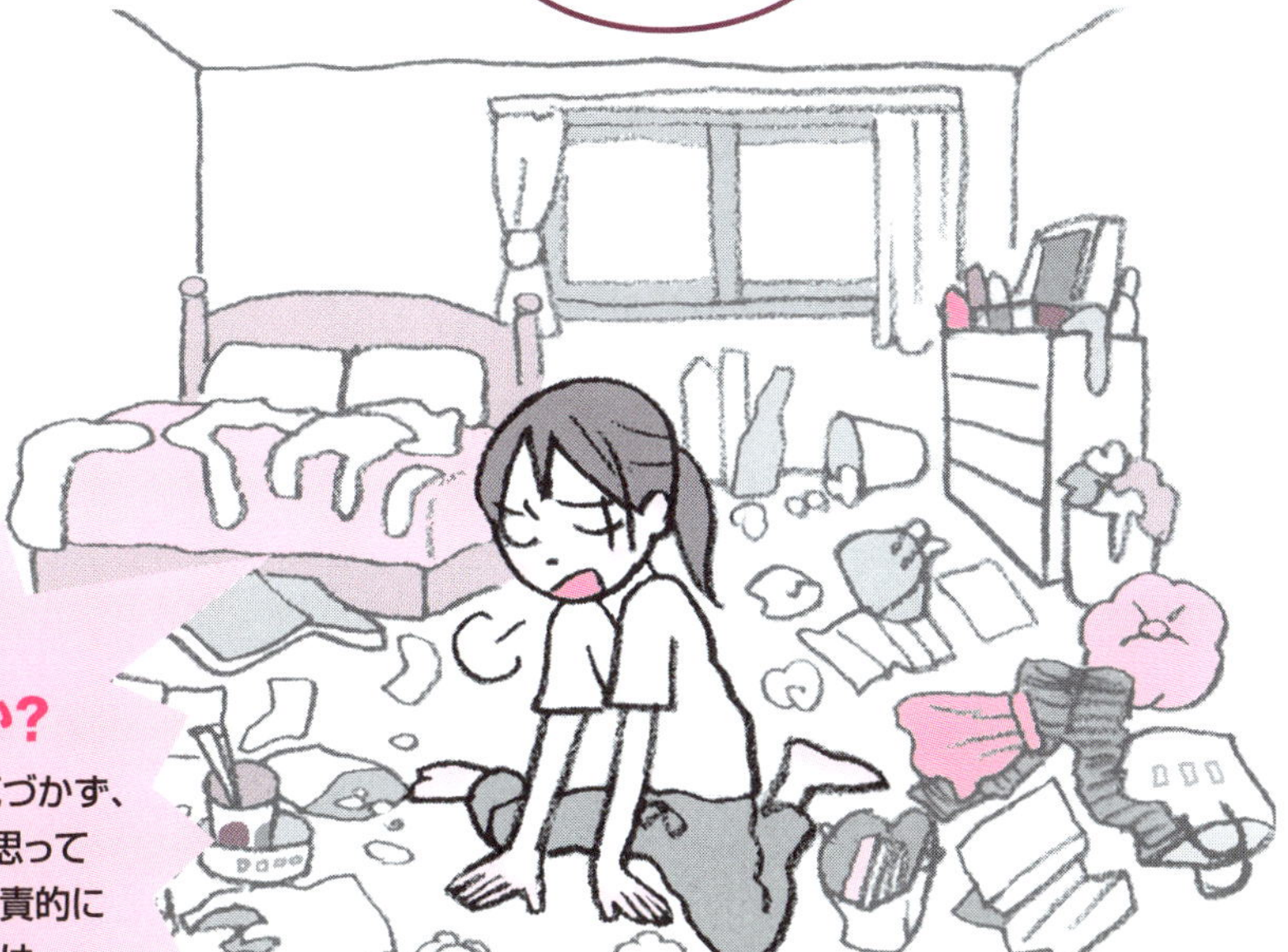

部屋を片付けようと思っても、いつもうまく整理できず、自己否定的に。生きる意欲を失っていってしまう

薬などによって状態が改善し、片付けられるようになるが、今度は極端に片付けようとして疲れたりする

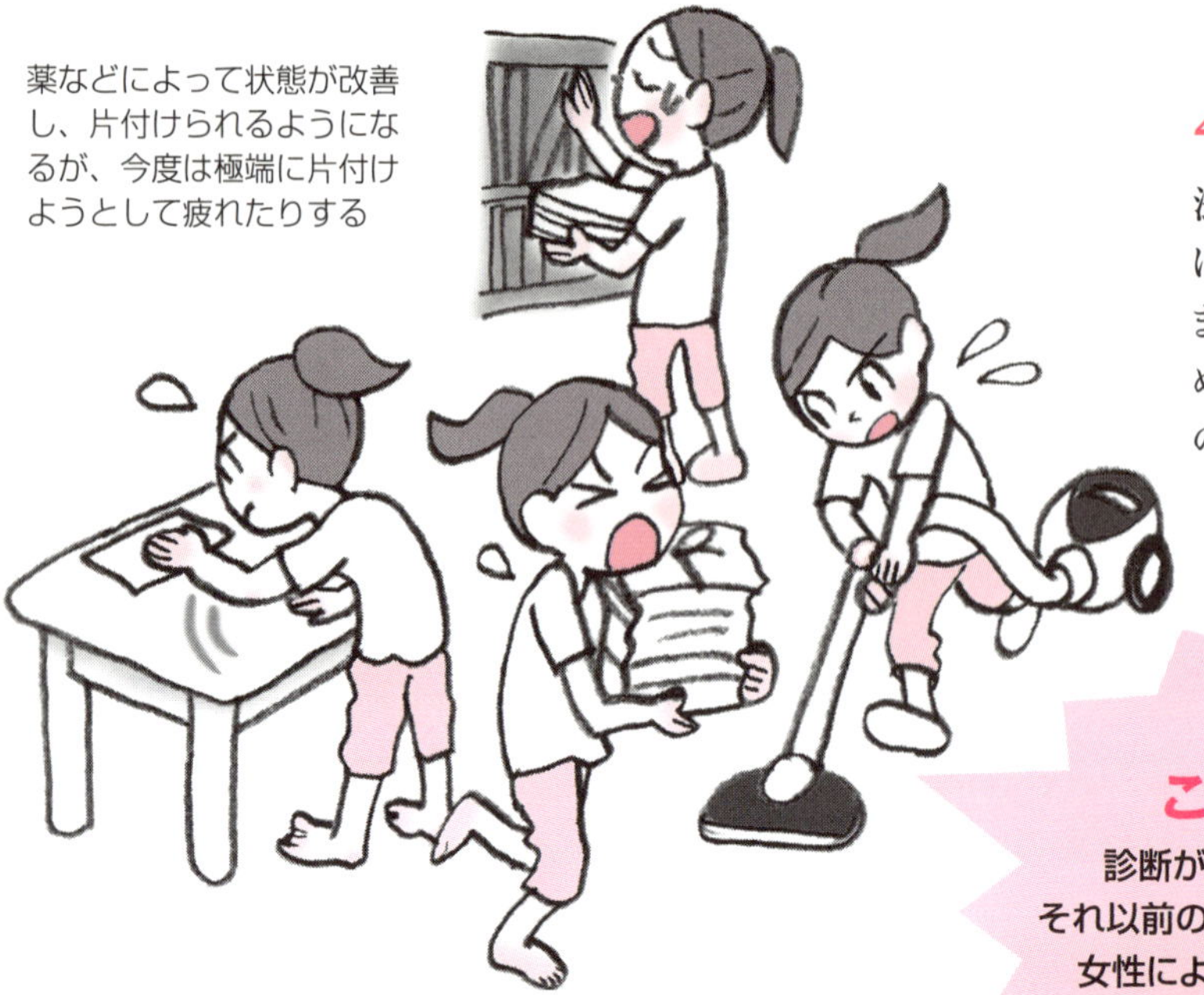

4 心身の不調で医療機関を受診したり、トラブル解決法を自分で探したりしているうちに、やがてADHDがわかってきます。診断を受け、治療をはじめますが、それまでにすごした日々の苦しみが、ぬぐいされません。

CHECK

過去を悔やむことがありませんか?

診断が出て、治療を受けはじめてから、それ以前の生活への後悔が出てくるというのも、女性によくみられる悩みです。「もっと早く気づきたかった」「だめな自分を許せない」と考えてしまいます。

（くわしくは第4章・第5章へ）

家庭や職場に、こまめに声をかけ、不注意を補ってくれる相手がいると心強い。理解者を得ることで、後悔や不安がやわらぐ

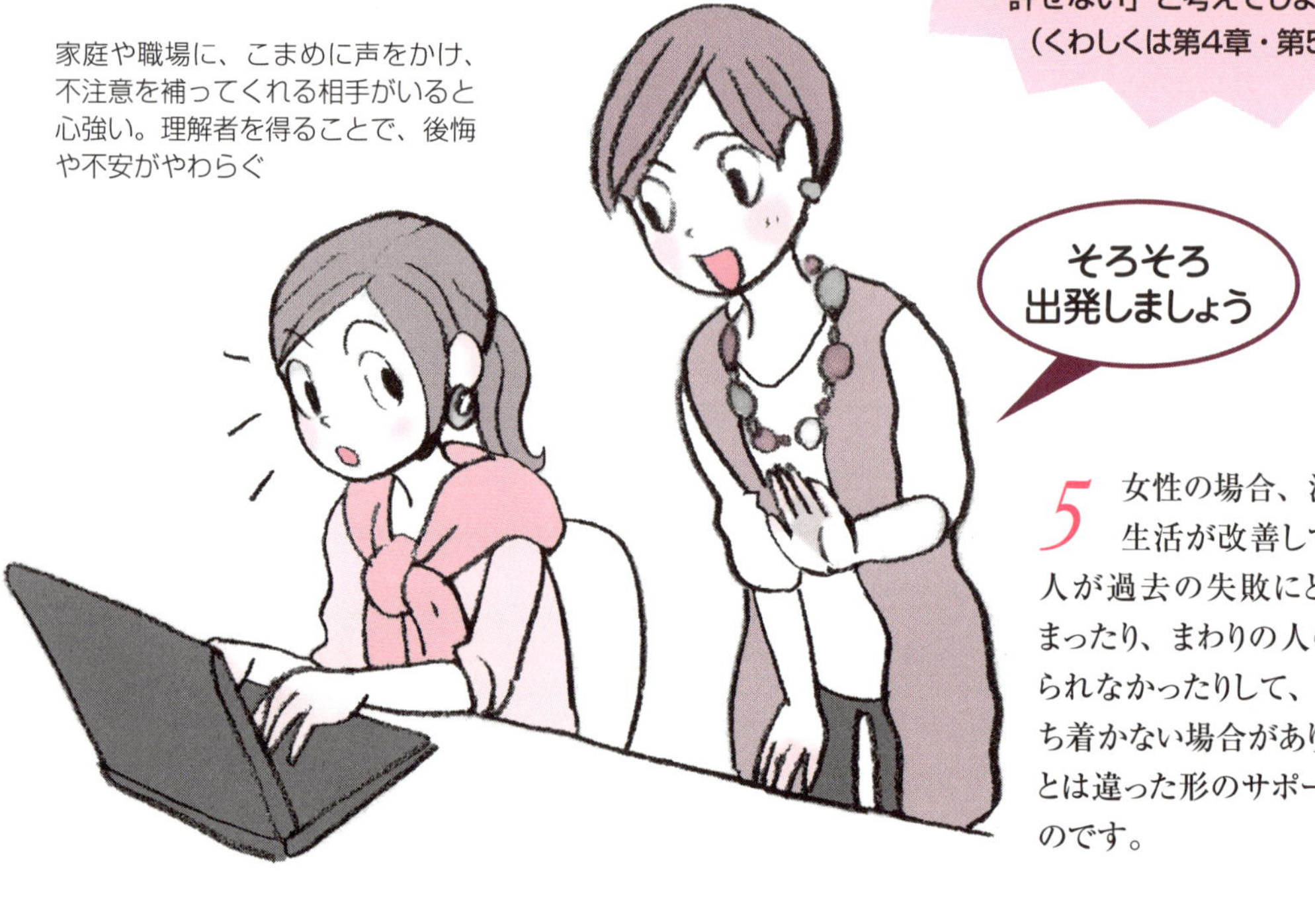

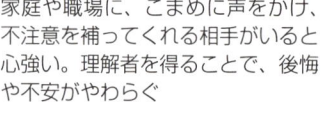

5 女性の場合、治療によって生活が改善してきても、本人が過去の失敗にとらわれてしまったり、まわりの人の理解が得られなかったりして、なかなか落ち着かない場合があります。男性とは違った形のサポートが必要なのです。

1

「片付けられない」だけじゃない

ADHDの女性の特徴として、
ものを「片付けられない」ことがよく知られています。
しかしその他にも、会話のトラブルや
予定をつめこみすぎる失敗など、
さまざまな点に特徴がみられます。

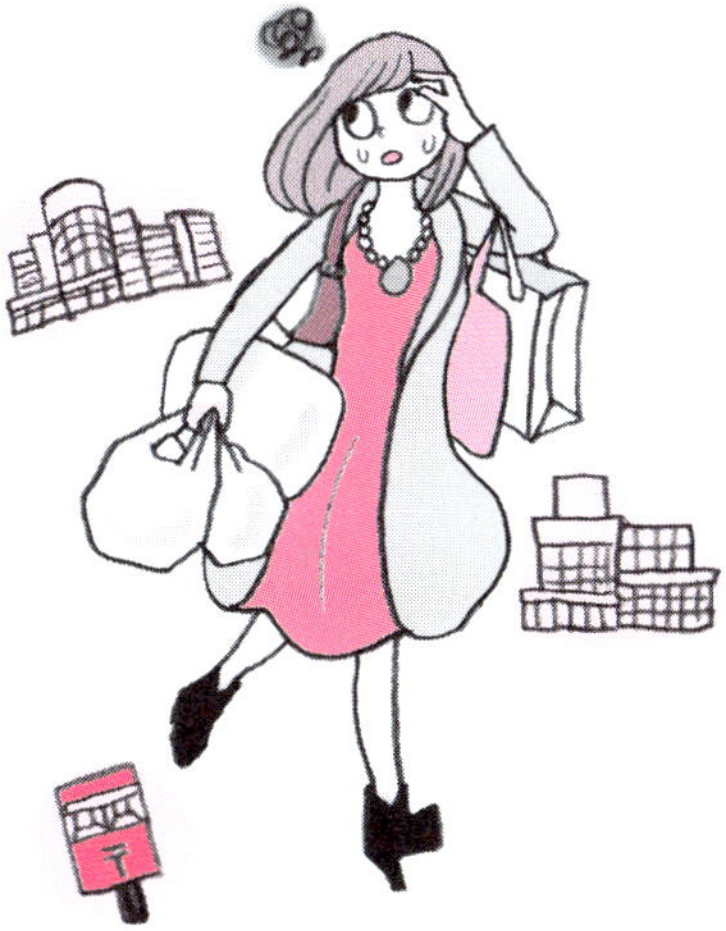

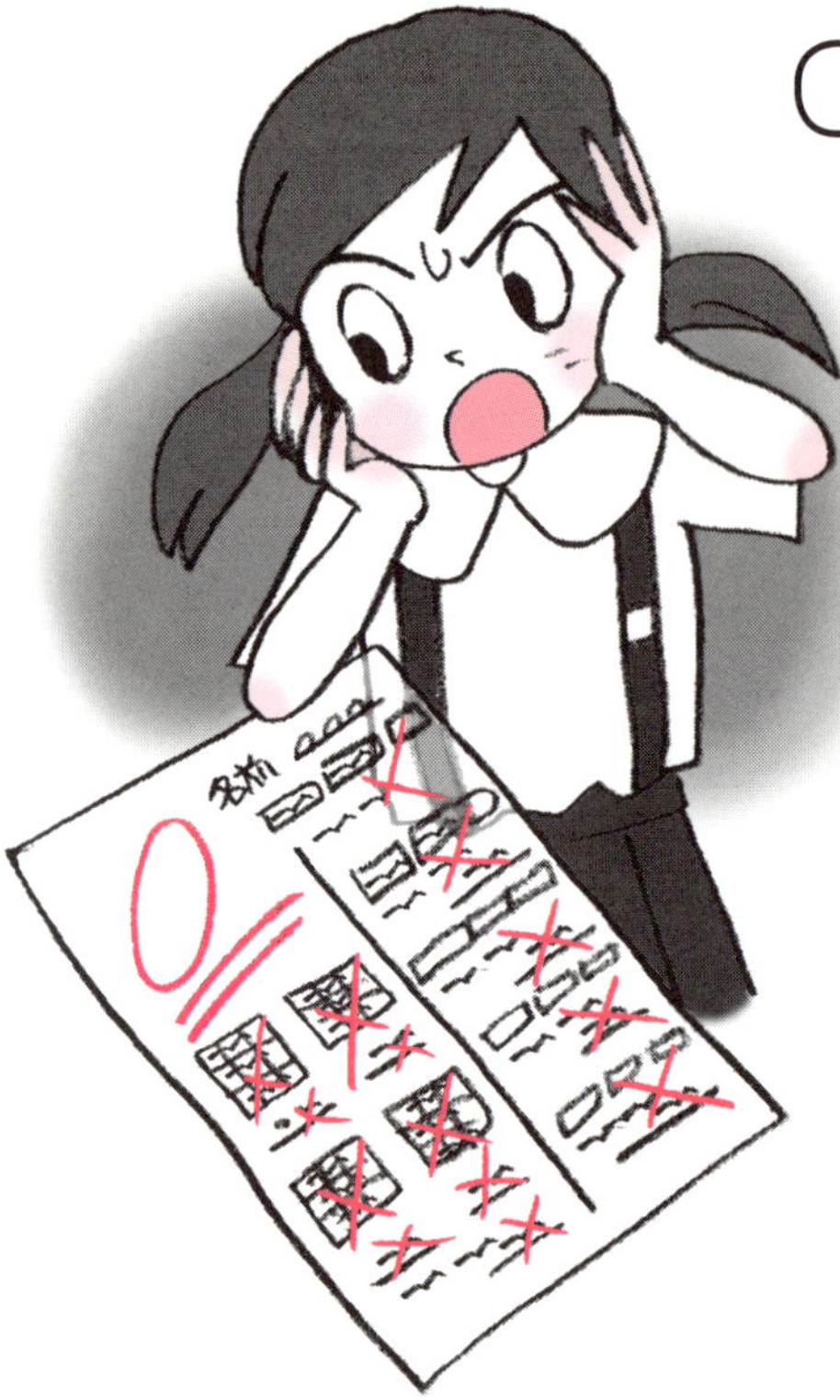

ストーリー 1

人間関係も勉強、仕事もはちゃめちゃに

1 Aさんは子どもの頃からケアレスミスをすることが多く、家族や友達に「うっかりしている」と言われていました。テストで解答を１問ずつずらして書いてしまい、０点をとったこともあります。

POINT

女性の場合、幼少期から「不注意」が目立つが、障害と思えるほどではないことが多い。この段階ではADHDになかなか気づかない。

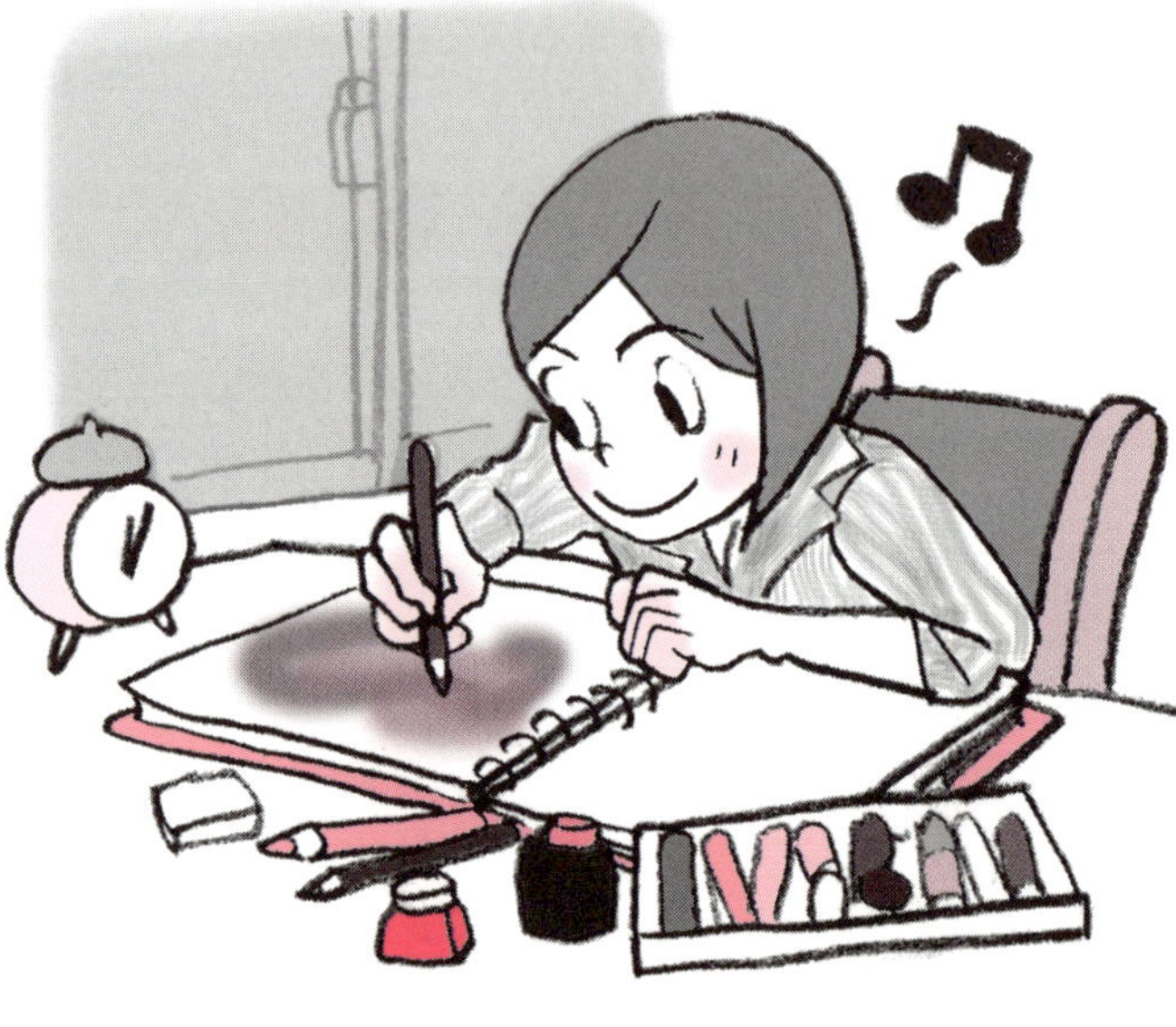

2 ただ、趣味的なことには集中でき、すぐれた結果を出していました。そのため、勉強や家事の手伝いなど、他のことで多少ミスがあっても、本人も家族もさほど気にしていませんでした。

3 Aさんはよくも悪くも元気いっぱいな子どもでした。絵画など趣味が多く、おしゃべりで活動的で、彼女の予定はいつも埋まっていました。人の都合を考えず、マイペースで、家族や友達と口論になることもありました。

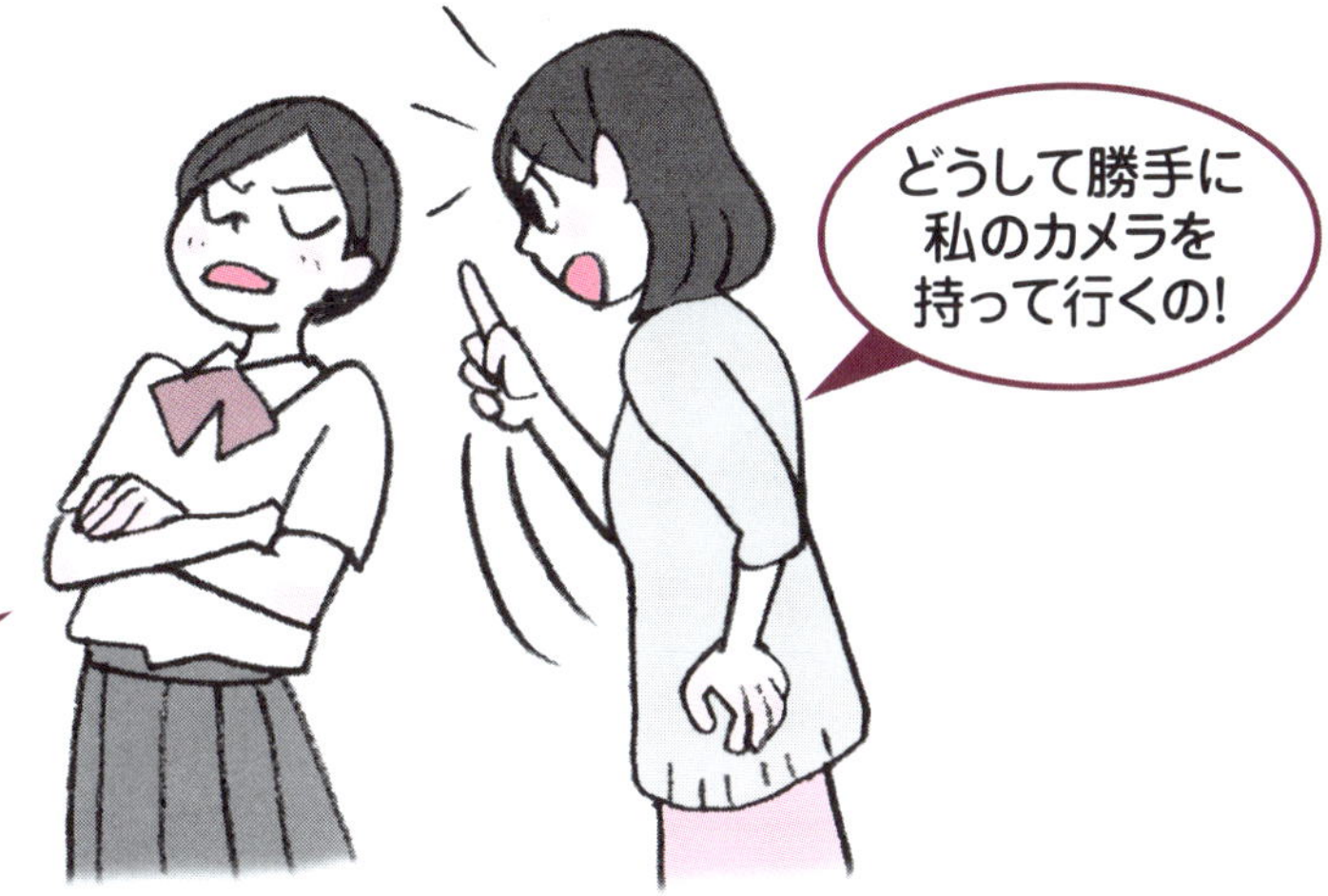
どうして勝手に私のカメラを持って行くの!
別にいいじゃん、壊してないし

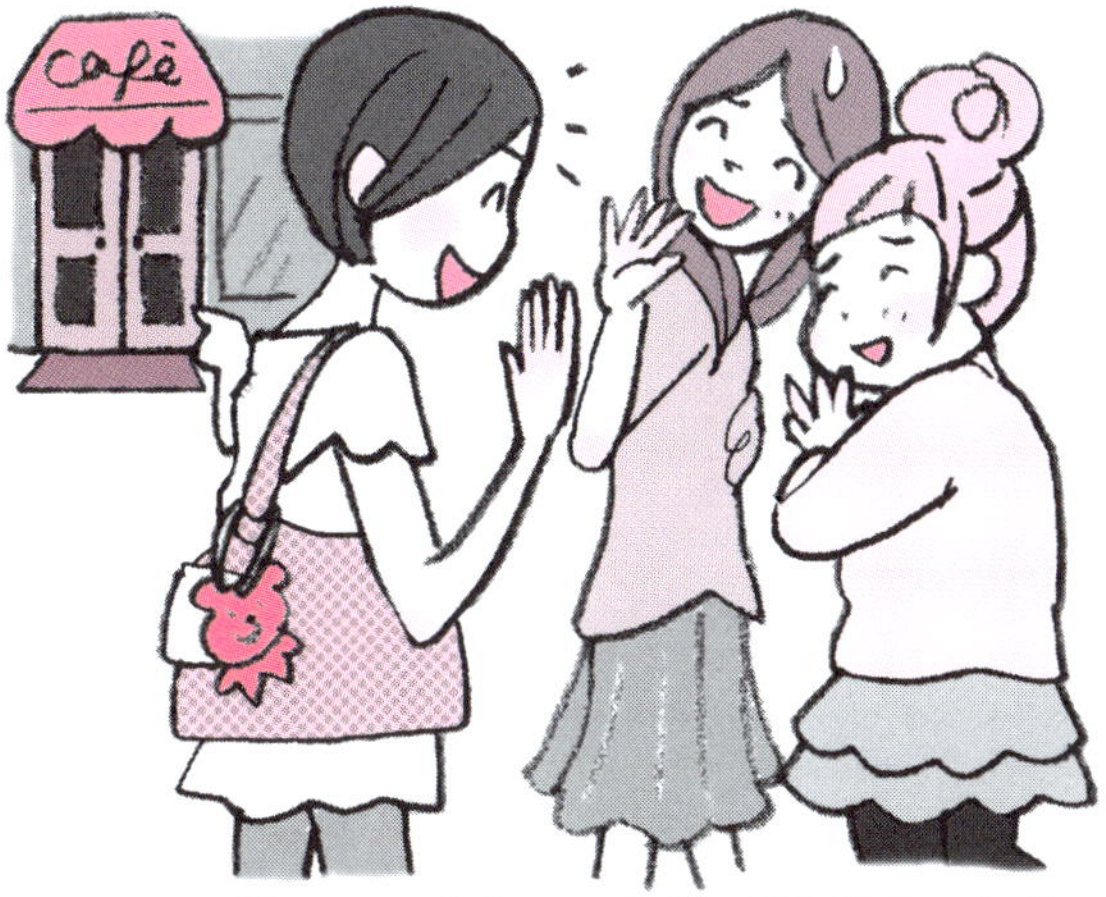
cafe

幼少期には「おっちょこちょい」で済んでいたことが、思春期の頃から「失礼」などと非難されるようになり、そこでADHDの可能性に気づくことが多い。

POINT

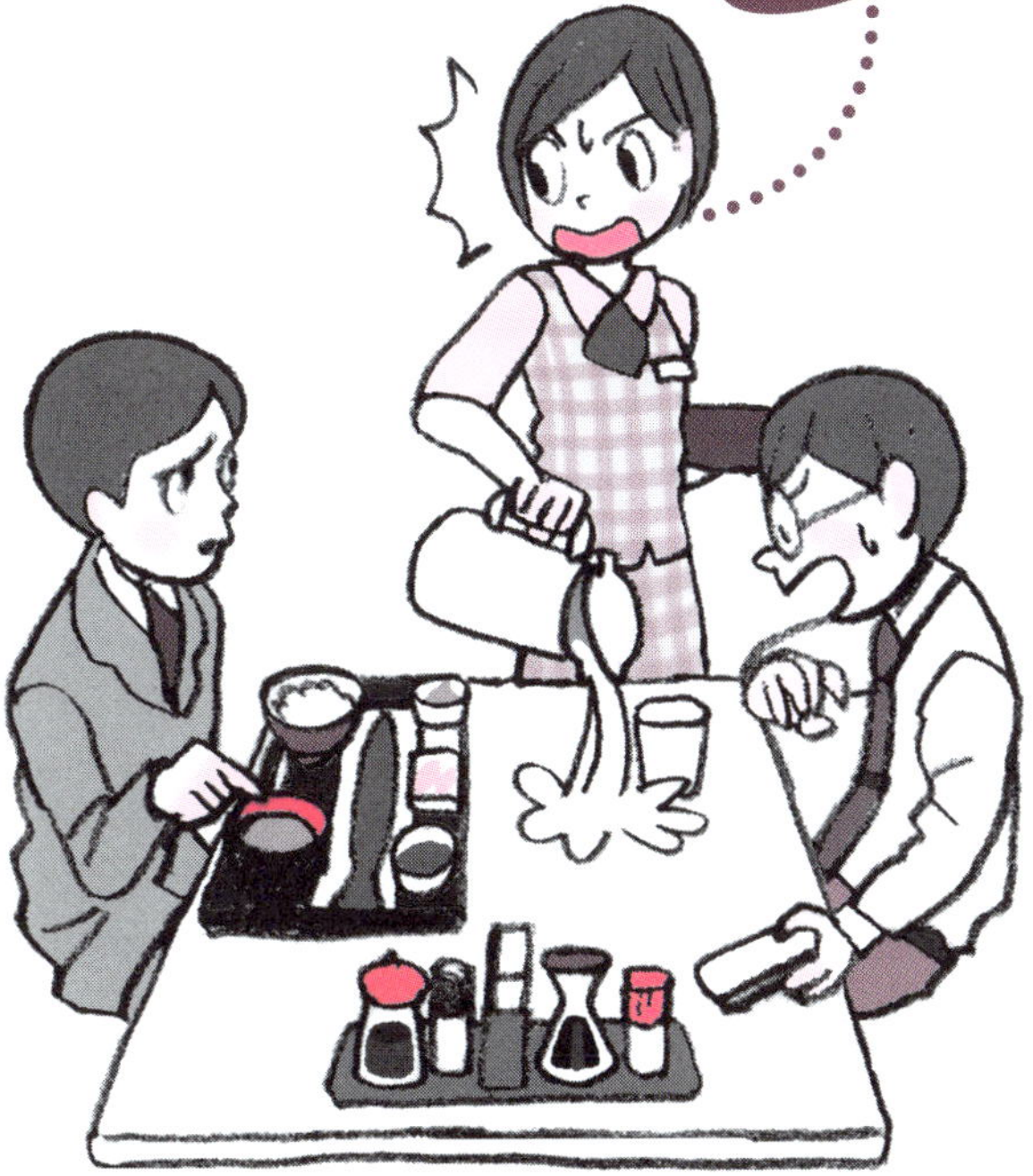

4 Aさん本人は、自分の落ち着きのなさを性格だと思っていました。しかし、子どもの頃はそれでもよかったのですが、高校、大学へと進学すると、徐々にまわりの人とのトラブルが深刻になってきました。

5 大学の同級生にさけられ、アルバイト先では失敗続き。Aさんは自分がどこかおかしいような気がしてきました。そしてある日、インターネットをみていて、自分がADHDに当てはまりそうだと気づいたのです。

30ページへ続く

よくある悩み

ミスばかりで自分が嫌になっている

ADHDの女性によくみられるのが「不注意」によるミスの多発です。失敗を減らせない自分に無力感や嫌悪感を抱いてしまいます。

悩み ボーッとしていて、よくミスをする

勉強でも家庭生活でも、気を抜いているつもりはないのに、ミスをしてしまいます。忘れ物やなくし物、作業の失敗が多いのです。

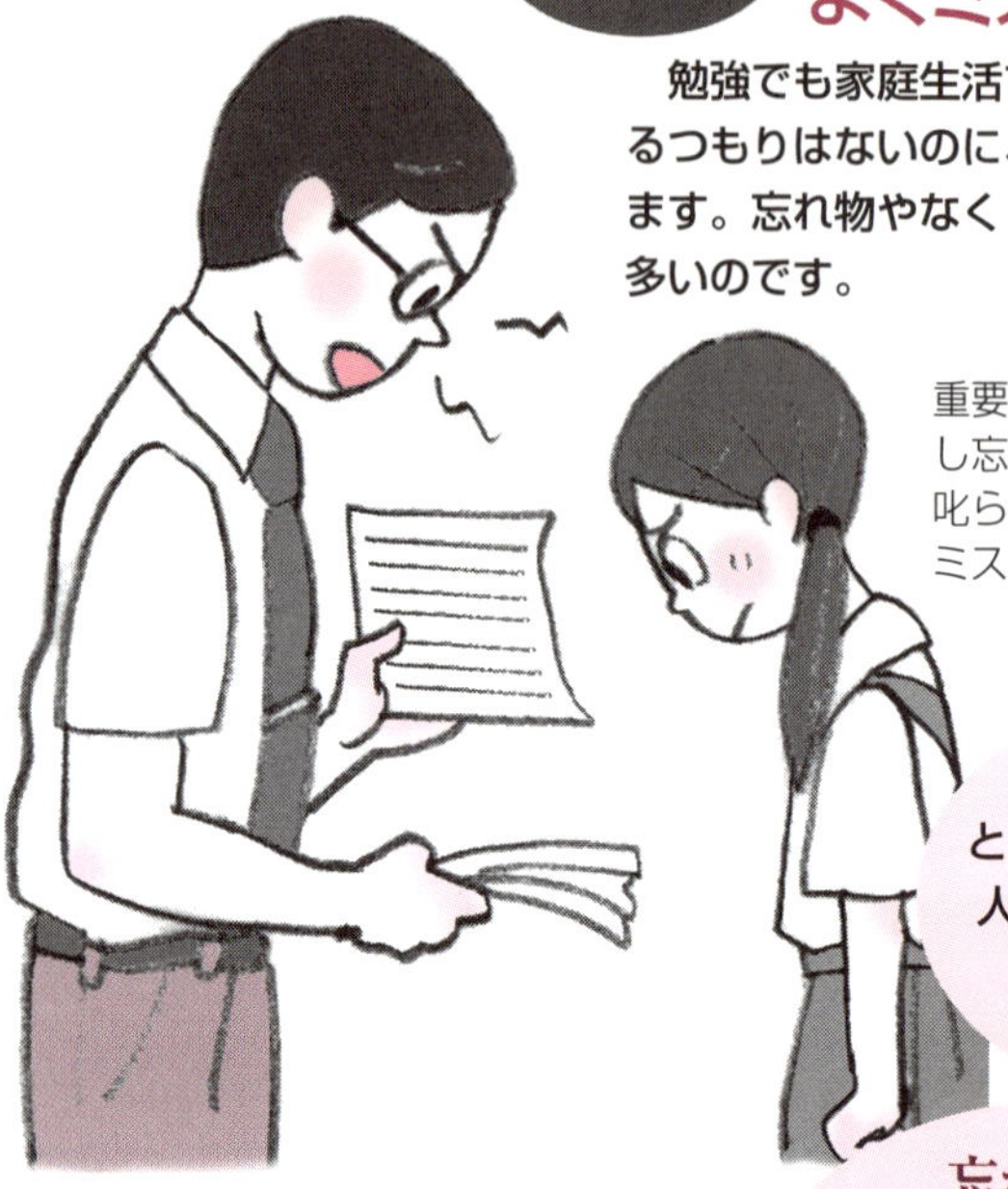

重要なプリントを提出し忘れ、学校の先生に叱られる。何度も同じミスをしている

ボーッとしている

ときおり上の空になって、人の話や手元の作業から意識が離れる。気が抜けたようにみえる

忘れっぽい

一度聞いたくらいでは、用事をなかなか覚えられない。子どもの頃から忘れ物が多い

話をよく聞いていない

人の話を最後まで聞けず、途中で他のことを考えたり、自分が話し出したりしてしまう

手先が不器用

手作業を丁寧に、確実にこなすことが難しい。字を書くこと、工作、家事などが雑になる

自分に無力感を抱く

一生懸命やっているのにうまくできず、集中も途切れてしまって、まわりから叱られる。そのくり返しで自己評価が下がっていく

対応は第３章48ページへ

背景 ものごとに集中し続けるのが苦手

ミスがくり返されることの背景にはADHDの「不注意」の特性があります。ものごとに注意を向けることはできても、それを適度に維持することや切り替えることなどが難しく、ミスが起こるのです。

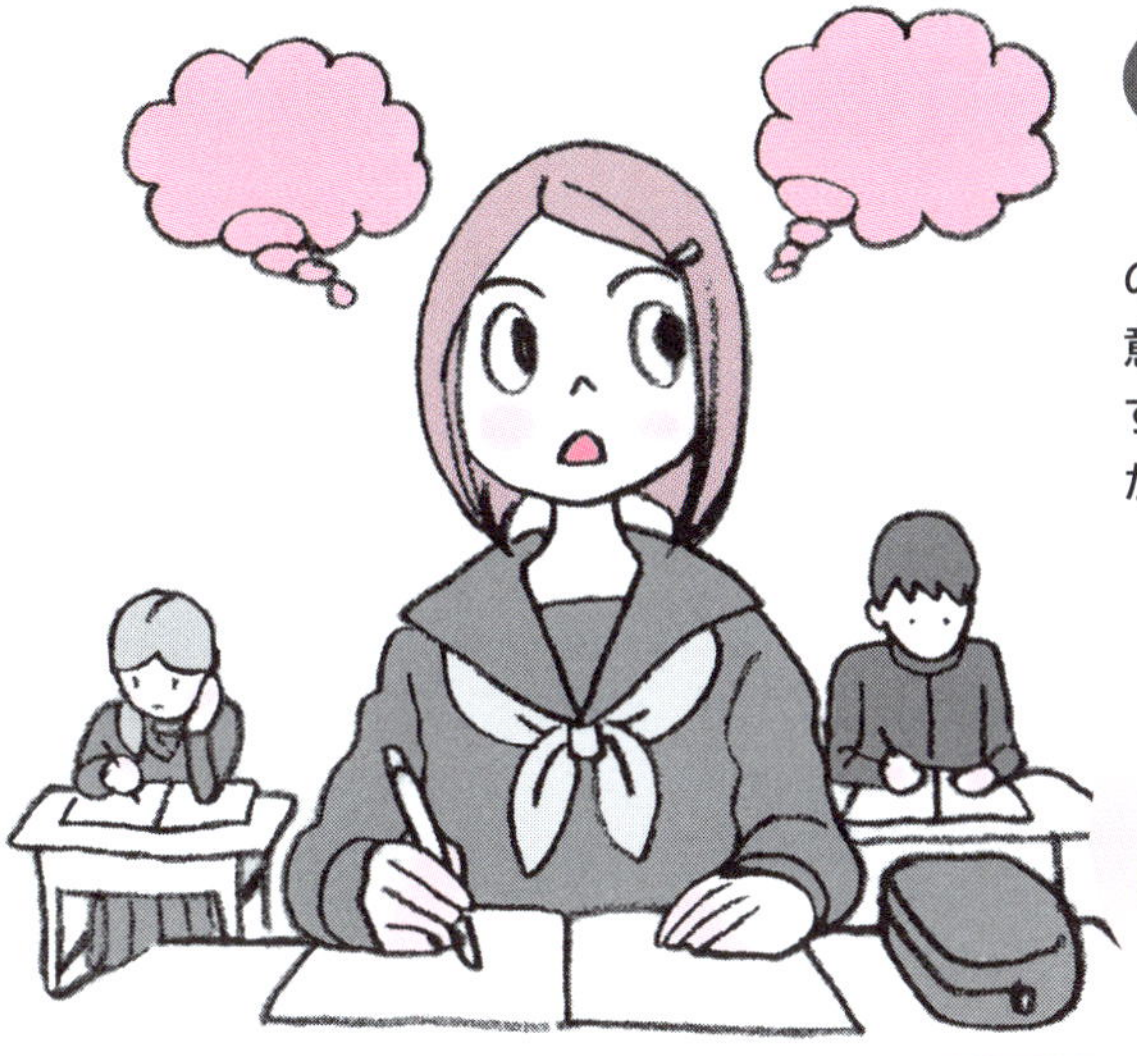

授業中、先生の話をしっかり聞こうと思っていても、別の話題に気をとられ、考えごとをはじめてしまう

気が散りやすい
作業や人の話に集中しようとしても、自分が気にしていることに注意が向いてしまい、気が散りやすい

切り替えが苦手
意識を切り替えるのが苦手。以前のことを気にしやすい。集中が途切れたあとに、ペースを元に戻すのが難しい

覚えるのが難しい
ちょっとした用事を記憶するのが苦手。脳のワーキングメモリ（28ページ参照）の異常だといわれている

ミスが多く、指摘されても直せない

ＡＤＨＤの女性は一生懸命していても、よくミスをします。話を聞き流していたり、道を間違えたり、課題を忘れたり。さまざまな場面で、ケアレスミスが起こるのです。

失敗すれば本人は反省し、改善しようとします。家族や友達、学校の先生から指摘されることもあります。しかしそれでもなかなか直りません。

背景には「不注意」の特性があります。努力するだけでは、ミスをなくすことが難しいのです。

アスペルガー症候群の場合
集中しようと思っていてもミスをするのが、ADHDの特徴です。アスペルガー症候群の場合、自分の世界に入ってしまい、人の話や手元の作業に興味をもったり集中したりしない様子がみられます。

よくある悩み

気配りができず、同性に嫌われる

女性どうしのグループに入ったとき、他の人の気にさわることを言ったりして、嫌われてしまうことがあります。

悩み 会話も関係もかみ合わない

人の話を聞かないで、一方的に話してしまう傾向があります。人の発言をさえぎるようにしゃべったり、グループを仕切ろうとしたりして、とくに同性に嫌がられます。

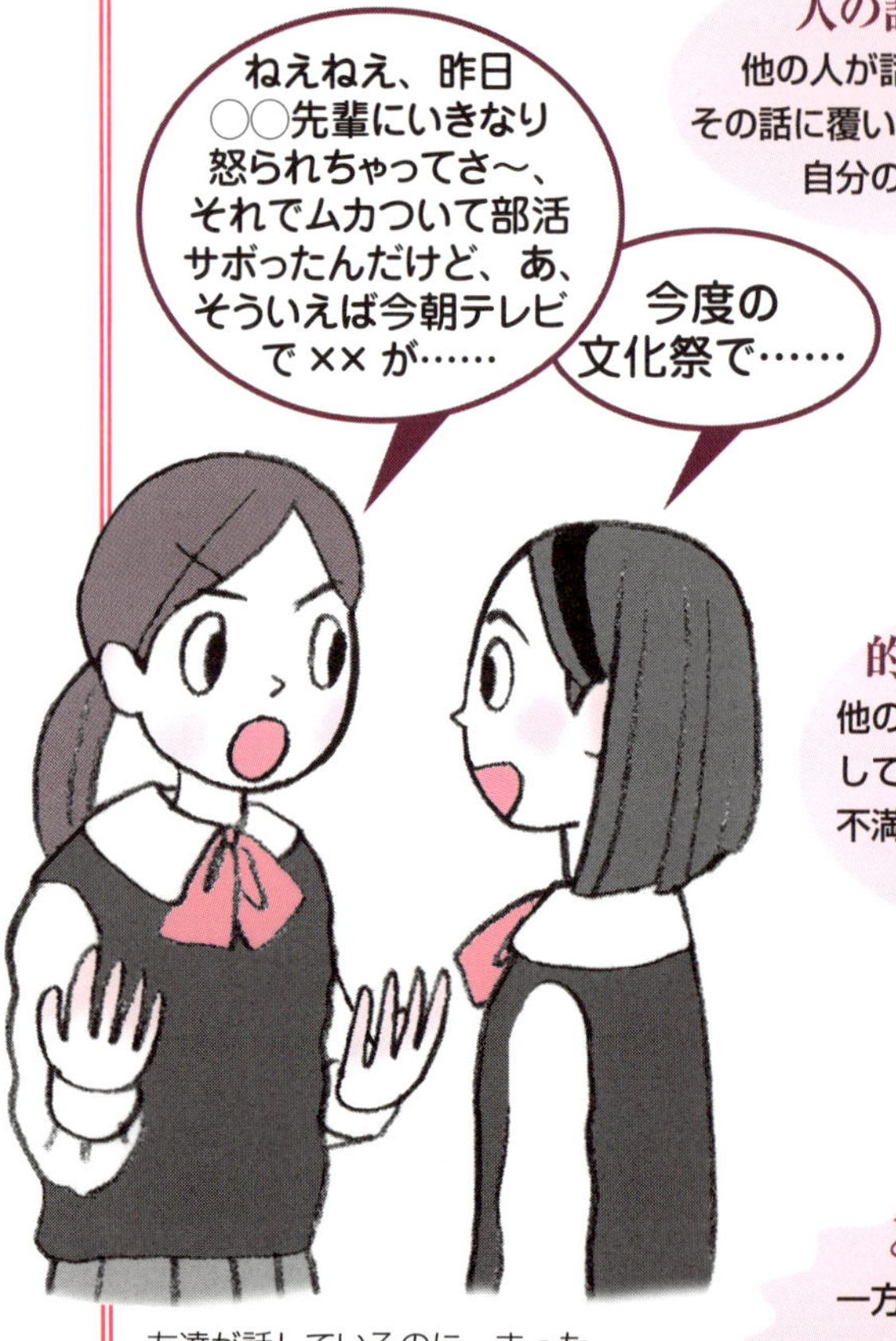
ねえねえ、昨日
○○先輩にいきなり
怒られちゃってさ～、
それでムカついて部活
サボったんだけど、あ、
そういえば今朝テレビ
で ×× が……
今度の
文化祭で……

友達が話しているのに、まったく関係ないことを、とりとめなく話しはじめる

しゃべりすぎる

とにかくよくしゃべる。人の秘密など、言わなくてもよいとわかっていることでもつい話してしまう

人の話に割りこむ

他の人が話しているときに、その話に覆いかぶせるようにして、自分の話をはじめる

仕切りたがる

ただしゃべるだけでなく、その場を仕切りたがることも特徴のひとつ。自分の考えややり方を押し通そうとする

的外れなことをする

他の女子が文化祭の相談をしているときに部活動への不満を言うなど、的外れな発言や行動をする

↓

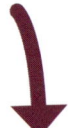

とくに同性に嫌われる

一方的な発言や態度が嫌われる。とくに同性に嫌がられ、女性どうしのグループになかなか入れない

対応は第５章86～89ページへ

背景 発言も行動も多すぎる

しゃべりすぎること、仕切りたがることの背景には「多動性」の特性があります。人の発言や行動を待たずに、自分からどんどん動く傾向があるのです。

人と関わっていたい
他の人とケンカをしたいわけではない。グループに入って、いろいろな活動をしたいと思っている

発言が止められない
思ったことをすぐに口に出してしまう。言いたいことがいっぱいあって、相手に話す時間を与えない

行動も止められない
他の人の気持ちや場の状況を考えるよりも先に、行動してしまう。「多動性」に加えて「衝動性」の特性も関わる

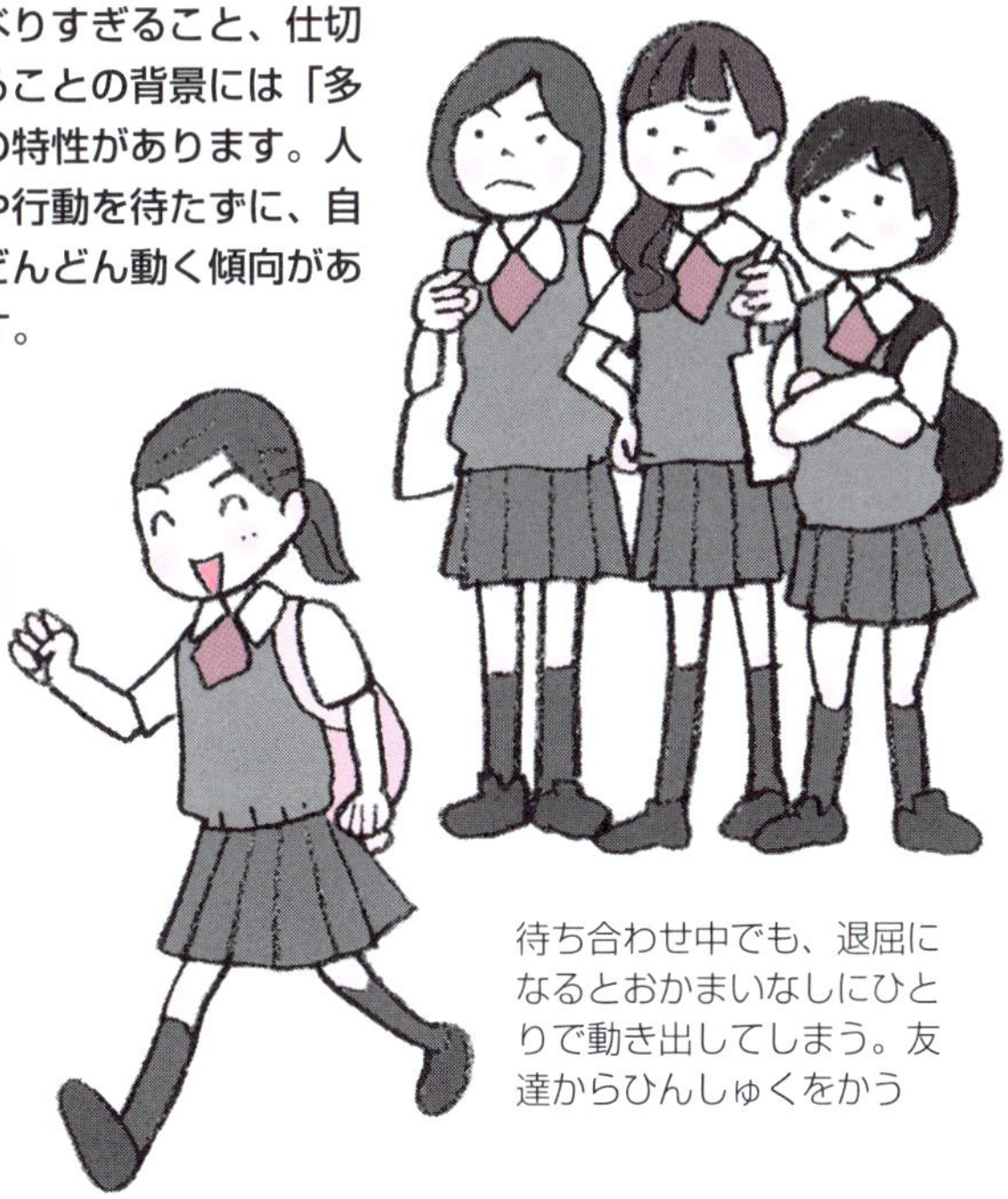

待ち合わせ中でも、退屈になるとおかまいなしにひとりで動き出してしまう。友達からひんしゅくをかう

自己中心的だと非難されてしまう

他の人をないがしろにしているつもりはないのに、結果として言動が一方的になり、まわりから「自己中心的だ」と非難されてしまいます。

このような悩みは、同じＡＤＨＤでも男性より女性に多くみられます。女性どうしの会話ややりとりでは、気配りを求められるケースが多いようで、ささいなことから関係悪化につながったという例がよくあります。

アスペルガー症候群の場合
ADHD の女性は相手の気持ちがわかっていても、気配りでミスをしがちです。アスペルガー症候群の場合、他の人の気持ちがわからず、関わり方にも悩みます。

よくある悩み

時間がないのに用事をつめこんでしまう

余裕をもって行動することが苦手です。時間内にこなせないような多くの予定を立ててしまい、あとで困り果てます。

悩み 時間の見込みがいつも甘い

予定を立てて行動するのが苦手です。時間的な見込みが甘く、期日までに仕事が仕上がらなかったり、約束の時刻に遅れたりします。

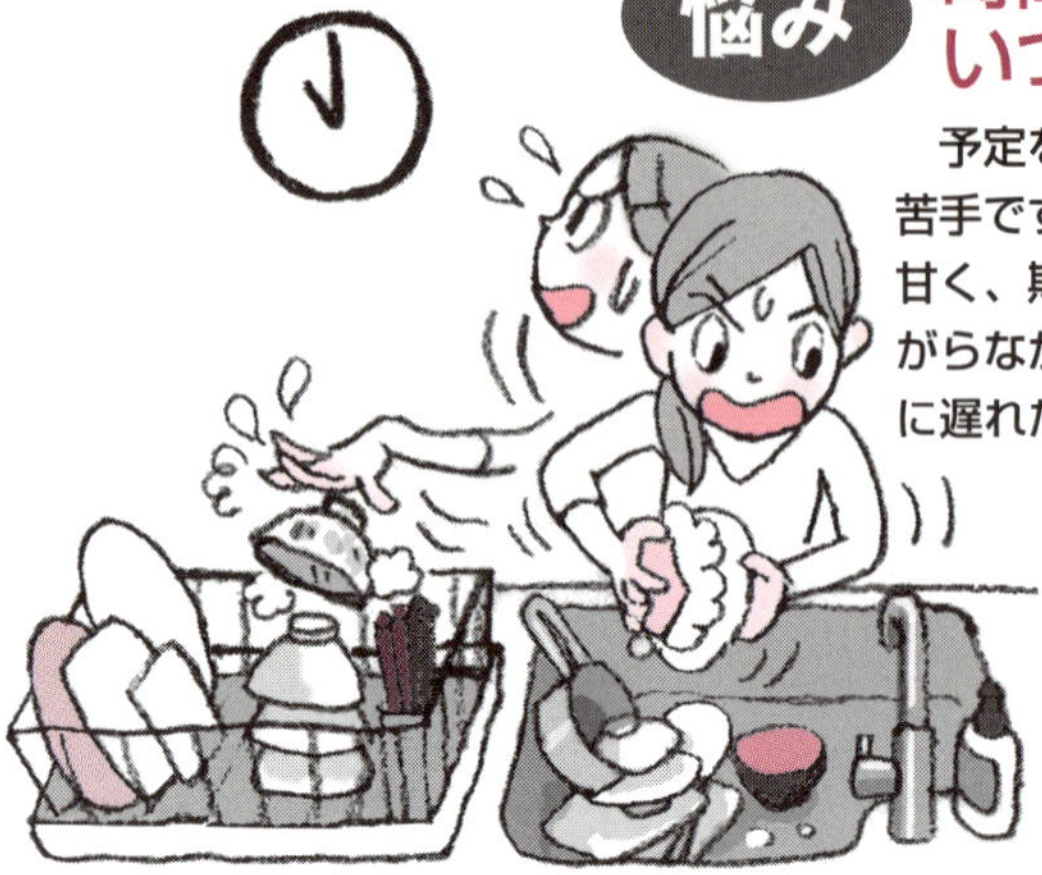

１分でも時間があると「出かける前に食器を洗える」などと思ってしまう。しかし結局、遅刻する

「あとひとつ」済ませようとする

時間がないのに、家事などを「あとひとつ」済ませてから次のことをしようとする

用事をつめすぎる

公私ともに用事をつめこみすぎる。規定の時間内には到底できそうもないような予定を組んでしまう

ペースが崩れやすい

気が散りやすく、活動のペースが一定でないため、用事が思った通りにこなせない。予定が崩れる

余裕をもたずに行動する

どこに行くときにも、時間的な余裕をもたずに行動する。電車やバスの乗り継ぎがいつもギリギリ

とりかかるのが遅い

予定の日時が迫ってからとりかかればよいと思いがち。とくに苦手な作業ではその傾向が強い

「時間にルーズな人」に

本人は「できる」「間に合う」と思って行動しているが、結果として予定通りに動けない。まわりからは「時間にルーズな人だ」と言われてしまう

対応は第３章48ページへ

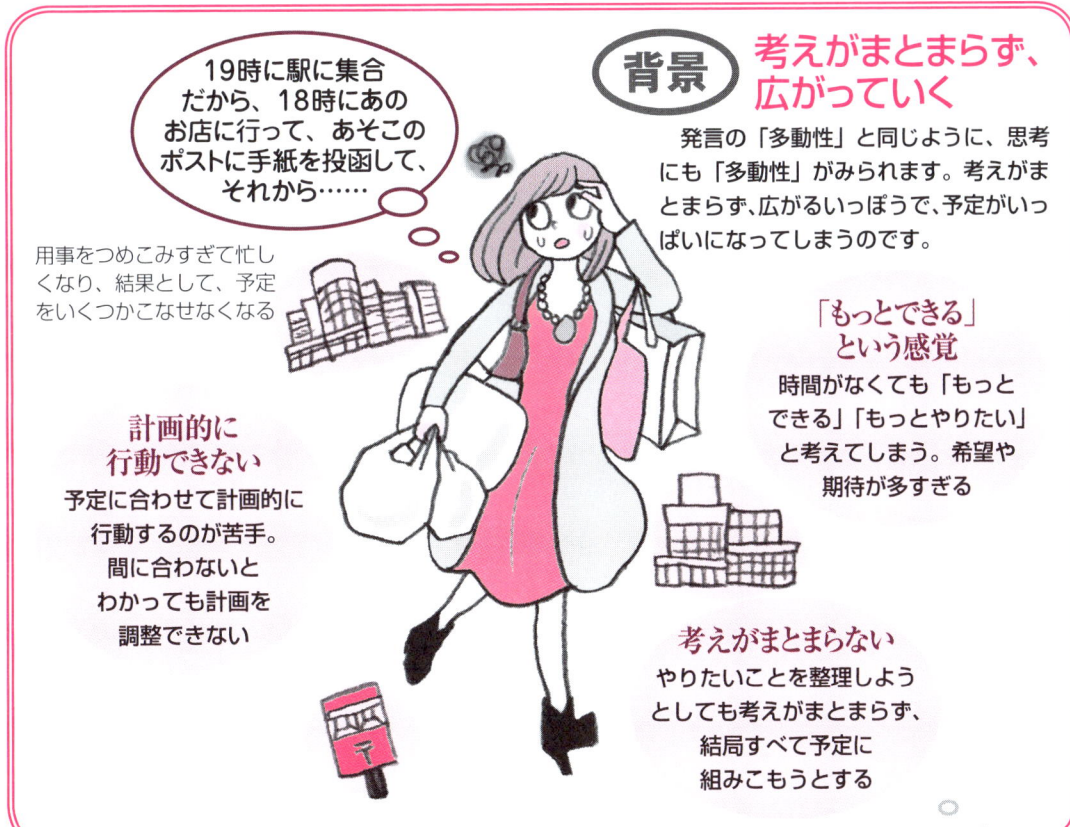

背景　考えがまとまらず、広がっていく

発言の「多動性」と同じように、思考にも「多動性」がみられます。考えがまとまらず、広がるいっぽうで、予定がいっぱいになってしまうのです。

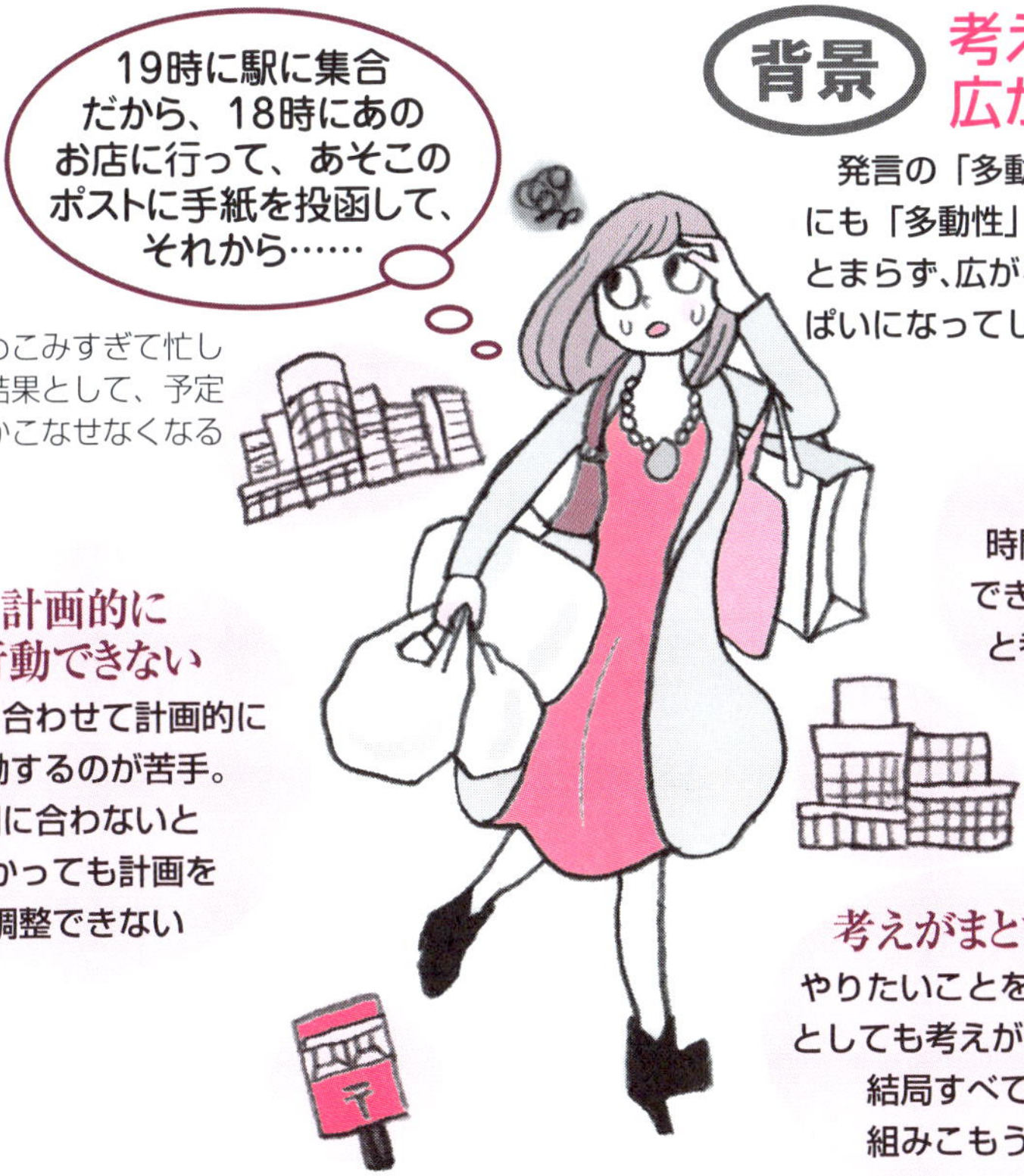
19時に駅に集合だから、18時にあのお店に行って、あそこのポストに手紙を投函して、それから……

用事をつめこみすぎて忙しくなり、結果として、予定をいくつかこなせなくなる

計画的に行動できない
予定に合わせて計画的に行動するのが苦手。間に合わないとわかっても計画を調整できない

「もっとできる」という感覚
時間がなくても「もっとできる」「もっとやりたい」と考えてしまう。希望や期待が多すぎる

考えがまとまらない
やりたいことを整理しようとしても考えがまとまらず、結局すべて予定に組みこもうとする

女性では思考の多動がとくに目立つ場合も

時間が守れない、予定がこなせないという悩みは、ADHDの男女に共通してみられるものです。ただし、女性では、一見落ち着いているようで、じつは時間にルーズというタイプの人がよくみられます。

言動の多動性は弱く、思考の多動性が強く出ているのです。

このようなタイプは、男性ではさほど多くありません。男性の多くは発言や行動に、落ち着きのなさが目立ちます。

アスペルガー症候群の場合
時間を量の概念で考えることが苦手です。時間を数値としてとらえ、予定の時刻ちょうどに活動しようとして、1分ずれただけでもパニックになることがあります。

よくある悩み

子どもを叱りすぎて虐待を疑われる

ADHDの女性は母親になったとき、子育てに悩みがちです。落ち着いて子どもと接することが難しく、ときには虐待を疑われてしまったりもします。

悩み　子育てでよくイライラしてしまう

子どもに愛情をもって接しているのに、子育てがなかなかうまくいきません。イライラしたときに感情がおさえきれず、怒鳴ってしまったりします。

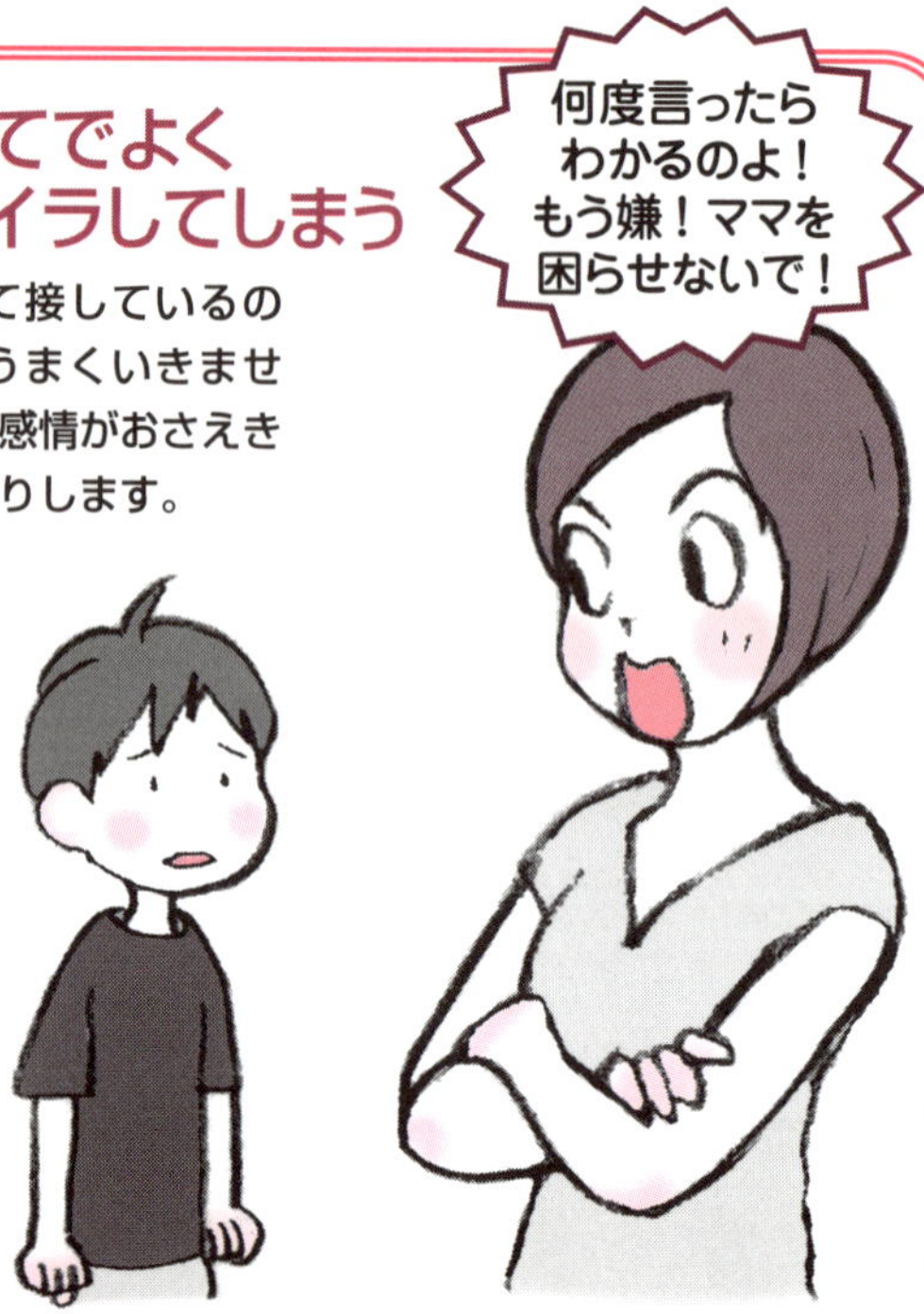
何度言ったらわかるのよ！もう嫌！ママを困らせないで！

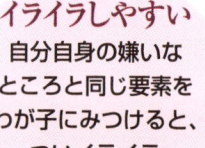

叱るときに感情的になることが多い。よくないことだとはわかっている

イライラしやすい
自分自身の嫌いなところと同じ要素をわが子にみつけると、ついイライラしてしまう

叱りすぎてしまう
一度叱りはじめると、その勢いで日頃の不満まで口に出る。子どもを叱りすぎる

育て方に一貫性がない
考えや気分が変わりやすく、子どもへの指示に一貫性がない。子どもを戸惑わせている

家事がこなせない
不器用だったり計画性がなかったりして、家事がこなせない。気持ちの余裕がなくなる

母親としての自信を失う
優しくしたいのにできないことに打ちひしがれ、自分は母親失格だと感じはじめる

対応は第５章94ページへ

背景　かんしゃくを起こしやすい

ADHDの人には「衝動性」の特性があり、感情を制御するのが困難です。イライラしたときにかんしゃくを起こしやすく、それが子育てにも影響してしまいます。

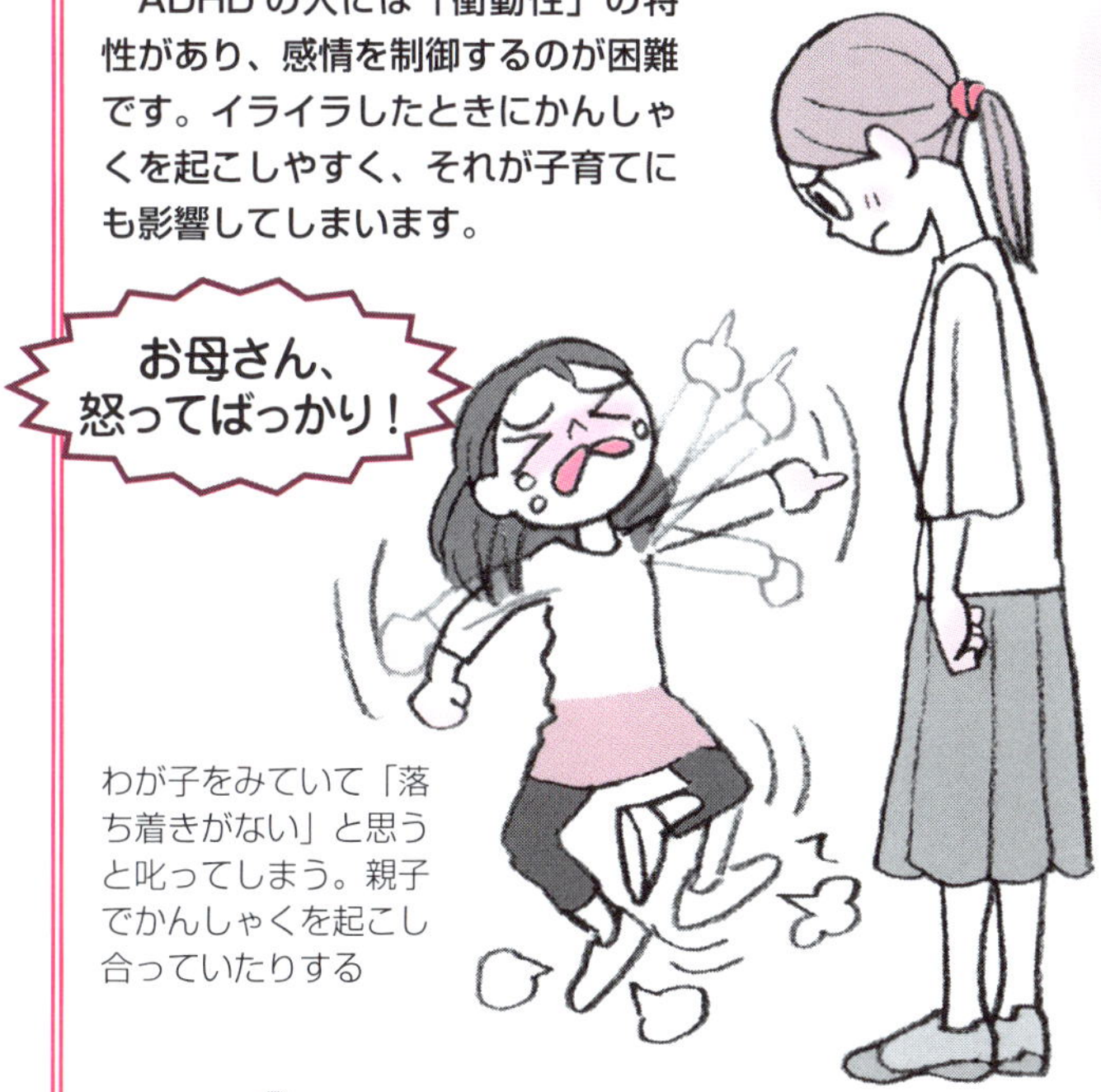

わが子をみていて「落ち着きがない」と思うと叱ってしまう。親子でかんしゃくを起こし合っていたりする

感情が爆発しやすい
イライラも悲しみも、おさえておくことができず、爆発させてしまう。子ども相手に怒ったり泣いたりするときがある

気が変わりやすい
「不注意」や「多動性」の特性があり、考えや気持ちが変わりやすい。言うことがコロコロと変わる

叱られた記憶がある
自分が子どもの頃に「落ち着きがない」などとよく叱られたため、わが子を同じように叱ってしまう

子どもが相手でも感情が止められない

男性にも衝動性が強く、子どもを叱りすぎるタイプの人はいますが、その場合、多くは父親の激しさを母親がサポートしています。子どもをなぐさめたり、父親が子育てに関わりすぎないよう、調整したりするのです。

いっぽう女性の場合、夫からサポートを受けられず、ひとりで対処しようとして先走ってしまうことがよくあります。そのため、子どもを叱りすぎる悩みがなかなか解消せず、深刻な問題になったりするのです。

アスペルガー症候群の場合
子育てで一貫性がないというケースは少数です。育児書などのマニュアル通りにしてみたものの、それがうまくいかず、叱りすぎて子育てに悩むことはあります。

よくある悩み

治療後に、部屋が片付きすぎて混乱する

診断を受け、治療をはじめると、部屋を片付けられるようになったりします。そのとき、女性は生活面の変化に混乱しがちです。男性にはあまりみられない悩みです。

悩み　整理したいのに片付けられない

片付けることが苦手なのは、男女共通ですが、女性の場合、その悩みが治療によって解消していったときに、戸惑いを感じることが多いようです。

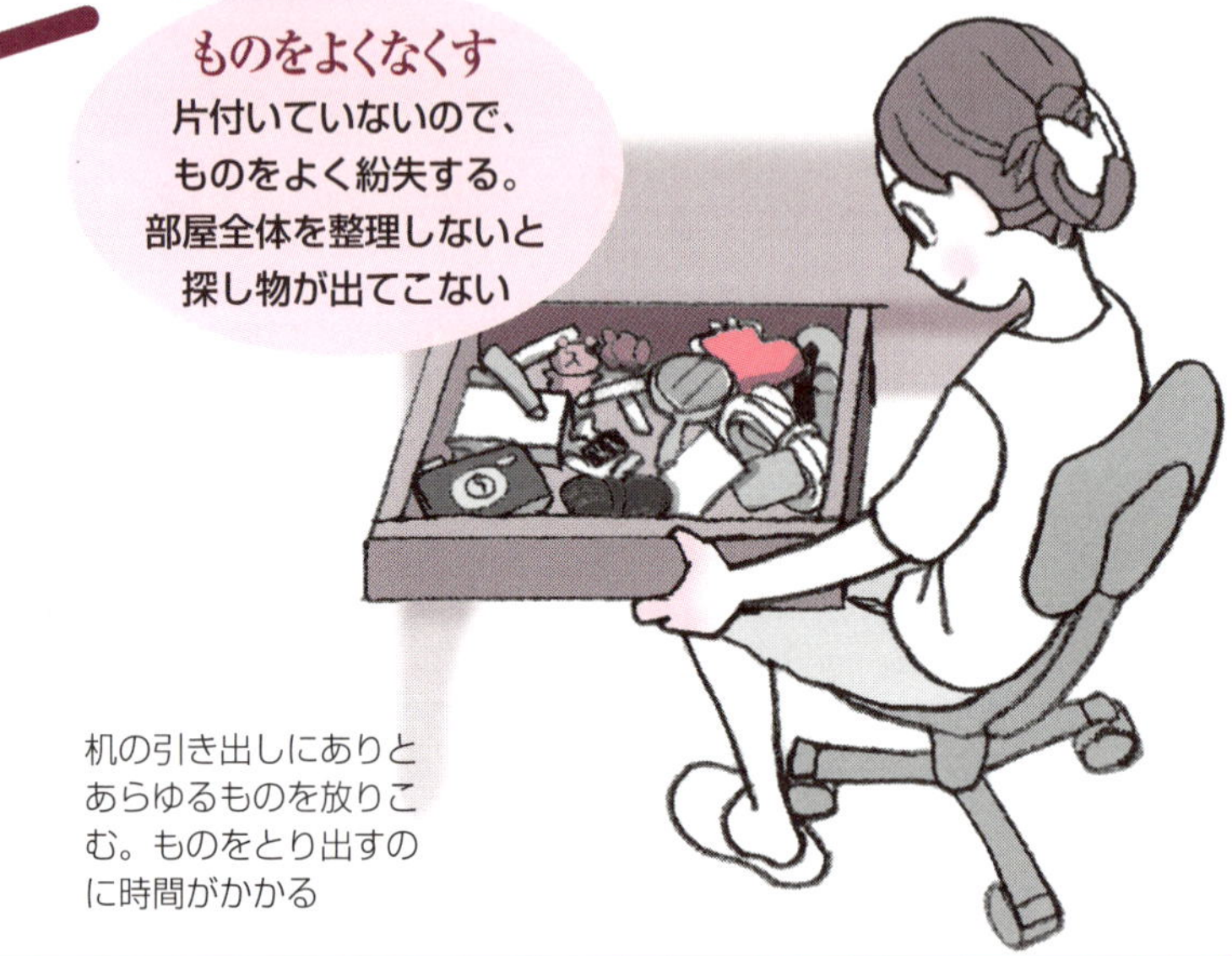

片付けられない
ものを整理して片付けることが苦手。散らかっているほうが気が楽だという人もいる
ものをよくなくす
片付いていないので、ものをよく紛失する。部屋全体を整理しないと探し物が出てこない

机の引き出しにありとあらゆるものを放りこむ。ものをとり出すのに時間がかかる

男性は治療後、快適にすごせる

片付けられない男性たちは、多くの場合、治療をはじめて状態が改善すると、片付けられるようになったことを喜びます。快適に生活できるようになり、気持ちがすっきりするそうです。

人によって違いはありますが、日々の診療でみているかぎりでは、多くの男性がそのように言っています。

女性には混乱がよくみられる

いっぽう女性の場合、治療によって片付けなど生活面の悩みが解消しても、それで万事解決とはいかないようです。

背景 苦手意識が根付いている

長年の経験から、片付けることへの苦手意識が根付いています。治療によって状況が大きく変わったとき、意識を変えることが難しく、戸惑うのです。

できないという思い
治療前は、自分には「片付けはできない」という思いが強い。それでも一生懸命、努力している

できるようになる
治療後は、片付けられるように。それまでどんなに努力してもできなかったことが、簡単にできる

急な変化への戸惑い
状態が改善した喜びも感じるが、急激な変化に戸惑ってしまう。失敗していた過去の自分への否定的な感情も抱く

アスペルガー症候群の場合
ADHD の人は全体をみていて、細部に目が向きません。アスペルガー症候群の場合、視覚的・部分的に注目するため、細部にこだわり、片付けに時間がかかります。

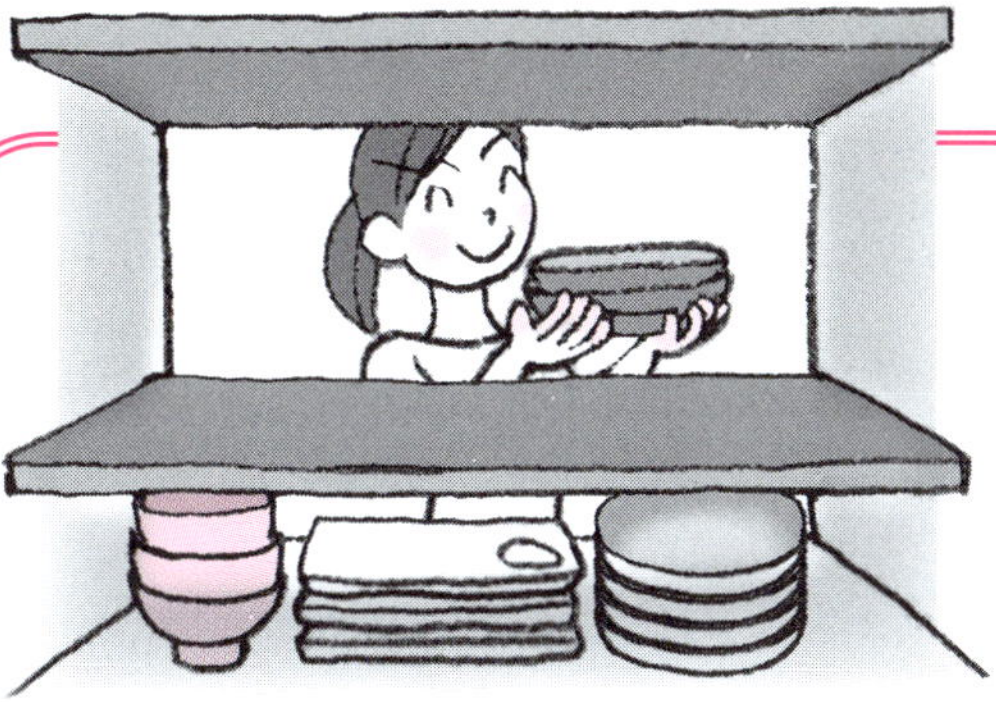

治療後はものを整理できるようになる。片付け方が急激に変わる

薬などで治療
ADHD の診断を受け、治療薬の服用をはじめる。また、心理療法などの治療も受ける

変化に混乱する
治療によって、片付けることができるようになる。しかし片付けすぎて戸惑う

対応は第４章68ページへ

片付けられるようになったことが嬉しいのは男性と同じですが、それと同時に戸惑いも感じる人が、女性では多くみられます。

この「治療後の心境の変化」は、男女のADHDでもっとも大きく異なる点だといえます。

せっかく治療によって状態がよくなったわけですから、心理面もフォローして、戸惑いを解消しなければいけません。本書ではその対応を第四章にまとめています。

女性のＡＤＨＤの特性

「不注意」が子どもから大人まで問題に

女性の場合、ＡＤＨＤの特性のなかでもっとも目立つのは「不注意」です。とくに思春期以降に問題となります。

ケアレスミスがなかなか減らない

ＡＤＨＤの主な特性は「不注意」「多動性」「衝動性」の三つです。このなかで、女性で問題となりやすいのは不注意の特性です。

ＡＤＨＤの特性は年齢によって変わるものですが、不注意は、男女ともに幼少期から成人期まで持続するといわれています。そして女性の場合、もともと多動性や衝動性が強く現れにくいため、不注意がとくに目立つのです。

不注意の特性は、主にケアレスミスとして現れます。幼少期に忘れ物や書き損じがよくあり、年齢を重ねて工夫するようになっても、なかなか減りません。むしろ深刻なミスになったりします。

年代別・「不注意」の現れ方

不注意の特性は、幼少期・思春期には主に勉強面のミスとして現れます。それが成人期には仕事上のミスとなり、ときに深刻な事態を招きます。

幼少期

学校生活でのミスが目立つ。しかし問題になることは少なく、家族のサポートを受けることでやりすごせる場合が多い

- テストで答えを書き間違える
- 先生の指示を聞き逃す
- 教科書などを自宅に置き忘れる

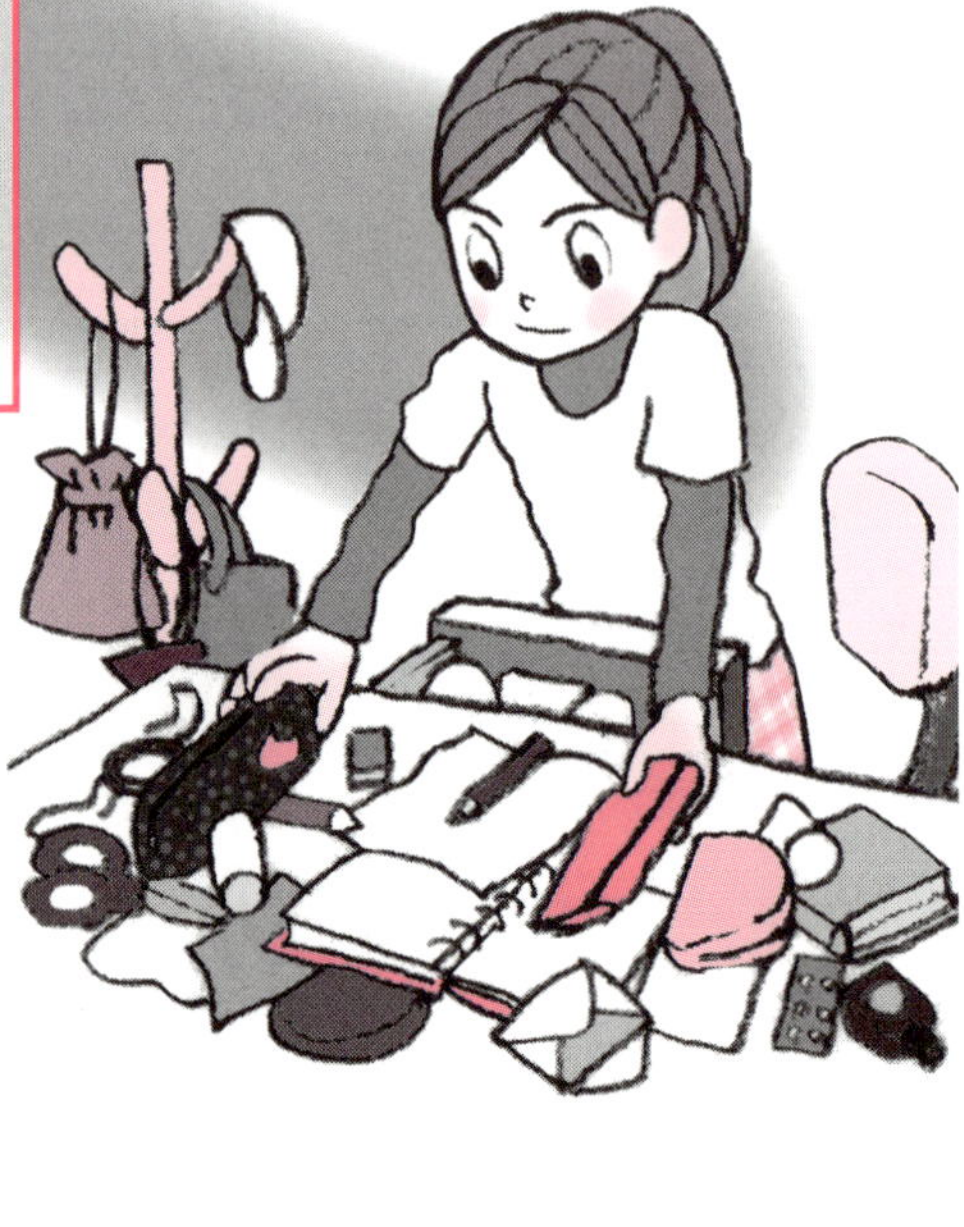

学習机が散らかっている。勉強の前に探し物をしなければならず、そうしているうちに嫌になってしまい、結局、勉強ができない

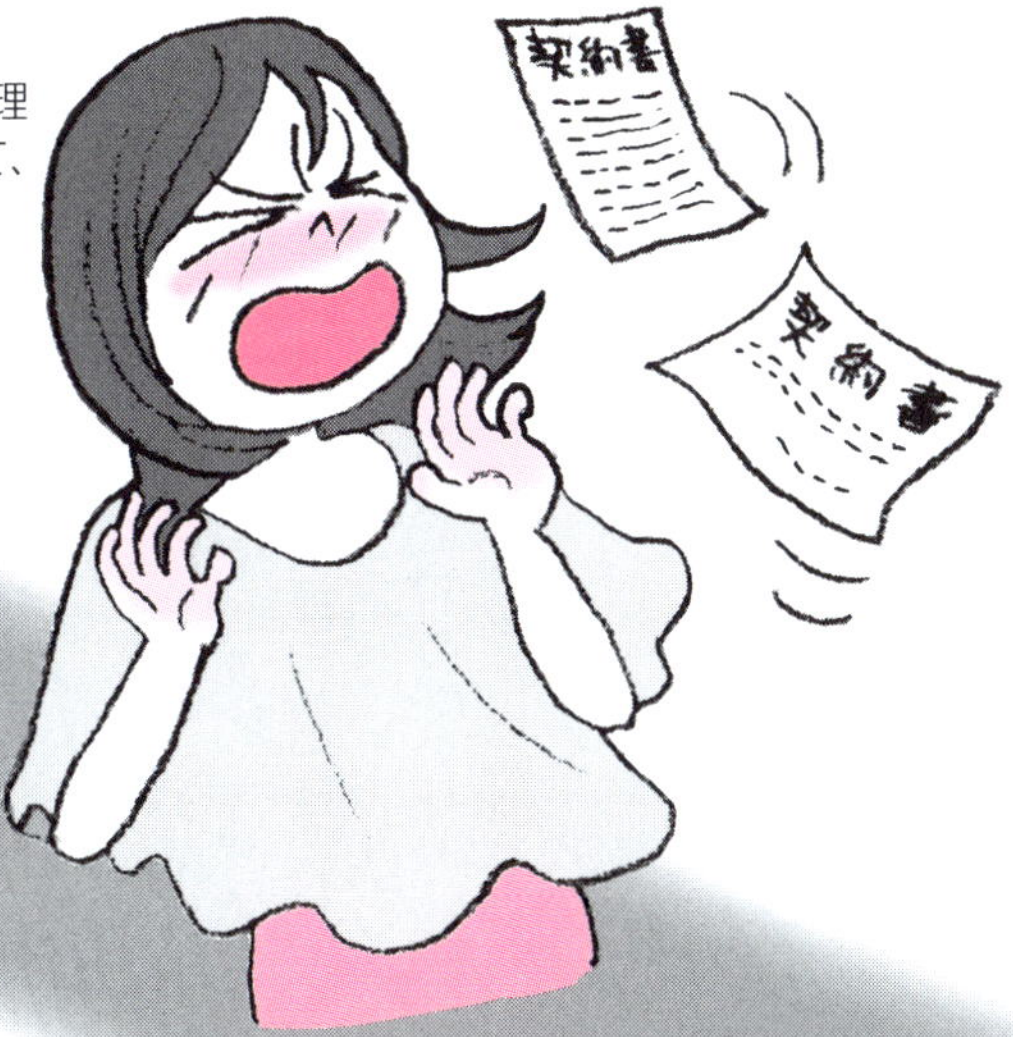

重要な契約書を未処理のまま放置していて、職場で大問題に

成人期

家族のサポートを受けにくくなり、ミスが増える。職場で大きな失敗をしてしまい、深刻な事態になることも

- ●重要な書類で見落としをする
- ●会議中に気がそれてしまい問題に
- ●失敗続きで職場を転々とする

思春期

サポートを受け、自分なりに工夫もしているが、ミスがなかなか減らない。自己嫌悪の思いが強くなってくる

- ●記入もれや書類の出し忘れが多い
- ●叱られ続けて自己評価が落ちている
- ●道具を多めに持って忘れ物を防ぐ

「不注意」は徐々に目立つように

幼少期には家族がサポートしてくれたり、学校の先生が注意してくれたりするため、不注意によるミスが補われる。サポートが減り、自立していく思春期以降に、不注意の特性はより目立つようになる。抑うつ傾向になることも多い。

特性にはよい面も備わっている

ADHDの特性は不注意、衝動性などと否定的な印象の強い言葉で表現されていますが、必ずしも悪いものではありません。

不注意は視野の広さでもあり、衝動性は瞬発力でもあります。特性そのものにはよい側面があり、それは長所ともなるものなのです。

特性が生活上の支障となった場合には、ADHDと診断されます。しかし実際には、特性が支障とならず、のびのびと生活できている人もいます。

不注意 気が散りやすいことは、視野の広さや感受性の強さともいえる

多動性 落ち着きのなさは、行動力や自主性の強さともいえる

衝動性 気持ちをおさえられないことは情熱の強さ、瞬発力ともいえる

女性のADHDの特性

「多動性」「衝動性」は性格にみえる

女性は男性に比べて「多動性」「衝動性」の特性が目立たず、本人もまわりの人もそういう性格だという程度にとらえがちです。

年代別・「多動性」「衝動性」の現れ方

多動性や衝動性の特性は、男性では暴力や暴言につながってしまい、ケンカの原因になることがありますが、女性ではおしゃべりや買い物などの場面で目立ちます。

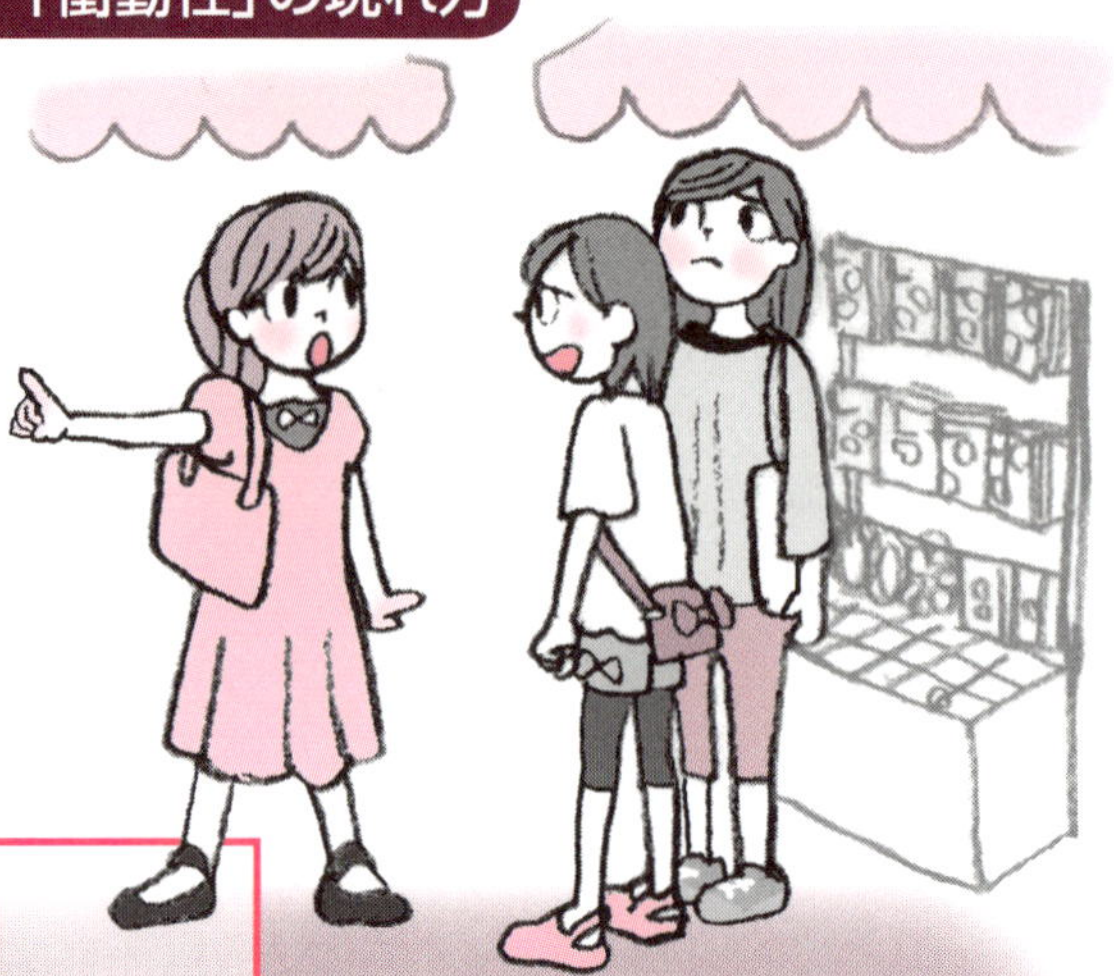

深く考えずに行動しがち。とくに衣服や日用品では、目に入ったものが欲しくなる

幼少期

よく考える前に発言したり、行動したりして、あとで「よくなかった」と後悔することが多い

- とっさに悪口を言ってしまう
- ふざけすぎて、終わってから後悔する
- 思いつきで行動している

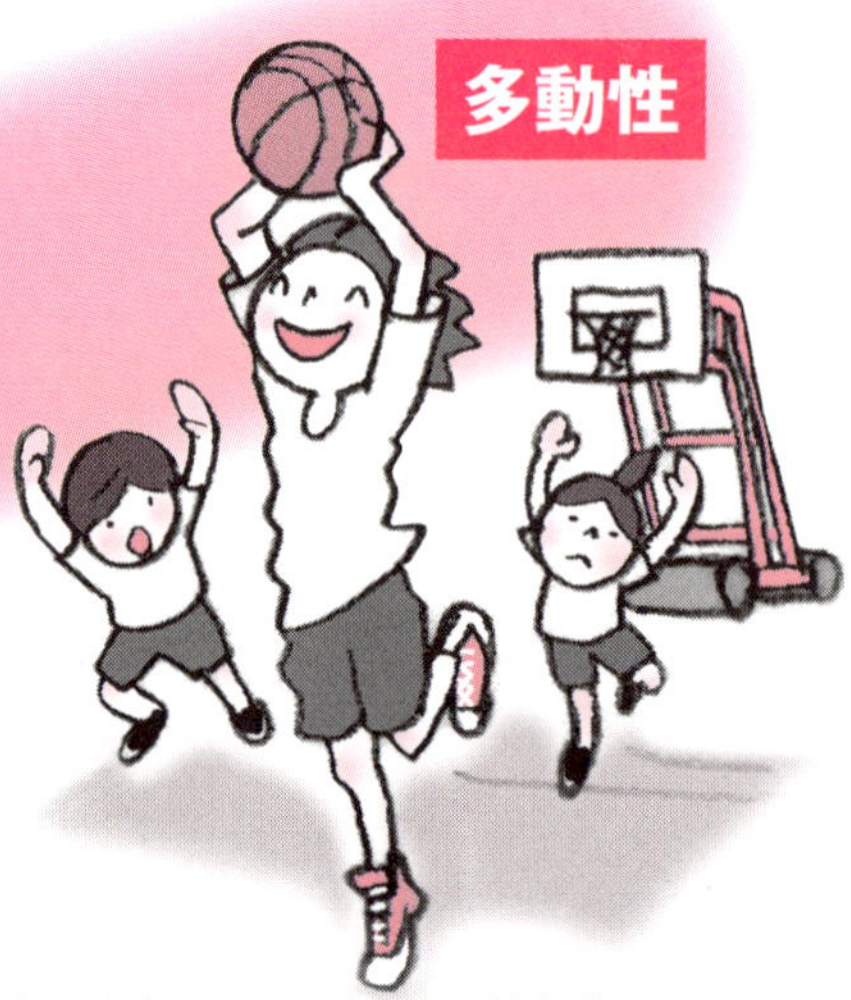

じっと座っているよりも、体を動かしているほうが好き。ただしうまいとはかぎらない

幼少期

多動が会話や思考に現れる。男子と違って、暴れたり人を叩いたりすることは少ない

- おしゃべりで、話しはじめると止まらない
- いすに座って人の話を聞いているのが苦手。髪などをさわって、気をまぎらす
- 体を動かしている時間が好き

元気な少女だと思われている

ＡＤＨＤの男の子は「落ち着きのない子」「乱暴な子」などと叱られてしまいがちですが、女の子では、多動性や衝動性がそこまで強く現れることは多くありません。

乱暴というほど激しい言動はみられず、「元気な子」「移り気な子」などと思われている子が多いでしょう。女性はＡＤＨＤに気づかれにくいのです。

問題になることはじつは少ない

女の子で多動性や衝動性が問題になることは少なく、人間関係で大きなトラブルが起こることは、めったにありません。

ただし、自分勝手にしゃべりすぎたりして人間関係で軽いしこりをつくることはあります。それゆえ、女性どうしのグループになじみにくいという特徴はあります。その結果、付き合いにくい性格の子だと思われてしまいます。

思春期

やめたいと思っても、衝動的な言動が減らせない。買い物や進路選択などの決断が早すぎる

- よくないとわかっていても、暴言が出る
- よいと思うと衝動買いするため、同じものをいくつも持っている
- 進路選択などの決断がコロコロ変わる

成人期

仕事や恋愛などの重要なものごとでも、衝動的に判断してしまう。とり返しのつかない事態に

- 相変わらず悪口や暴言が減らない
- 急に思いついて退職する
- 結婚や離婚の判断が早い

思春期以降

多動性は徐々に目立たなくなっていく。早口など、多動と気づかない程度の特徴になる

- 待っているのが苦手で、指などがカタカタと動く
- 早口で発言が多い
- 考えすぎて、夜になかなか眠れない

多動性はおさまり、衝動性は続く

男女ともに、多動性は年齢を重ねるとおさまる傾向がある。衝動性は弱くならず、続いていく。ただしどちらも女性では男性ほど目立たないことが多い。

女性のADHDの特性

アスペルガーだと誤解される人もいる

ADHDの女性は、男性に比べて特性が目立ちにくく、なかなか気づかれません。なかにはアスペルガー症候群だと誤解される人もいます。

子どもの頃に「虫博士」と呼ばれるくらい虫にくわしくなるなど、こだわりがみられる

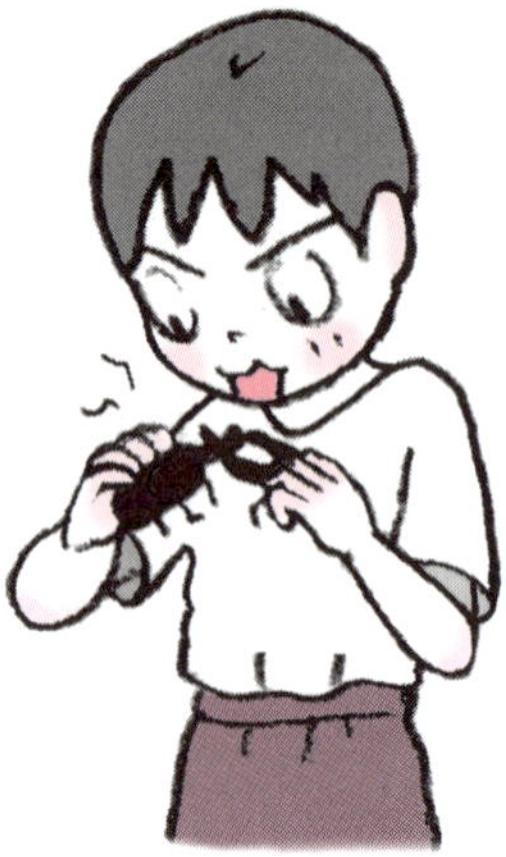

ADHDとアスペルガー

ADHDとアスペルガー症候群はどちらも発達障害（38ページ参照）ですが、それぞれに異なる特性があります。

ADHD	アスペルガー症候群
「不注意」「多動性」「衝動性」が主な特性。感覚過敏のことは少ない。アスペルガー症候群と併存することもある	「こだわりの強さ」「対人関係やコミュニケーションの困難」「感覚過敏」が主な特性。「自閉スペクトラム症」の仲間のひとつで、言葉の発達には遅れがない

誤解されるパターン

ADHDとアスペルガー症候群の特性は異なりますが、なかには一見、アスペルガーのように思えるADHDの人もいます。表面的な問題をみただけでは、なかなか判断しづらいのです。

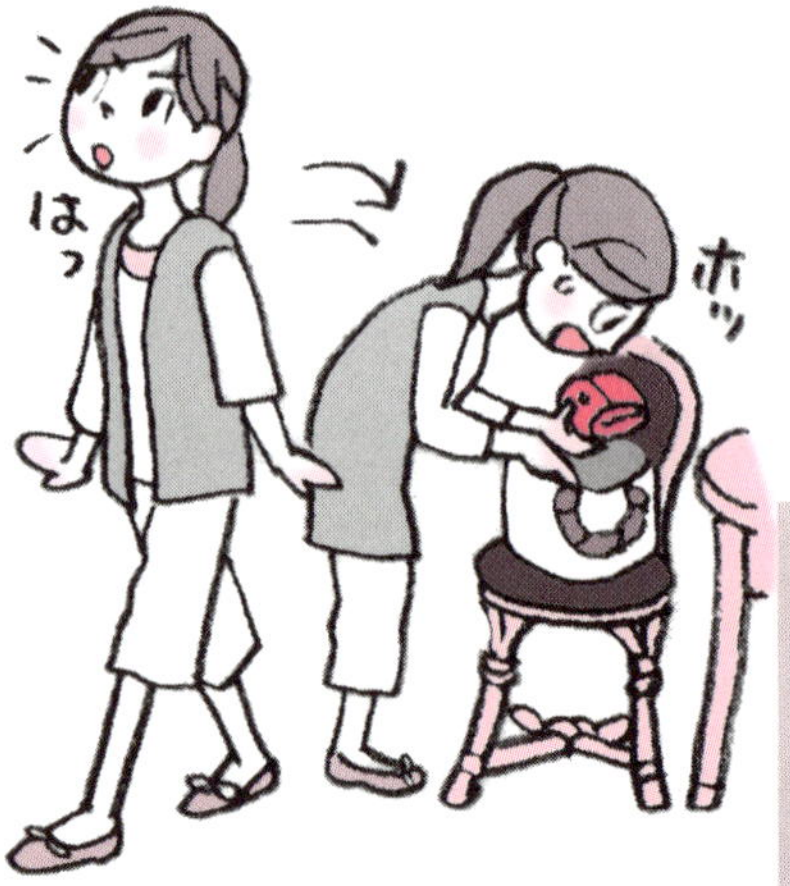

片付けられないアスペルガー

こだわりが強く、持ち物を整理することに時間がかかる。その結果、部屋が散らかっていて「不注意」「多動性」の特性があるようにみえる

こだわりの強いADHD

「不注意」の特性に対処するため、使いそうなものはすべて持ち歩く、いつも同じ確認行動をするなど、独特の行動パターンになっている。それが「こだわりの強さ」にみえる

ADHDの人で、なくし物をさけるため、席を立つたびにカバンの中身を確認する人もいる。こだわりにみえる

問題の背景をみるのが大事

一見 ADHD のようでも、そうではない人もいます。「ミスが多い」「気配りができない」「用事をつめこみすぎる」などの問題だけをみて、ADHD だと自己判断することはさけましょう。専門医を受診し、問題の背景を確認することが大切です。

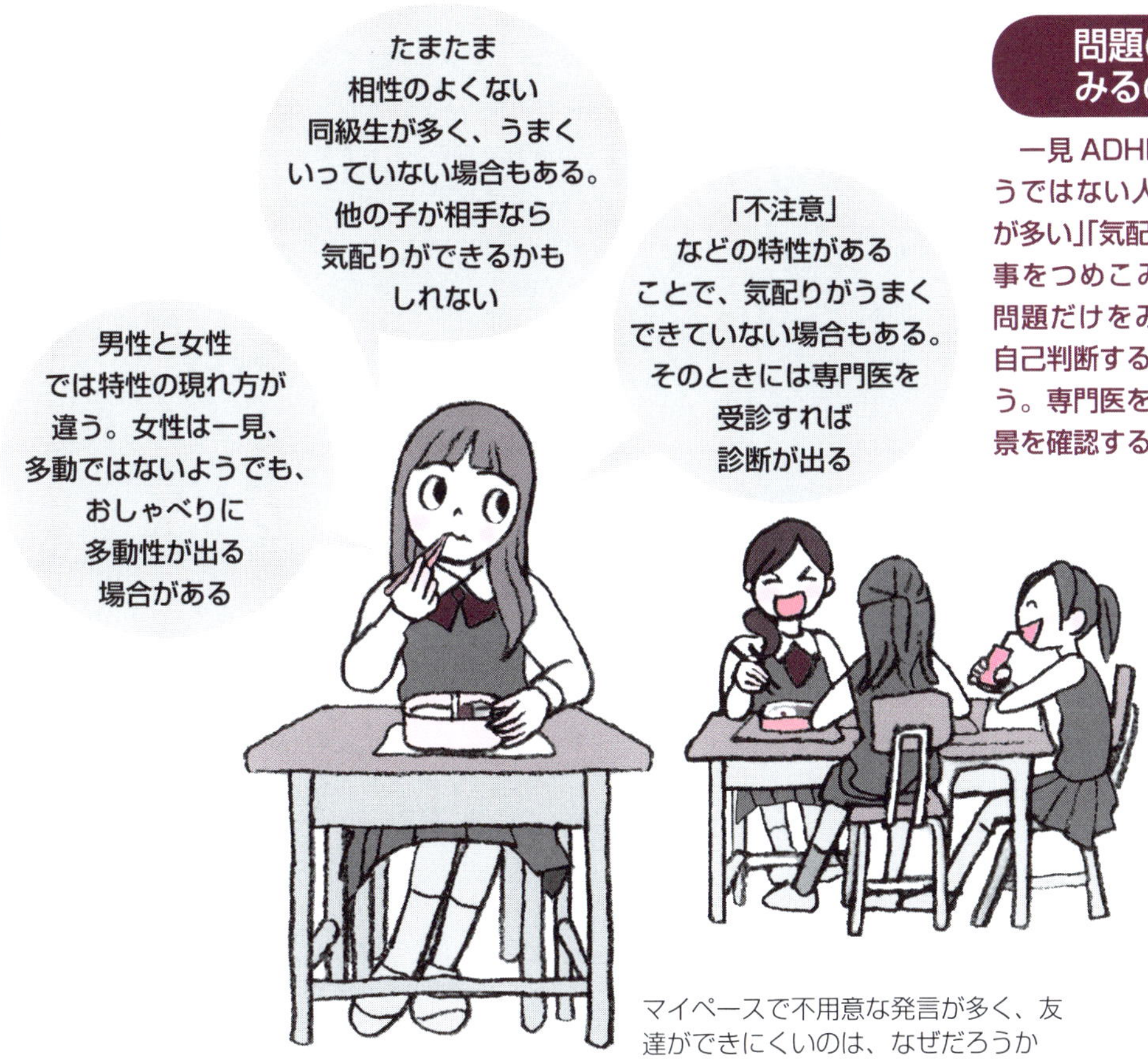
「不注意」などの特性があることで、気配りがうまくできていない場合もある。そのときには専門医を受診すれば診断が出る
たまたま相性のよくない同級生が多く、うまくいっていない場合もある。他の子が相手なら気配りができるかもしれない
男性と女性では特性の現れ方が違う。女性は一見、多動ではないようでも、おしゃべりに多動性が出る場合がある

マイペースで不用意な発言が多く、友達ができにくいのは、なぜだろうか

女性は男性より誤解されやすい

ADHDの女性が、アスペルガー症候群と診断されることがあります。くり返しになりますが、女性の場合、多動性や衝動性が男性ほど顕著に現れない人が多く、専門医でもADHDと診断するのが簡単ではありません。ADHDの人でも、こだわりが目立ったりしていると、アスペルガーだと誤解されるのです。

アスペルガーと言われて生活を見直してみたものの、状況がなかなか改善しないという人は、再度、主治医に相談してみるのもひとつの方法です。

先入観を捨てて理解したい

ADHDには「片付けられない人」という先入観がありますが、それ以外にもさまざまな特徴があることを知っておきましょう。ADHDの人のなかには、片付けられる人もいます。

本書では随所で ADHDとアスペルガーの特性の違いを具体的に解説していますので、参考にしてみてください。

COLUMN

ADHDの人はワーキングメモリが弱い?

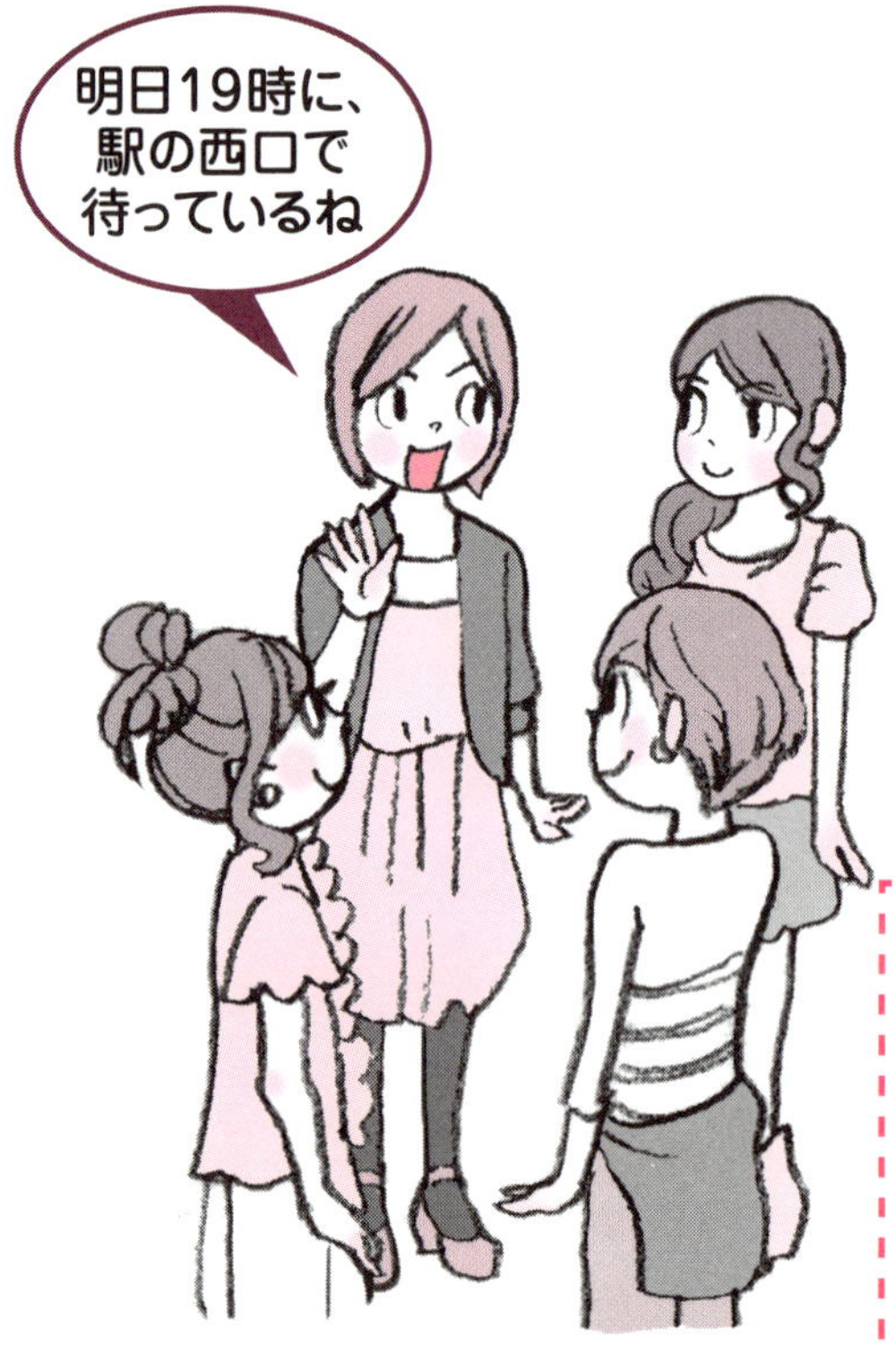

約束を覚えて守るときにワーキングメモリが働く。ADHDの人はそのような行動が苦手なため、機能の弱さが指摘されている

短期的な記憶が抜け落ちやすい

ＡＤＨＤの人は、脳の実行機能にかたよりがあるといわれています。実行機能とは、目標に向かって計画を立て、適切に行動する働きです。その機能のなかで、情報を一時的に保管しておくスペースが「ワーキングメモリ」です。

　ワーキングメモリは作業記憶、作動記憶ともいわれます。見聞きしたことなどを短期的に覚えて、作業に反映する働きがあります。ＡＤＨＤの人は、この機能が弱いとされています。

　短期的な記憶が抜け落ちやすく、それがミスにつながったり、話が通じにくくなったりすることの原因のひとつになると考えられるのです。

ワーキングメモリの働きの例

「待ち合わせの日時と場所を覚える」「過去の同じような出来事を思い出して、行動予定を立てる」といった作業のときに、ワーキングメモリが働いている。過去と現在の共通性を利用することで、効率よく行動できる

2
受診先は「小児神経科」か「精神科」

ADHD の診断・治療を受けるためには、
発達障害にくわしい医師にかかる必要があります。
子どもは「小児神経科」や「児童精神科」、
大人は「精神科」「心療内科」が第一選択です。
地域の相談窓口などで、詳細をたずねてみましょう。

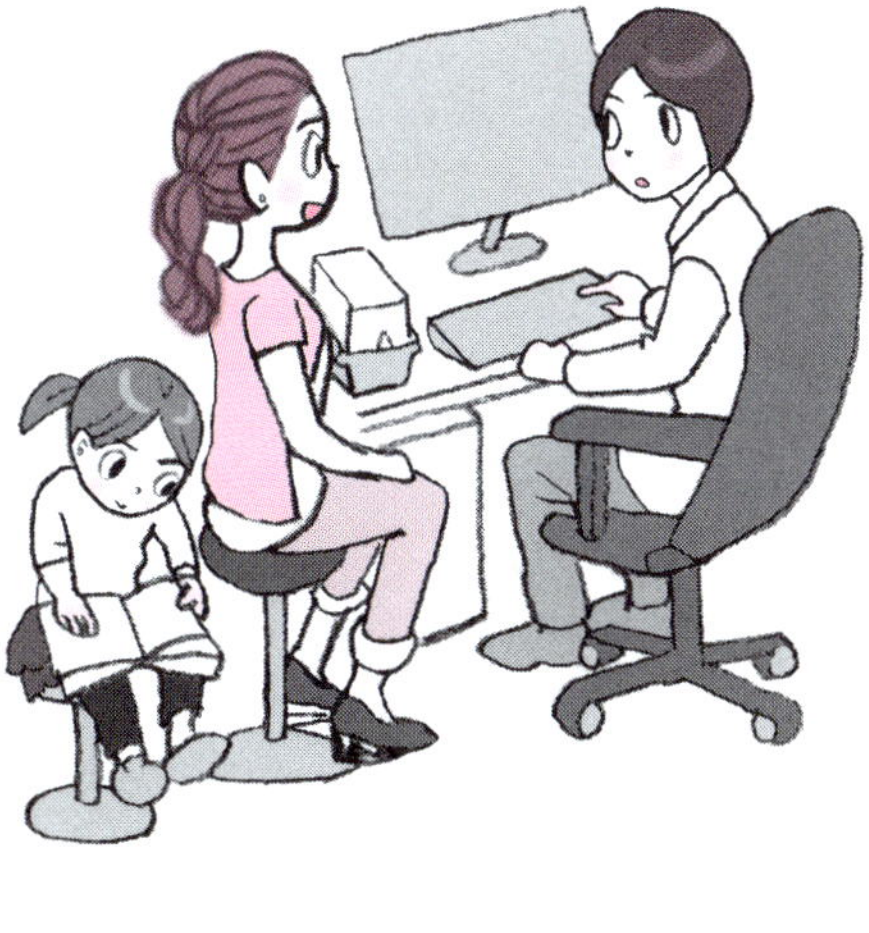

ストーリー❷

小児科や内科では「異常なし」と言われた

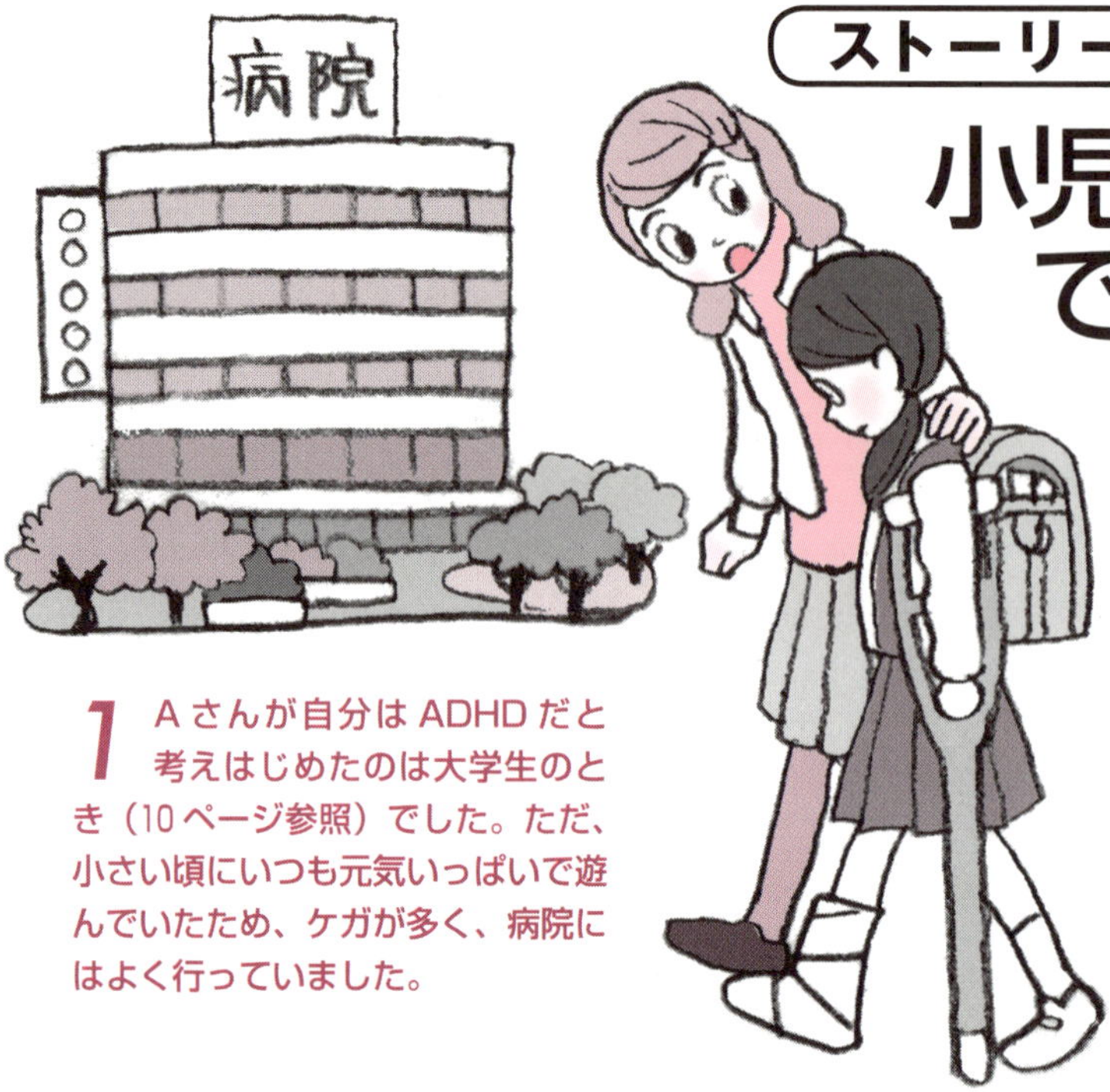

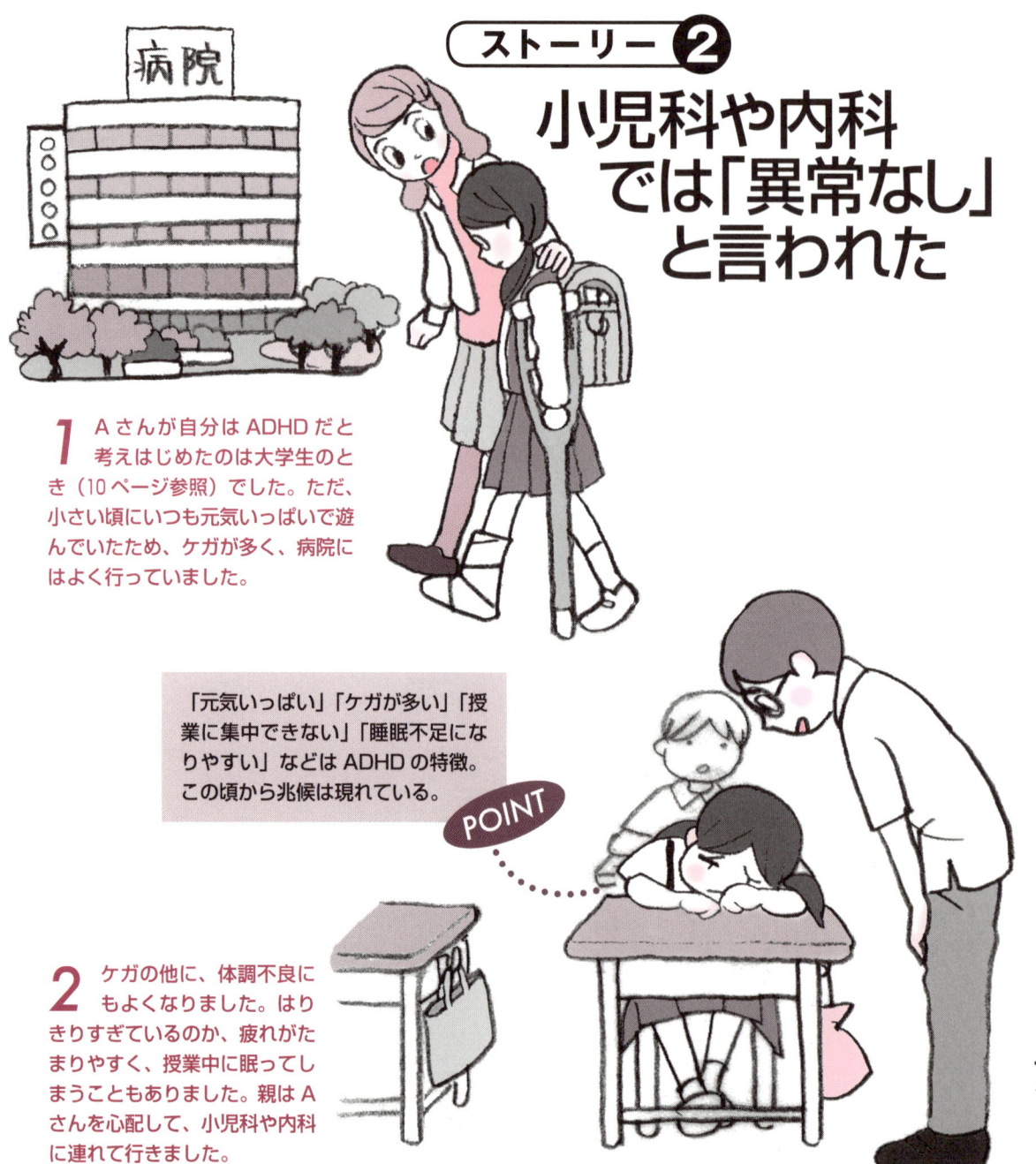

1 Aさんが自分はADHDだと考えはじめたのは大学生のとき（10ページ参照）でした。ただ、小さい頃にいつも元気いっぱいで遊んでいたため、ケガが多く、病院にはよく行っていました。

POINT

「元気いっぱい」「ケガが多い」「授業に集中できない」「睡眠不足になりやすい」などはADHDの特徴。この頃から兆候は現れている。

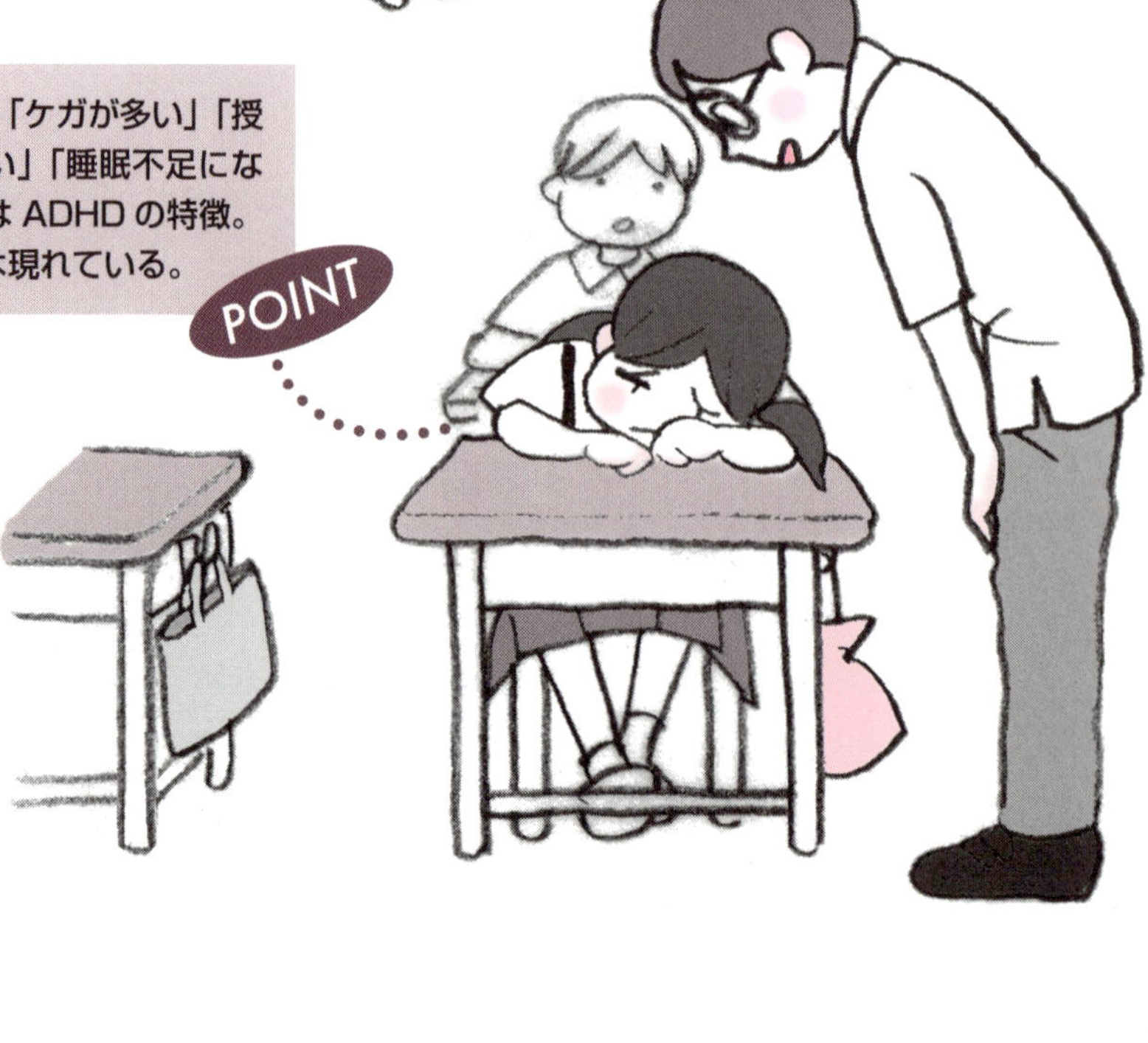

2 ケガの他に、体調不良にもよくなりました。はりきりすぎているのか、疲れがたまりやすく、授業中に眠ってしまうこともありました。親はAさんを心配して、小児科や内科に連れて行きました。

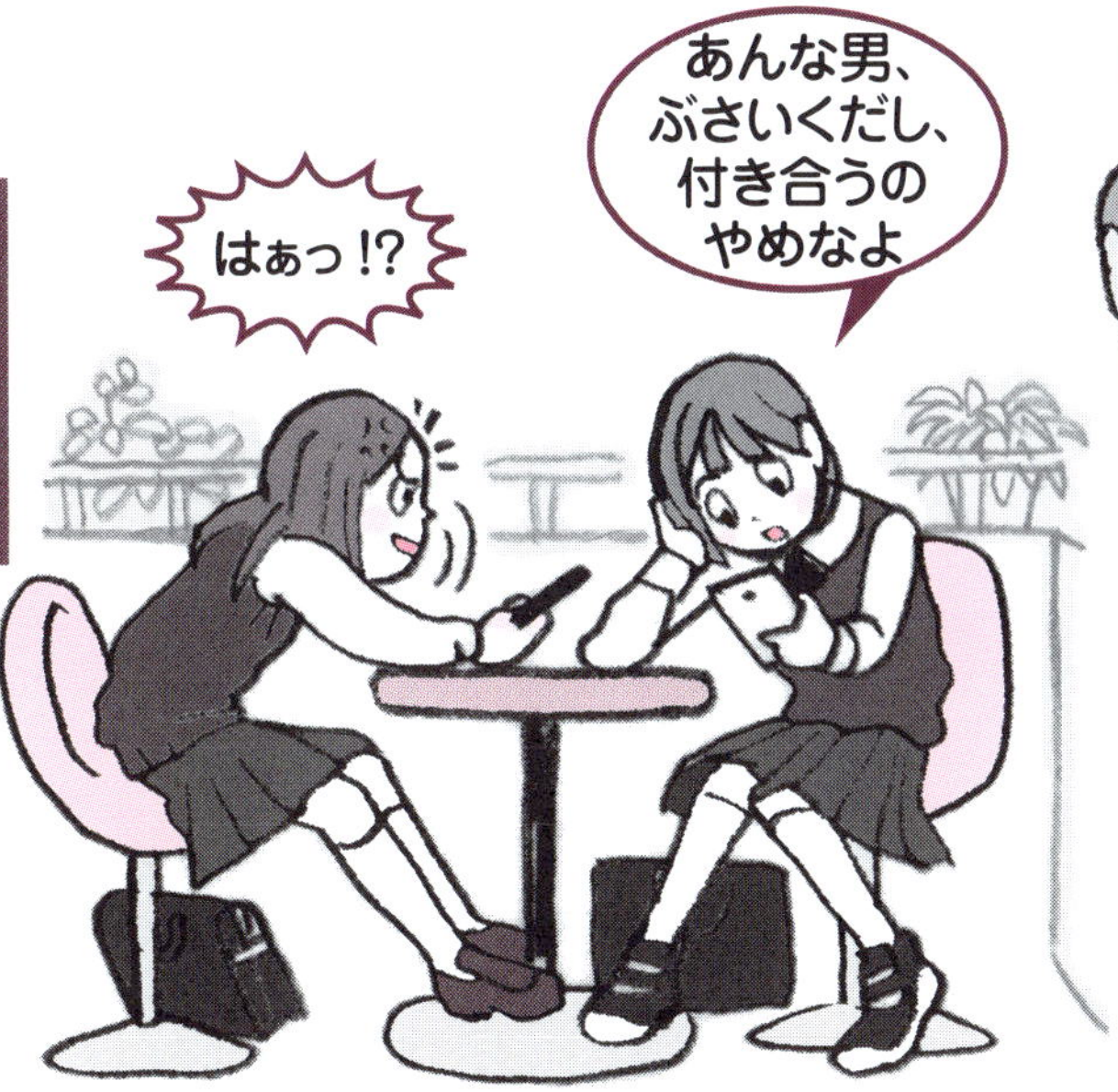
あんな男、
ぶさいくだし、
付き合うの
やめなよ
はぁっ!?

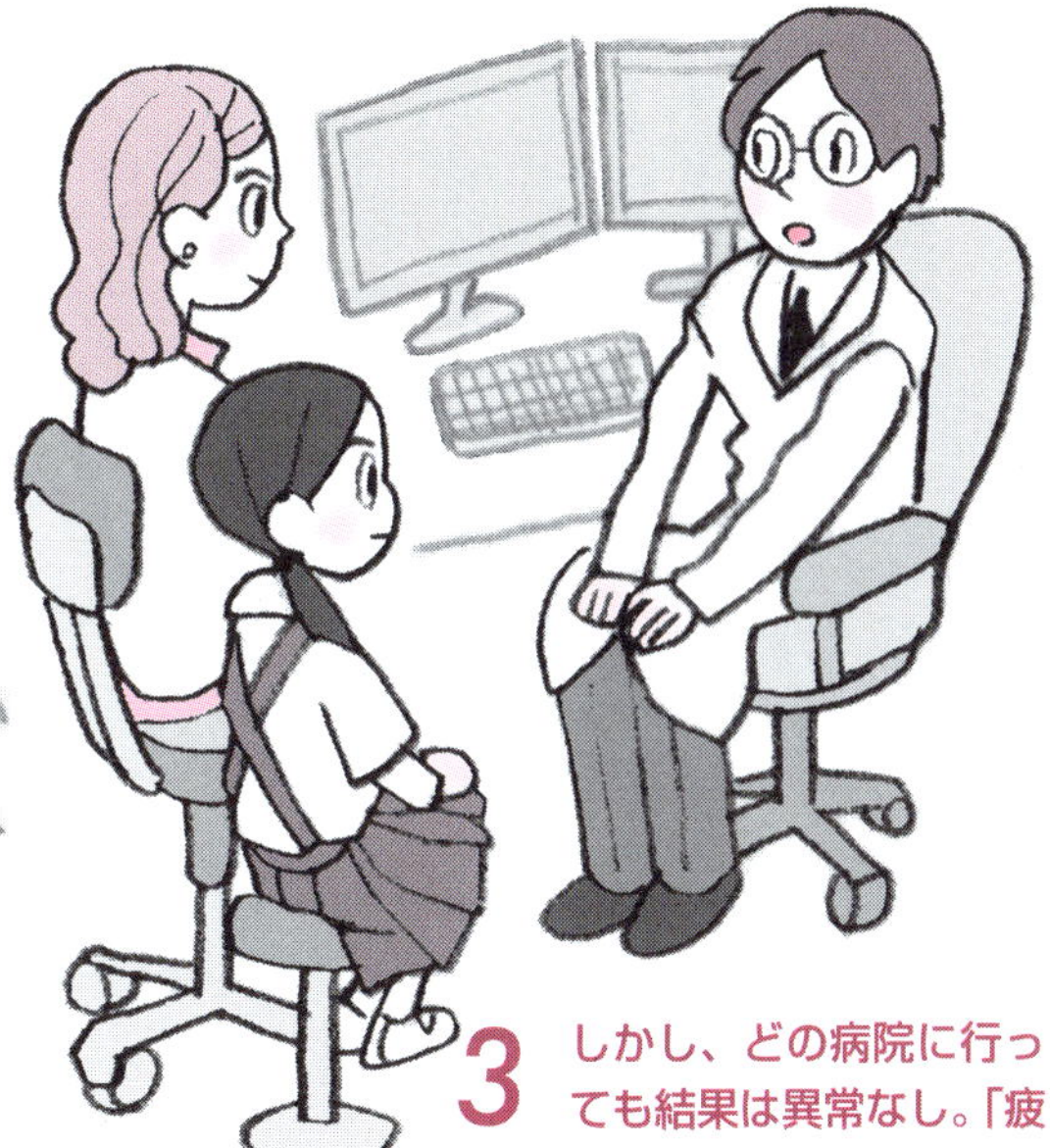

3 しかし、どの病院に行っても結果は異常なし。「疲れているから休みましょう」などと言われ、原因がわからないまま、帰宅するのでした。

4 とくに異常はないと言われ、体調への心配は減りましたが、生活面のミスはなかなか減りませんでした。何気なく口にした一言で、友達との仲が険悪になってしまうこともありました。

高校、大学と進学していくなかで、いくら気をつけてもミスが減らなかったりすると、本人もまわりの人も違和感を抱き、内科以外にかかることを考えはじめる。

POINT

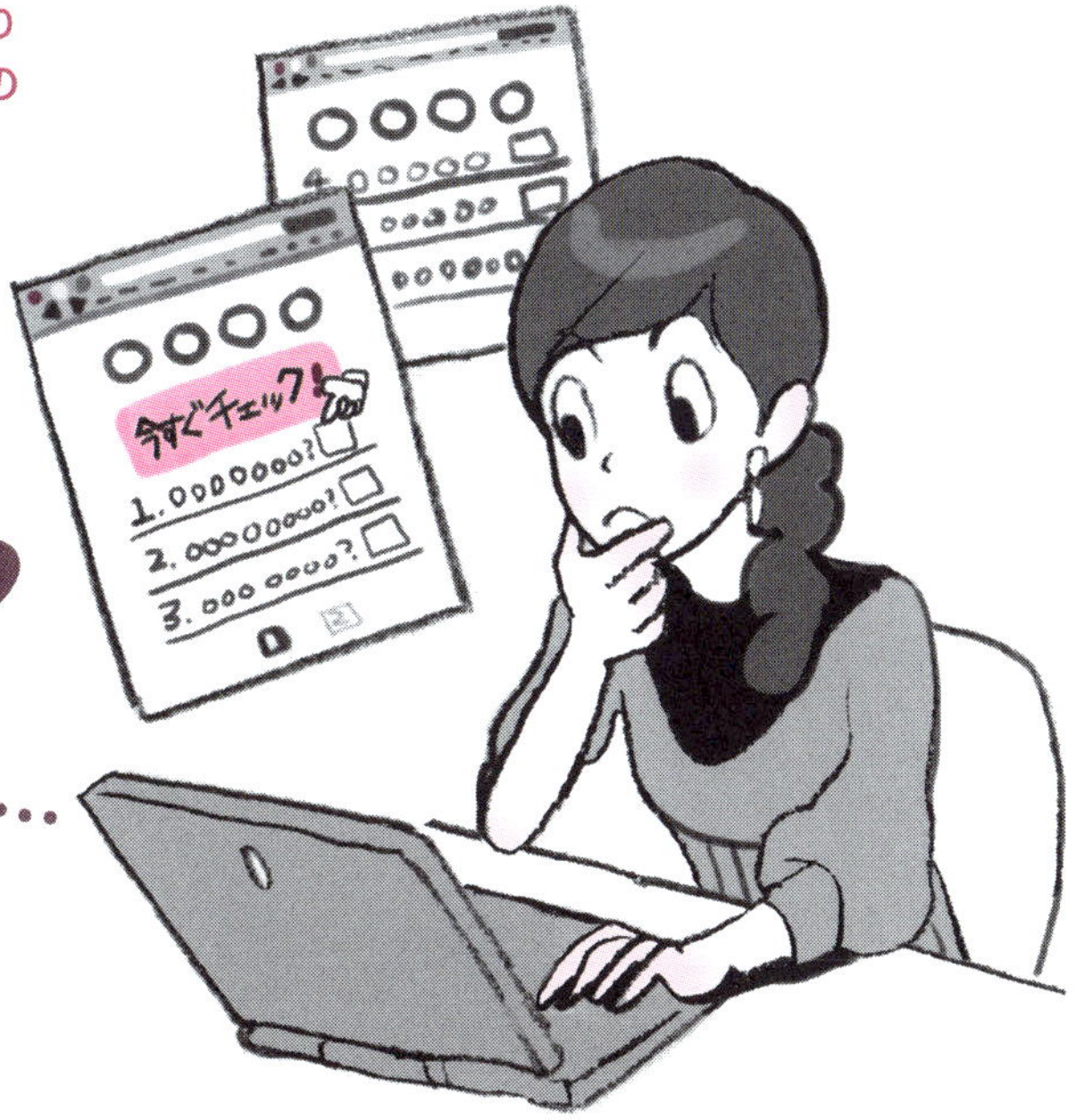
今すぐチェック!

5 うまくいかない日々をすごすうちに、A さんは ADHD の可能性を考えはじめました。そして、内科ではなく、より専門的な医師にみてもらうことにしたのです。

46 ページへ続く

受診

近隣の小児神経科や精神科を探す

発達障害の可能性に気づいたら、医療機関で確かめてもらいましょう。受診先は発達障害専門の発達外来や、大人の精神科などです。

女性専門医は探してもいない

女性のＡＤＨＤは、男性よりも特性が現れにくく、医師でもなかなか気づかないものです。できれば専門医にかかりたいところですが、「女性の発達障害」の専門医は日本にまだいないでしょう。

発達障害の男女の違いについては、臨床も研究もはじまったばかり。女性専門医が登場するのは、もう少し先になりそうです。

ひとまず、発達障害にくわしい医師を受診してください。以前に比べると、発達障害に対応できる医師や医療機関が増えています。

その情報は公的機関の窓口などに集まっていますから、まずはそちらへ問い合わせましょう。

医療機関探しのポイント

発達障害の主治医を探すときには、近隣の相談窓口などに問い合わせ、自宅から近い医療機関を紹介してもらうとよいでしょう。有名な医師や病院を求めて遠方まで通おうとすると、いずれ負担が重くなります。

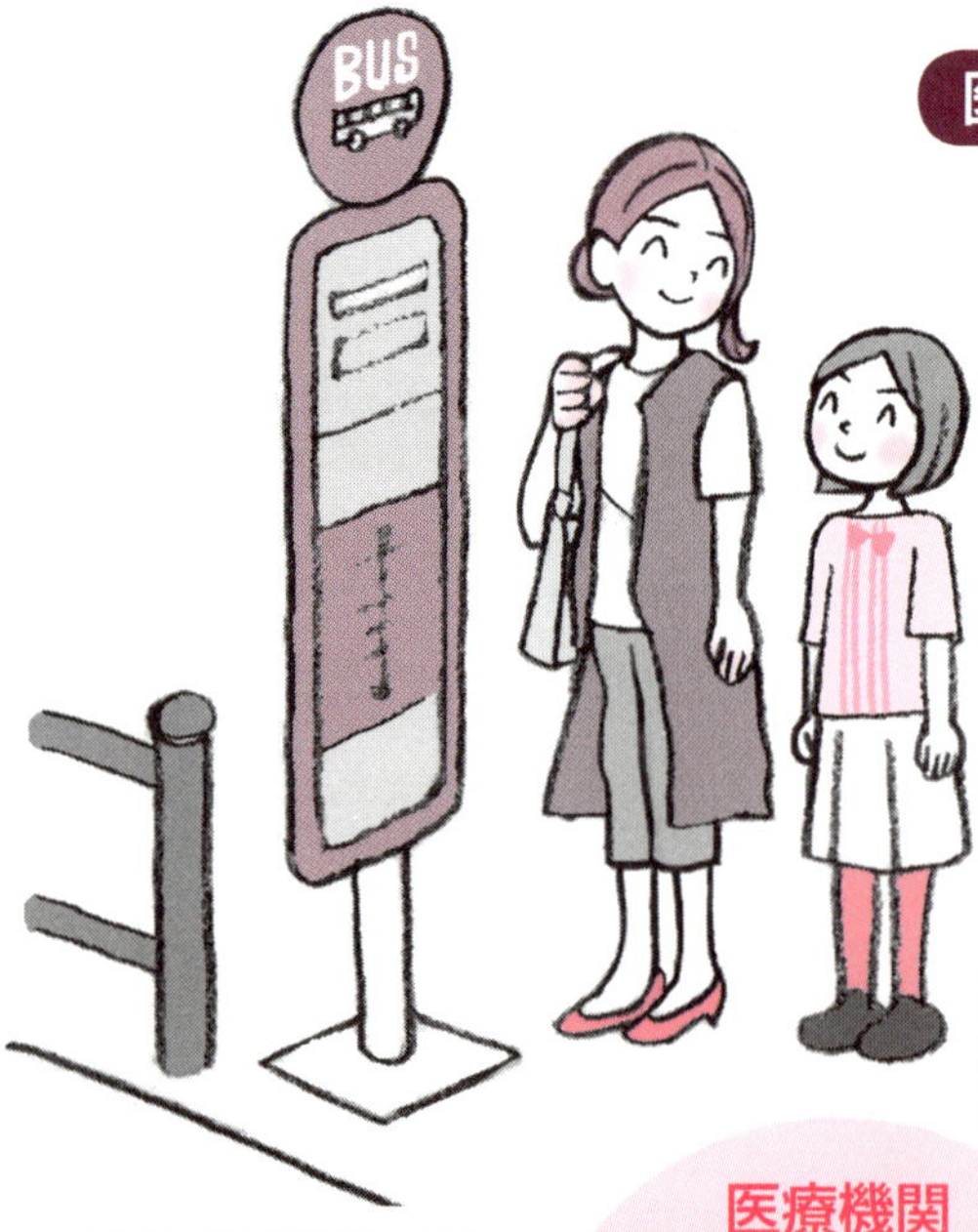

バスなどで無理なく通える距離の医療機関を選びたい。新幹線や飛行機を使うのは現実的ではない

自宅から近いところへ

発達障害への対応は人生を通して続くもの。主治医には定期的に相談したほうがよいので、近隣の医療機関を選び、通院の負担を減らしたい

医療機関以外にも聞く

自治体の福祉課や保健所、発達障害者支援センターなどの公的機関が、地域の医師の情報を把握している。まず医療機関以外の窓口に相談するのもよい

年代別の受診先

子どもと大人では、発達障害をみる診療科が異なります。子どもへの対応は全国的に広がっていて、「発達外来」などの専門外来がつくられていますが、大人の受診先はまだ少数です。

幼少期

従来は「小児神経科」や「児童精神科」が主に対応していたが、近年はより専門的な「発達外来」が増えてきた。専門医がいるかどうか不確かな場合は事前に問い合わせて確認する

●小児神経科・発達外来（専門医がいる）
●児童精神科（くわしい医師が多い）
●小児科（なかにはくわしい医師がいる）

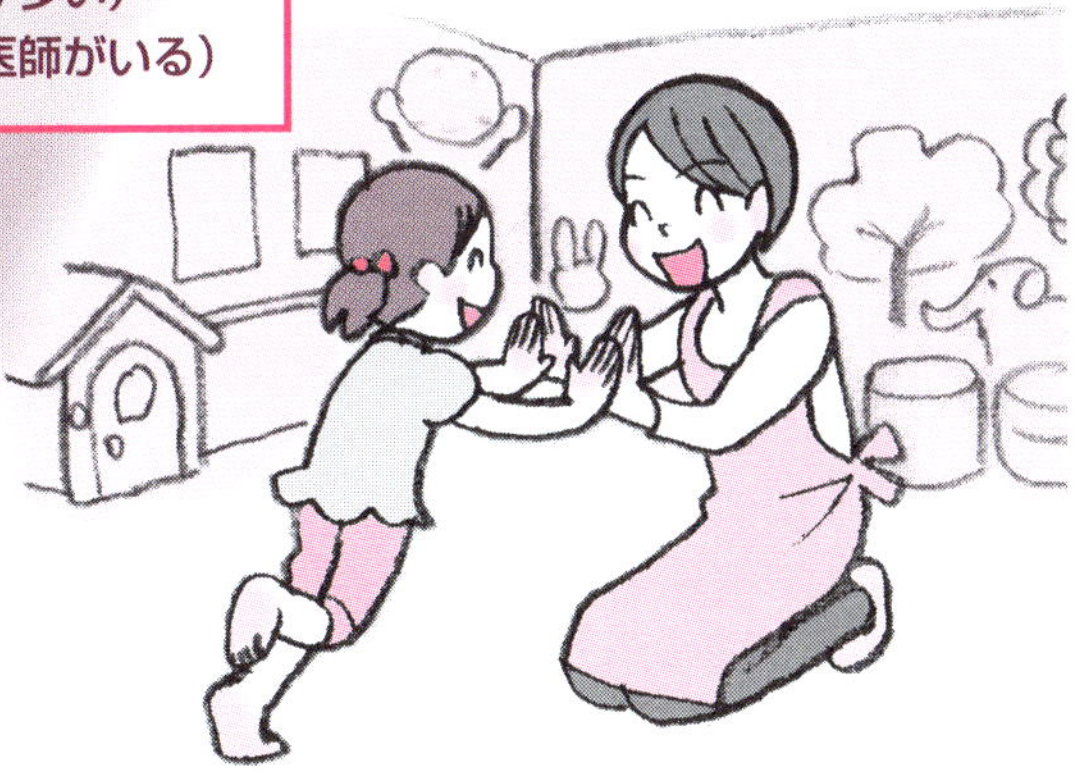

発達外来では医師や心理士が、子どもの遊ぶ様子などをみて、発達の程度を確認している。子どもの育ちについてくわしい

思春期

発達障害のことを周囲に理解してもらえず、うつや不安などの二次的な障害が出ている場合がある。状態がよくない場合は「児童精神科」か「発達外来」を受診するとよい

●発達外来（専門医がいる）
●児童精神科（二次障害への対応が受けやすい）
●小児科（初診は15歳くらいまで）

成人期

「発達外来」は大人に対応していない場合もある。大人の場合、「精神科」や「心療内科」にかかり、二次的な障害も含めて診察してもらうとよい

●精神科・心療内科（なかにはくわしい医師がいる）
●発達外来（成人もみている場合がある）

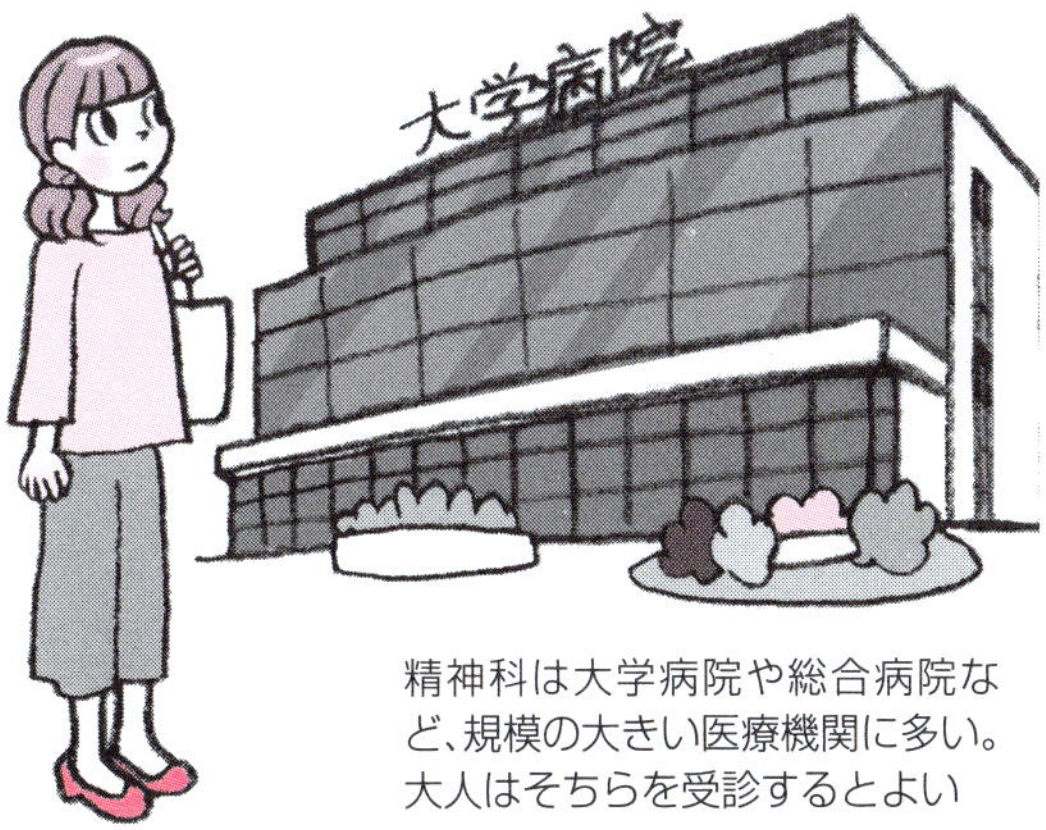

精神科は大学病院や総合病院など、規模の大きい医療機関に多い。大人はそちらを受診するとよい

受診

いまの悩みと生育歴を医師に伝える

発達障害の診察では、いま悩んでいることのほかに、幼少期からの悩みや成長過程についても聞かれます。医師が発達の様子を確認するのです。

受診前に準備をする

発達障害のことで医療機関にかかるときには、準備が必要です。幼少期からの成長過程を伝えるためです。

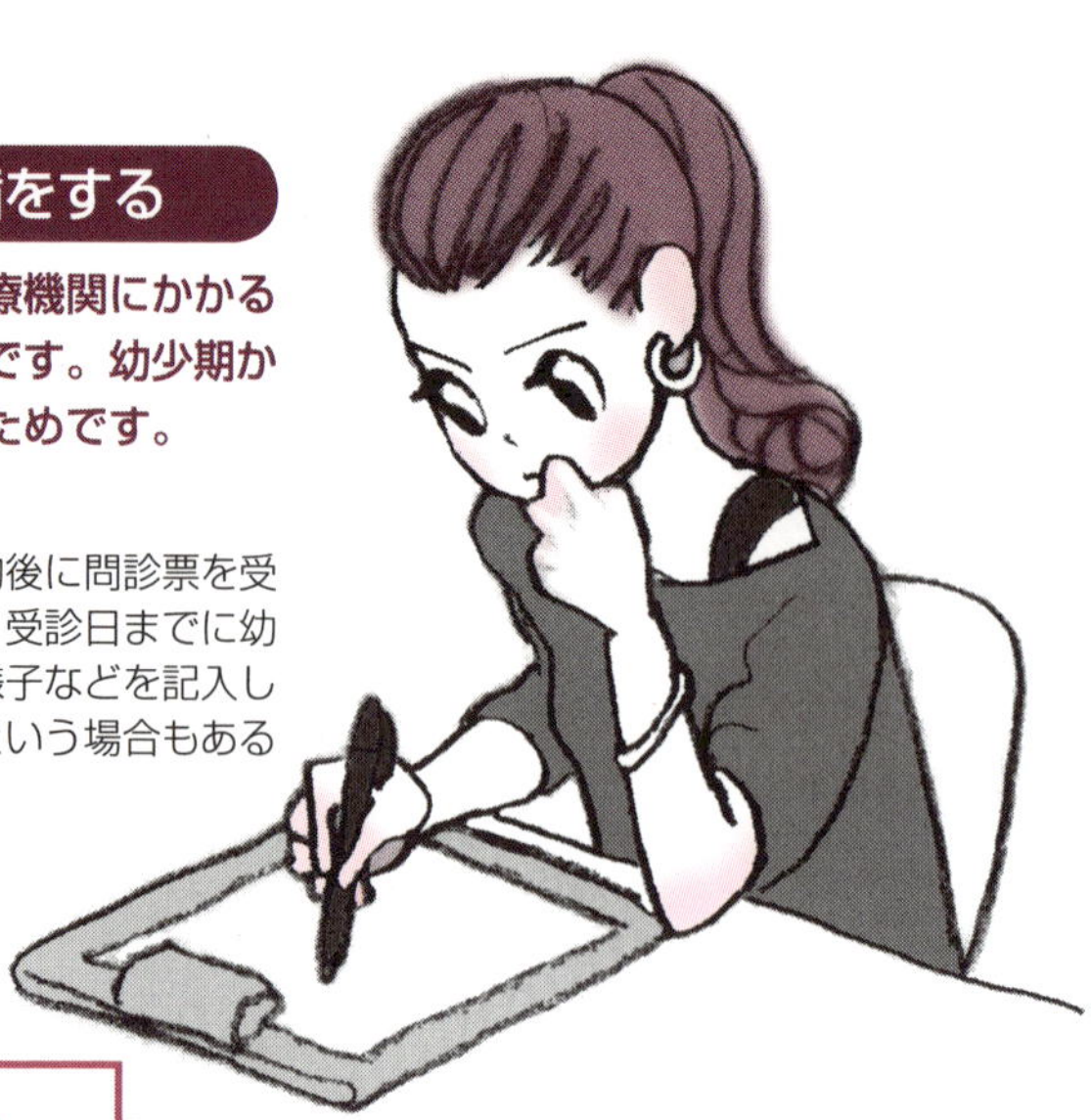

受診予約後に問診票を受けとり、受診日までに幼少期の様子などを記入しておくという場合もある

受診の準備

子どもを受診させる場合は母子手帳や通知表、ノートなど、成長の様子がわかるものを準備する。大人も同様で、大人は家族から幼少期の様子を聞いておくのもよい

受診・面談

医療機関に連絡をとって受診。医師から日頃の悩みごとやこれまでの受診歴などを聞かれる。生育歴がわかる書類などをみせる

各種検査

発達検査など、神経心理学的な検査が中心。身体検査をすることは、甲状腺機能をのぞけばほとんどない（36ページ参照）

初回は面談だけで、検査を後日おこない、診断も後日となる場合もある

診断を受ける

面談や検査の結果として、診断を受ける。明確な診断が出ず、「○○の傾向」などとひとまずの見立てを告げられる場合もある

第一にいま悩んでいることを伝える

ＡＤＨＤの診察は基本的に、問診によっておこなわれます。医師と対話をして、日頃の生活の様子を伝えていくのです。

受診してまず伝えたいのは、いまの悩みです。どのようなことに悩み、ＡＤＨＤの可能性を考えたのか、話してみてください。すると医師からも質問があるので、それに答えていきます。

これまでの成長過程も振り返る

医師はいまの悩みだけでなく、過去の悩みについても尋ねます。ＡＤＨＤの診察には、これまでの成長過程を調べることが欠かせないからです。

それは子どもでも大人でも、変わりません。

女性の場合には、成長過程を調べてみても、過去にＡＤＨＤの特徴があまり現れていない場合もあります。

なぜ過去の話が必要なのか

ADHD は発達障害です。発達障害は先天的な脳機能障害といわれていて、その特性は幼少期から現れるものと考えられています。過去の出来事を確認することで、診断がより確かになるのです。

POINT
女性では12歳までに特性が目立たない場合がある。そのため、幼少期の話にADHDの特徴がなくても、ADHDと見立てて治療をはじめることもある。

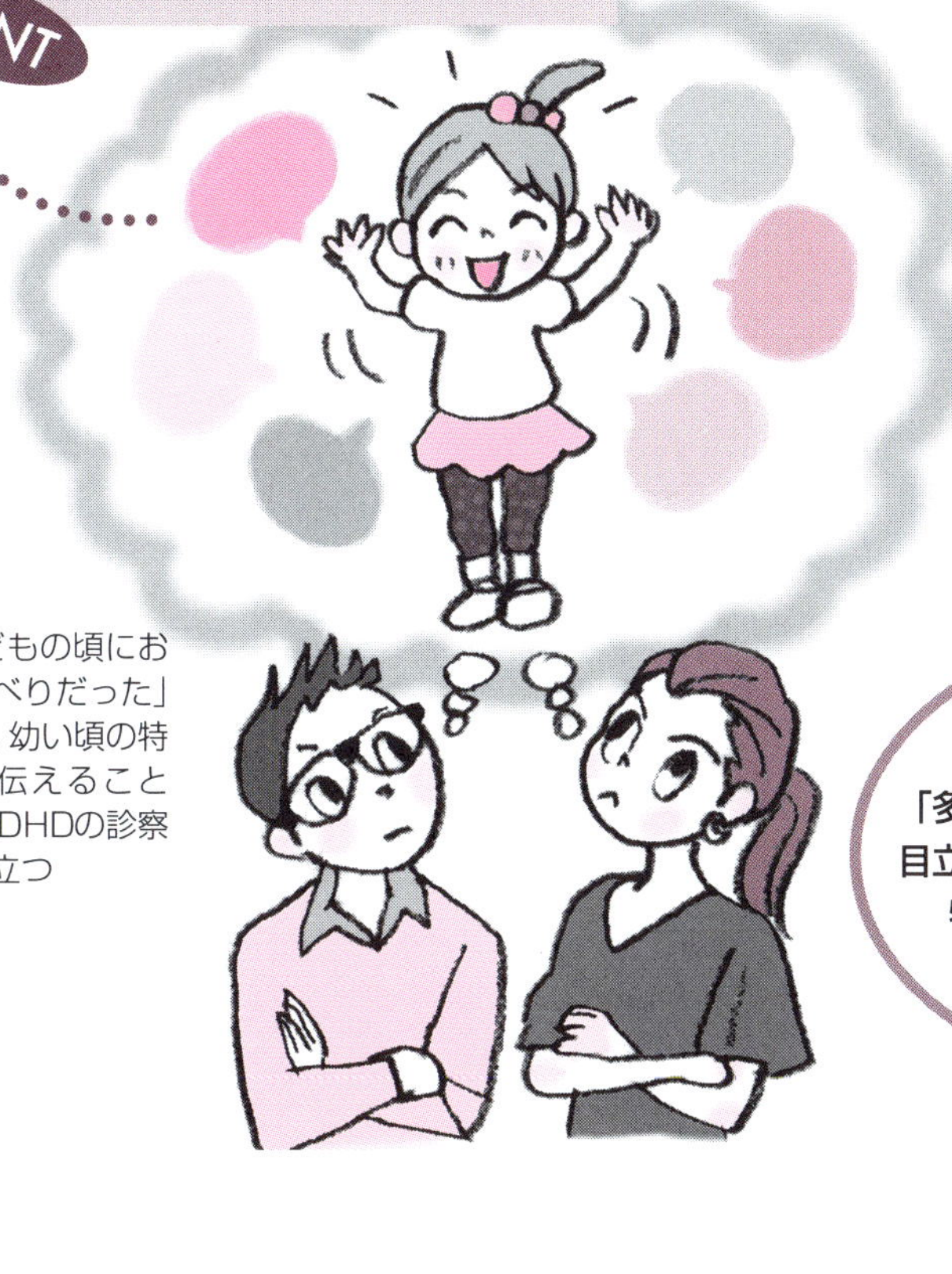

幼少期の話が診断の参考になるから
診断基準として用いられるDSM-5 では、ADHD の特性を「12歳になる前から存在」するものとしている。幼少期の話が診断の参考となる

特徴が年齢によって変わるから
「多動性」が大人になるにつれて目立ちにくくなるなど、ADHD の特徴は年齢によって変わる。幼少期といまを比べることも必要になる

「子どもの頃におしゃべりだった」など、幼い頃の特徴を伝えることが、ADHDの診察に役立つ

検査

発達検査や心理検査がおこなわれる

診察では問診の他に検査もおこなわれます。ただし、血液検査などの身体検査は少なく、発達の様子などを確認する神経心理学的検査が中心です。

検査といっても面談形式が多い

検査というと、採血をしたり、特殊な機器で体を調べたりするイメージがあるかもしれませんが、ＡＤＨＤを調べる診察では、そのような身体検査はめったにおこなわれません。

身体検査がおこなわれるのは、てんかんなど、他の病気の可能性が考えられるときだけです。

ＡＤＨＤを確認するために用いられる主な検査は、発達検査や心理検査、知能検査などです。

いずれも面談形式を中心としたもので、子どもの場合はその子が遊んだり作業したりする様子も参考となります。

実施する検査は医師や医療機関によって異なります。主治医に確認しましょう。

「神経心理学的検査」が中心に

ADHDにかぎらず、発達障害の診察では、神経心理学的検査がよくおこなわれます。これは発達過程や行動パターンなどを確認する検査で、体の状態を調べる身体検査とは異なります。

神経心理学的検査

問診や自己記入式の質問票などを使って、脳や心の機能を主に調べる検査。発達検査や心理検査、知能検査など、さまざまな種類に分かれている。

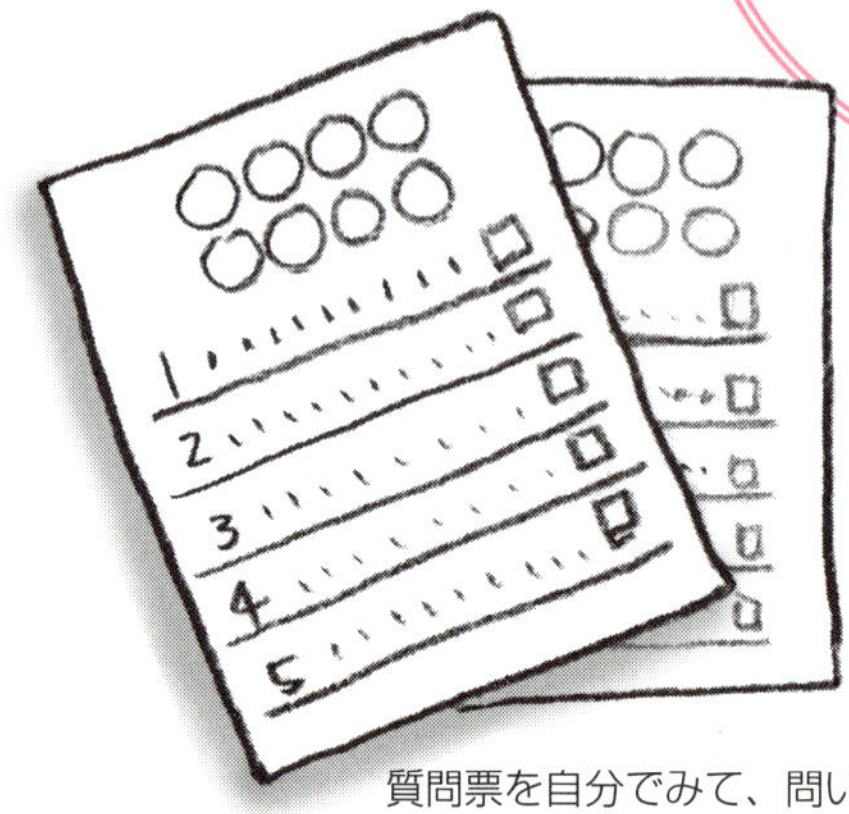

質問票を自分でみて、問いの答えを記入するという形式の検査もある

身体検査

身体計測や血液検査（貧血、甲状腺疾患など）。発達障害の診察では、他の病気との鑑別診断のためにおこなわれることがある。

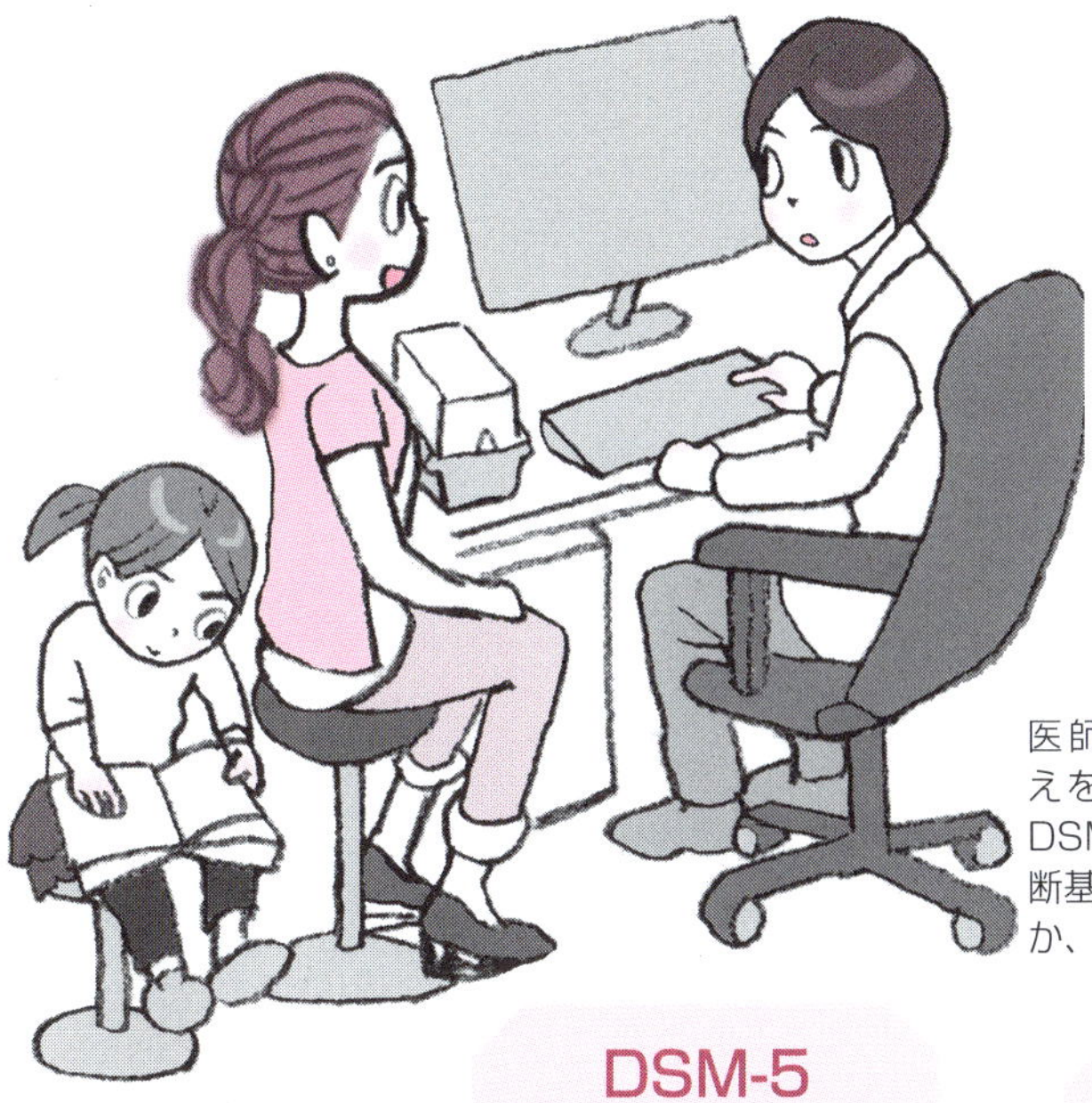

医師は問診の答えを聞きながら、DSMやICDの診断基準に該当するか、確認している

よく使われる指標や検査

ADHDの診察には、さまざまな診断基準や評価尺度、指標などが使われています。よく用いられるのはDSMやICDなどの診断基準で、子どもには知能検査のWISCが活用されます。

WISC-Ⅳ(WAIS-Ⅲ)

子ども用の知能検査。4つの指標があり、そのうちのひとつがワーキングメモリに関するもの。ADHDの子はその部分が低くなりやすい。WAISは大人用

DSM-5

アメリカ精神医学会が発表している国際的な診断基準。ADHDは神経発達障害群の一種とされている

ICD-10

WHOが発表している国際的な診断基準。ADHDの項目はDSMに近いが、細部が異なっている

K-ABC-Ⅱ

情報処理能力などを確認できる検査。WISCとあわせておこなわれ、認知機能や学習能力をくわしく確認したりする

CAARS

コナーズ成人ADHD評価尺度。18歳以上の人のADHDの程度がわかる。診断や治療に、補助的に使われている

ADHD-RS-Ⅳ

ADHD評価スケール。5〜18歳の児童期・青年期に使われる。不注意・多動性・衝動性の程度がわかる

その他

子どもの頃の特徴を評価する「ヴェンダー・ユタ評価尺度」など、他の指標が使われることもある

女性には点数の調整が必要?

ADHDは女性よりも男性に多いとされています。そのため、各種の研究や統計も、どうしても男性中心になりがちです。

診断基準や評価尺度は男性向けにつくられているという説もあります。女性に用いるときには、多動性の基準を変えるなど、評価軸の調整が必要だとする意見があります。

診断

ADHDは「注意欠如・多動症」

ADHDは日本語で「注意欠如・多動症」といいます。
発達障害の一種で、脳機能の先天的な障害だといわれています。

発達障害のなかの一種

これまでにも解説した通り、ADHDは発達障害の一種です。発達障害にはほかにSLDやASDなどの種類があります。

ADHD

Attention-Deficit／Hyperactivity Disorder、注意欠如・多動症または注意欠如・多動性障害ともいう。主に「不注意」「多動性」「衝動性」の特性がある。女性では不注意がとくに目立ち、生活面ではおしゃべり、おっちょこちょい、体を動かすことが好きといった特徴がみられる

SLD

Specific Learning Disorder、限局性学習症または限局性学習障害。一般的にはLD(学習障害)とよぶことが多い。「読む」「書く」「計算」などの学習の一部を極端に苦手とする。女性では「字がきたない」と指摘されることが多い

ASD

Autism Spectrum Disorder、自閉スペクトラム症または自閉症スペクトラム障害。アスペルガー症候群はここに含まれる。「こだわりの強さ」「対人関係やコミュニケーションの困難」「感覚過敏や鈍麻」の特性がある。女性では同性との交流などを苦手とする人が多い

発達障害

その他

運動面の障害としてDCD(Developmental Coordination Disorder、発達性協調運動症または発達性協調運動障害)がある。手先の動きや体全体の動きがぎこちない

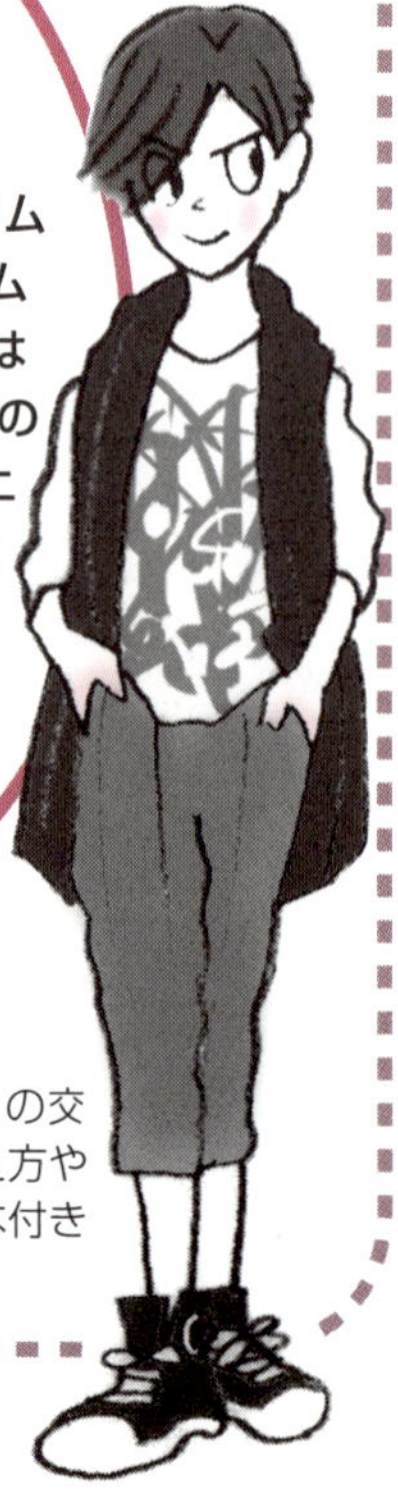

ASDの女性は、同性との交流を嫌い、男性的な考え方や男性的な服装、男性的な付き合いを好むことがある

※女性のASDについてくわしく知りたい方は宮尾益知監修・健康ライブラリーイラスト版『女性のアスペルガー症候群』（講談社）をご覧ください。

原因は脳機能の障害

発達障害の原因は、脳機能の先天的な障害です。生まれながらに脳の働きにかたよりがあり、それがさまざまな特性となって現れるのです。環境的な要因が加わると、特性がより強く目立つことがあります。

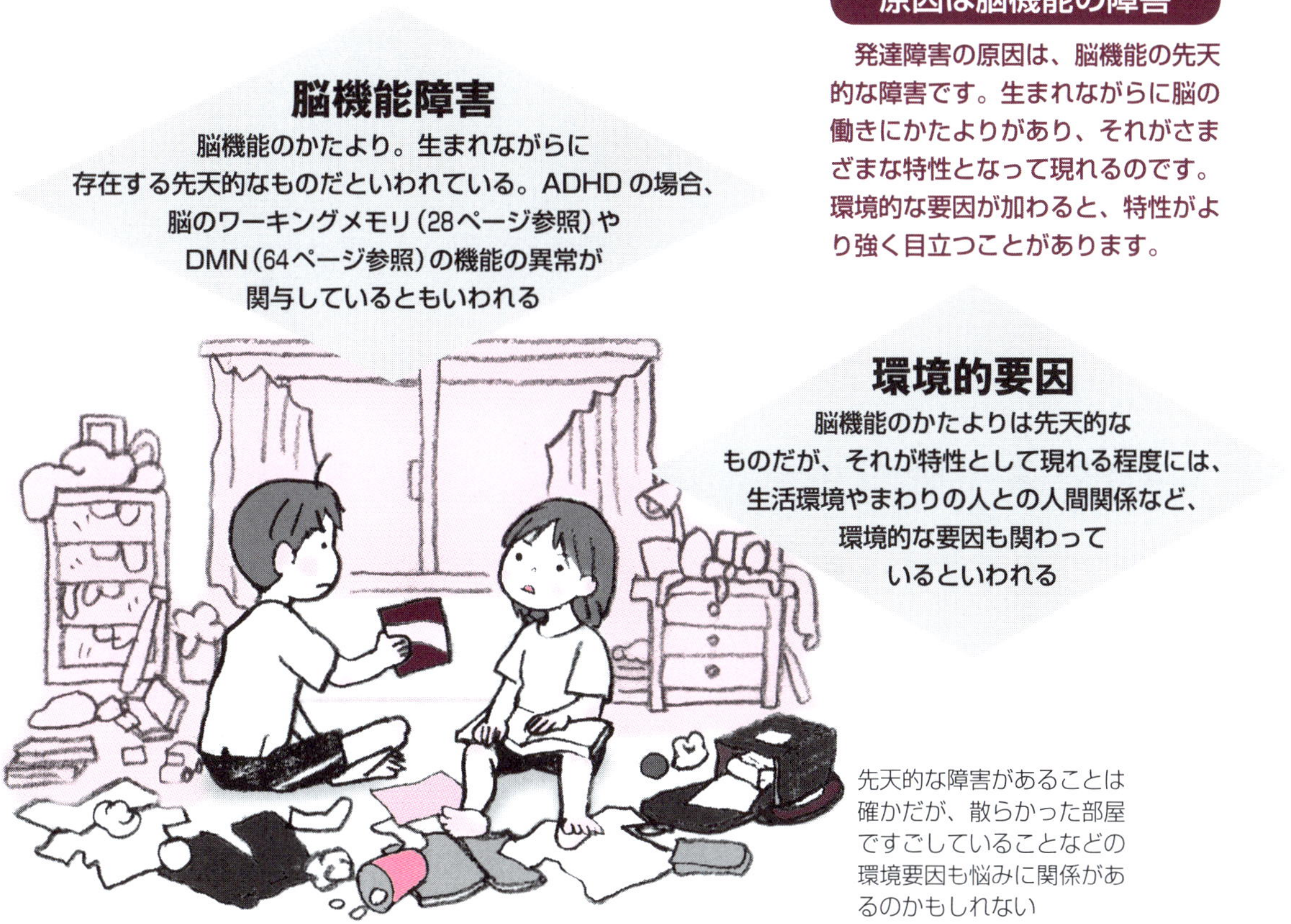
脳機能障害
脳機能のかたより。生まれながらに存在する先天的なものだといわれている。ADHD の場合、脳のワーキングメモリ（28ページ参照）やDMN（64ページ参照）の機能の異常が関与しているともいわれる
環境的要因
脳機能のかたよりは先天的なものだが、それが特性として現れる程度には、生活環境やまわりの人との人間関係など、環境的な要因も関わっているといわれる

先天的な障害があることは確かだが、散らかった部屋ですごしていることなどの環境要因も悩みに関係があるのかもしれない

タイプ分類もおこなわれる

ＡＤＨＤは、日本語では注意欠如・多動症と訳されています。

同じＡＤＨＤでも、不注意が目立つ人もいれば、多動性や衝動性が目立つ人もいます。そこで、ＡＤＨＤを三タイプに分けて考えることがあります。

「不注意優勢型」「多動性－衝動性優勢型」「混合型」の三タイプで、混合型はその名前の通り、不注意も多動性も目立つタイプです。

女性では不注意優勢型が多い

女性では三タイプのうち「不注意優勢型」が多いといわれています。ここまでにも解説した通り、女性では多動性や衝動性が目立ちにくく、状態としては不注意優勢にみえるためです。

女性の場合、多動性が目立っていなくても、ＡＤＨＤの可能性が考えられる人は専門医を受診してみましょう。

診断

LDやうつ病が併存することが多い

ADHDにはLDなどの発達障害が併存しやすいため、診察ではその点も確認されます。併存症がある場合、そちらへの対応も必要です。

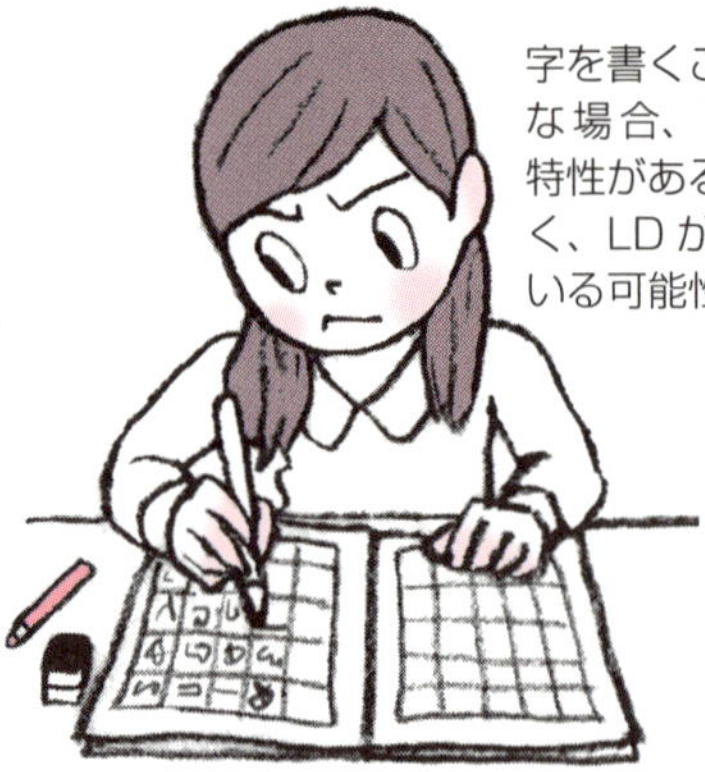

字を書くことが苦手な場合、不注意の特性があるだけでなく、LDが併存している可能性がある

ADHDの併存症

発達障害はいくつかの種類が併存しやすいといわれています。ADHDとの併存が多いのはLDです。ADHDでは他に、生活上の困難から二次的な障害としてうつ病や不安障害などが引き起こされる場合があります。

LD
学習障害のなかでも、書字障害や言葉の聞きとり、視空間認知の困難がよくみられる
（併存率60%ともいわれる）

うつ病
ADHDによる生活上の困難が解消できず、自己否定的になってしまい、うつ病などの気分障害になる人もいる
（併存率15～75%ともいわれる）

行為障害・反抗挑戦性障害
反抗的・破壊的な行動が目立つこと。ADHDへの理解や支援が不足すると、このような状態に陥りやすいとされている
（併存率30～50%ともいわれる）

不安障害
勉強や仕事のミス、人間関係のトラブルなどによって、強い不安を抱える人もいる
（併存率25%ともいわれる）

その他
チックや言語障害（流暢に話すことの困難など）、不眠症などが併存することもある。大人ではアルコール依存症や買い物依存もみられる

※ASDとの併存もみられるが、併存した場合、どちらかいっぽうの診断がつくことが多かったため、併存率はあまり知られていない

併存症への対応

ADHDへの対応と並行して、併存症にも対応していきます。対応は教育的なものと医療的なものの2つに大きく分かれます。

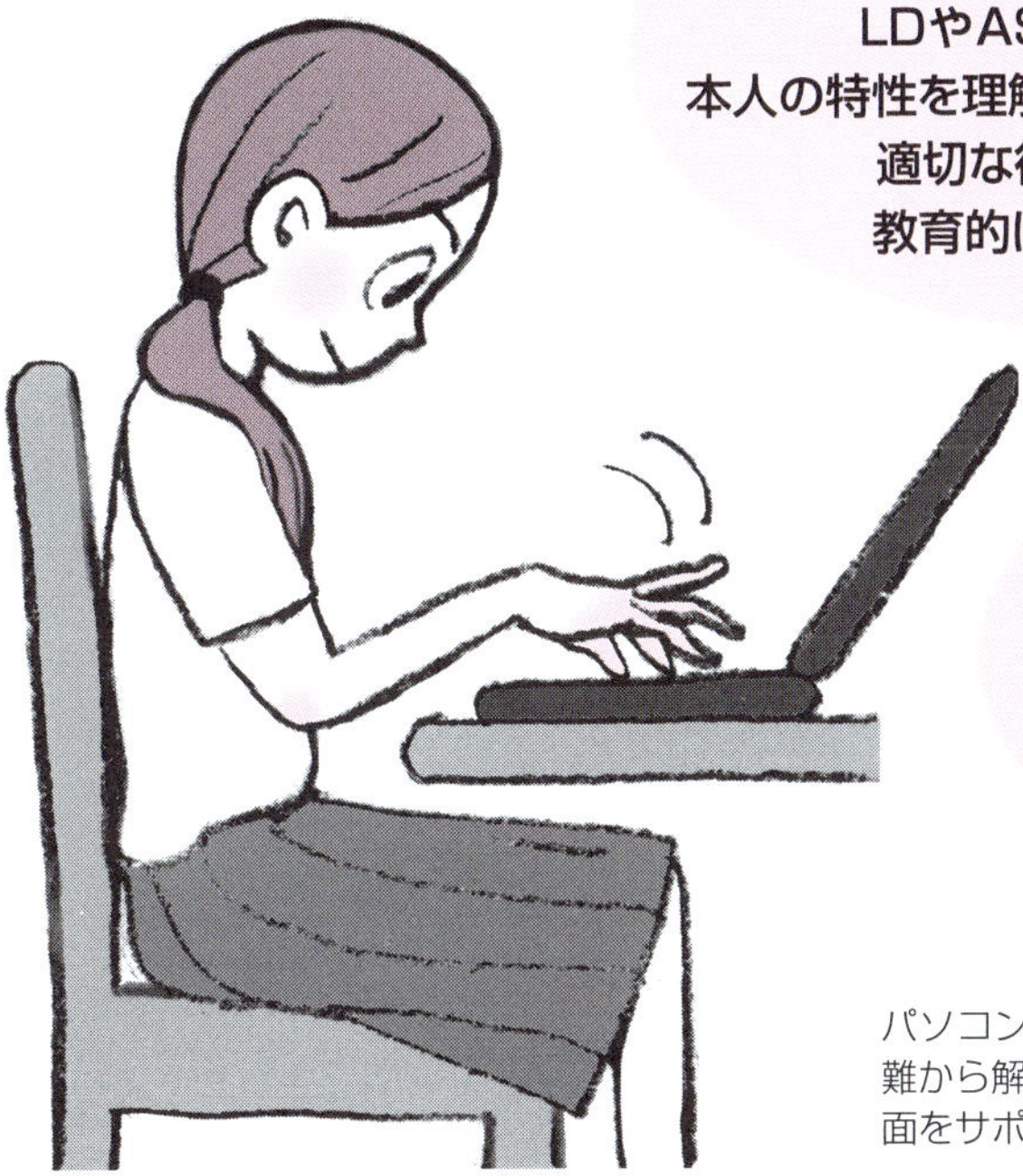

LDや行為障害には教育的な対応

LDやASD、行為障害には本人の特性を理解し、支援する対応が必要。適切な行動ができるよう、教育的にサポートしていく

うつ病や不安障害には医療的な対応

日々のストレスなどから、うつ病や不安障害などの心の病気を発症しているケースでは薬物療法などの医療的な対応が必要になる

パソコンを使うことで、字を書くことの困難から解放される子もいる。LDには苦手な面をサポートする対応が必要に

併存症の確認や治療もおこなう

ＡＤＨＤの子どもや大人は、不注意などの特性があることで、生活上の困難を抱えやすく、日々、生きづらさを感じています。

とくに女性はＡＤＨＤの存在になかなか気づかれず、「もっとちゃんとしなさい」などと叱責され、ストレスをためてしまうことが少なくありません。うつ病などの併存症の確認と、場合によっては治療が必要です。

女性はストレスが内側に向く？

男性の場合は、ストレスを抱えると多動性や衝動性が外側に向き、暴力・非行といった行為障害にいたるケースが多くみられます。

いっぽう女性の場合、ストレスを抱えこみ、不注意で失敗をくり返す自分を責めるケースがよくみられます。

男女の違いは、併存症にも現れているのです。

診断

診断基準だけでは全貌がみえてこない

DSMやICDといった国際的な診断基準がありますが、それは目安のようなもの。ADHDには基準以外にもさまざまな特徴があります。

基準はあくまでも目安にすぎない

ADHDの診断には、DSMやICDといった診断基準が用いられます。基準があることで一定の診断が可能になるという点では、重要なことです。

ただし、基準はあくまでも目安にすぎません。「多動性」の特性は、基準で示されていること以外にも「用事をつめこみすぎる」といった悩みを引き起こします。

診断基準を参考にすることも必要ですが、基準だけにとらわれず、特性がどのような悩みを引き起こし

診断基準が示していること

診断基準は、ADHDと診断して対応するための基準です。それはADHDの平均的・中核的な特性をまとめたものであり、また、主に男子のケースを基準としています。

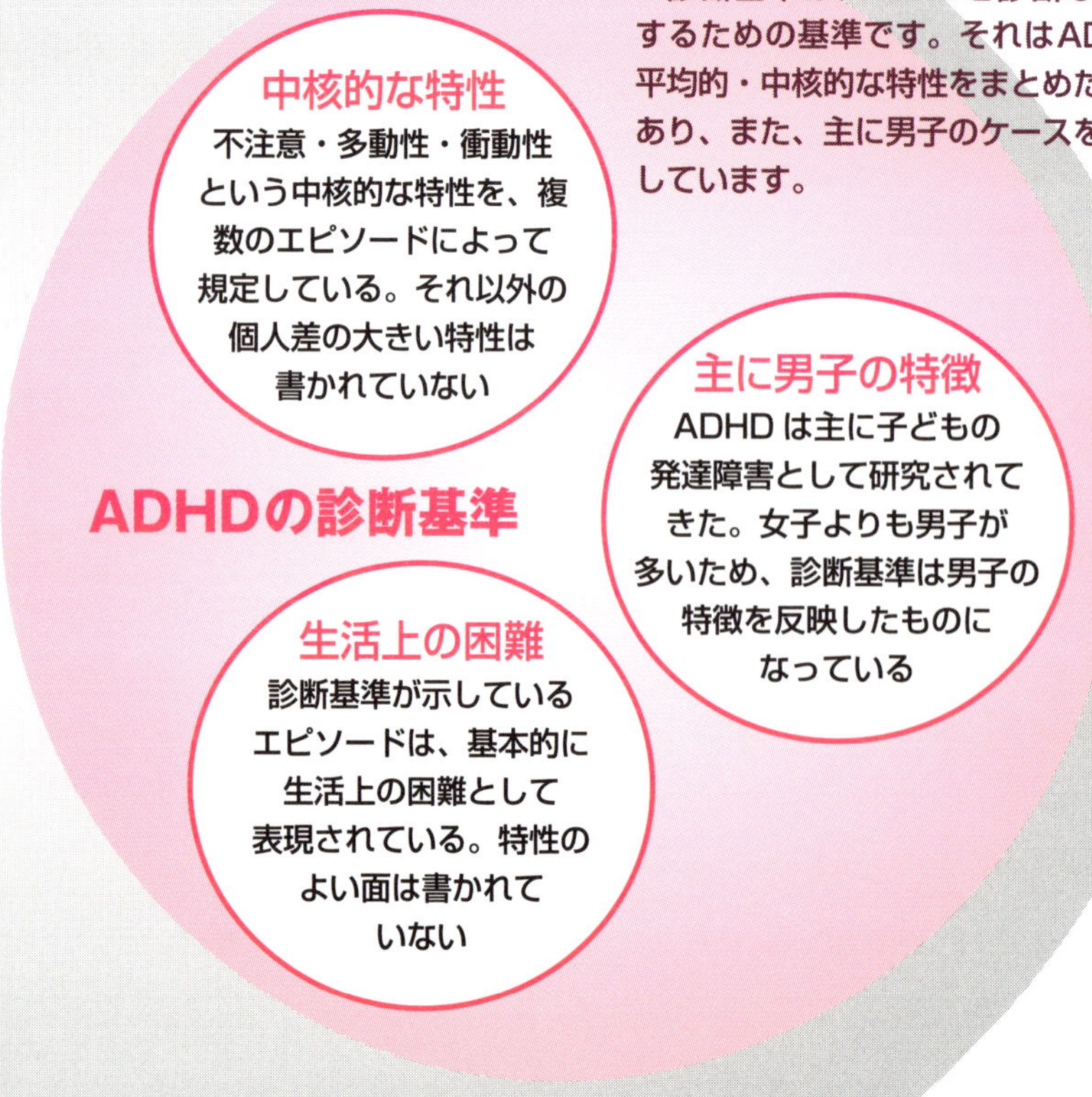
ADHDの診断基準
中核的な特性
不注意・多動性・衝動性という中核的な特性を、複数のエピソードによって規定している。それ以外の個人差の大きい特性は書かれていない
主に男子の特徴
ADHDは主に子どもの発達障害として研究されてきた。女子よりも男子が多いため、診断基準は男子の特徴を反映したものになっている
生活上の困難
診断基準が示しているエピソードは、基本的に生活上の困難として表現されている。特性のよい面は書かれていない

ているのかという視点で、先入観をもたずにADHDをとらえることも大切です。これはとくに女性の場合に重要になることです。

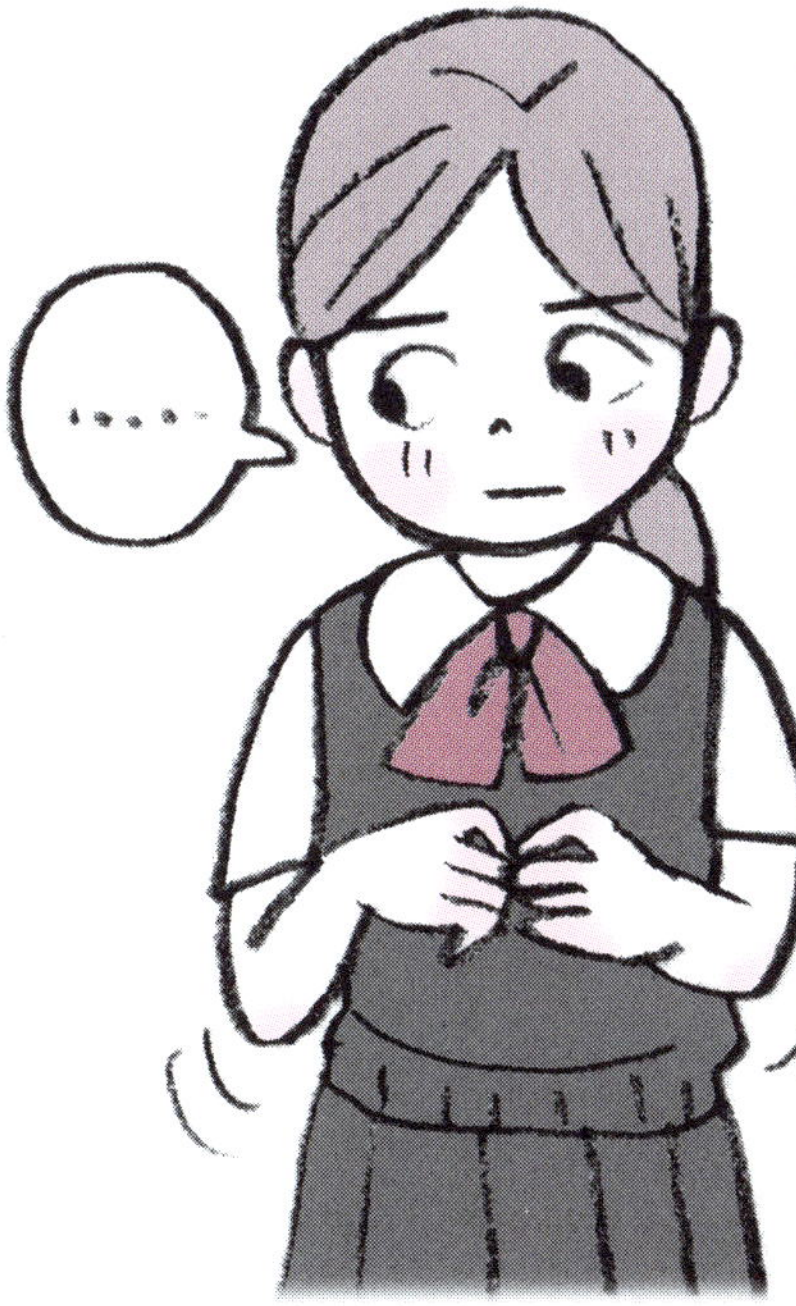

ADHDの女性には、多動性・衝動性というイメージからは程遠く、じっとしていて恥ずかしがり屋の人がいる

基準をはみ出す特徴もある

ADHDの子どもや大人には、診断基準で示されていない特徴もみられます。第１章で紹介した「女性どうしの付き合いで気配りができない」「用事をつめこみすぎる」といった悩みはADHDの女性に多くみられますが、診断基準ではふれられていません。

診断基準には当てはまらないが、ADHDの女性にみられる特徴

- 内気で恥ずかしがり屋。自分から動いたりしゃべったりしない
- 動作や反応が遅い。なにをするにも時間がかかる
- いろいろと考えすぎて、時間がないなかに用事をつめこんでしまう
- 昼間はいつも眠そうにしている。夜は考えこんでしまって眠れず、睡眠も浅い
- なかなか決断できず、結果的に、衝動的な判断をしてしまう
- まわりの人に認められたいと思っている。自分に対する評価を気にしてしまう

特徴は状況によっても変わるもの

ＡＤＨＤの特徴は、状況によっては目立たなくなるものです。

診断基準のＤＳＭ－５では「特に興味のある活動に従事している場合」や「一貫した外的刺激がある場合」などに、特徴がみられなくなる可能性を示唆しています。

だからこそ、ＡＤＨＤの診断は難しいのです。女性の場合、もともと特徴が現れにくいこともあり、診断が遅れがちです。

COLUMN

そもそも診断基準が女性に合っていない？

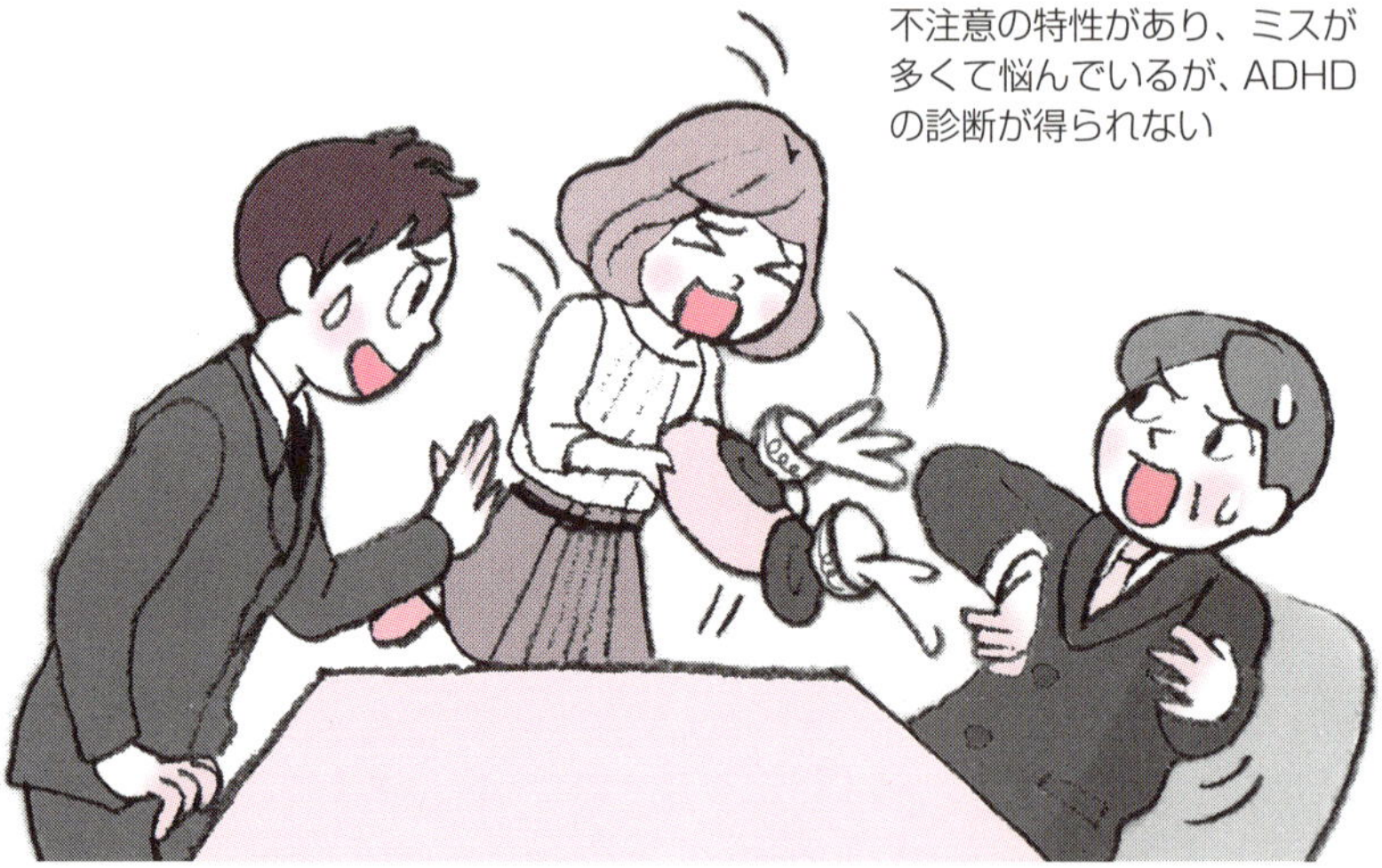

不注意の特性があり、ミスが多くて悩んでいるが、ADHDの診断が得られない

診断基準は男子をみてつくられたもの？

『女性のアスペルガー症候群』という本を出したときにも解説しましたが、発達障害の診断基準は、女性には合っていないという説があります。これは、アスペルガー症候群だけでなく、ADHDにも当てはまる考え方でしょう。

アスペルガー症候群はもともと男子の発達障害として研究されはじめたものですが、ADHDも状況は似ています。

ADHDは幼少期には男子に多く、その数は女子の三～五倍ともいわれます。その比率で研究され、診断基準がつくられたわけです。また、成人の研究は日が浅く、女性はほとんど注目されてきませんでした。

女性は苦しんでいても診断が出にくい

診断基準が男性向けになっているせいか、女性はADHDがあっても基準に該当する状態にならず、診断が出ない場合があります。治療によってよくなる可能性が高いのに、診断がないため、生活上の困難に苦しんでいるのです。

3

「薬物療法」で中心的な問題が解消する

ADHDの診断が出たら、治療を受けはじめましょう。

治療の中心は薬物療法と生活環境の調整です。

薬物療法によって、不注意や多動性、衝動性といった中核的な特性が適度におさえられます。

薬の効きめを確認することが大切です。

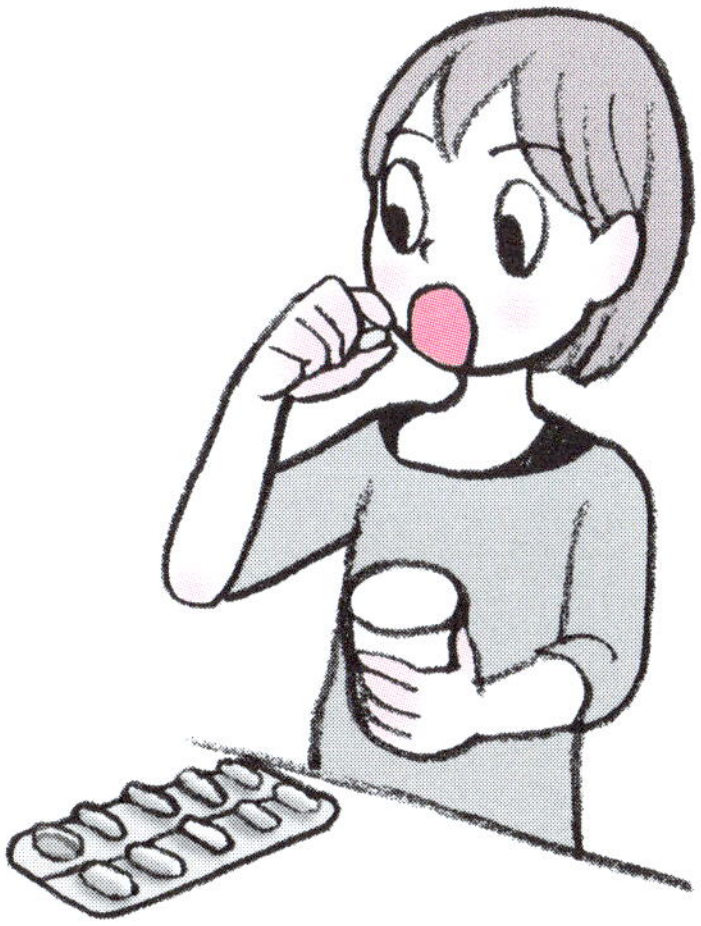

ストーリー❸

薬を飲むまではブレーキのない車だった

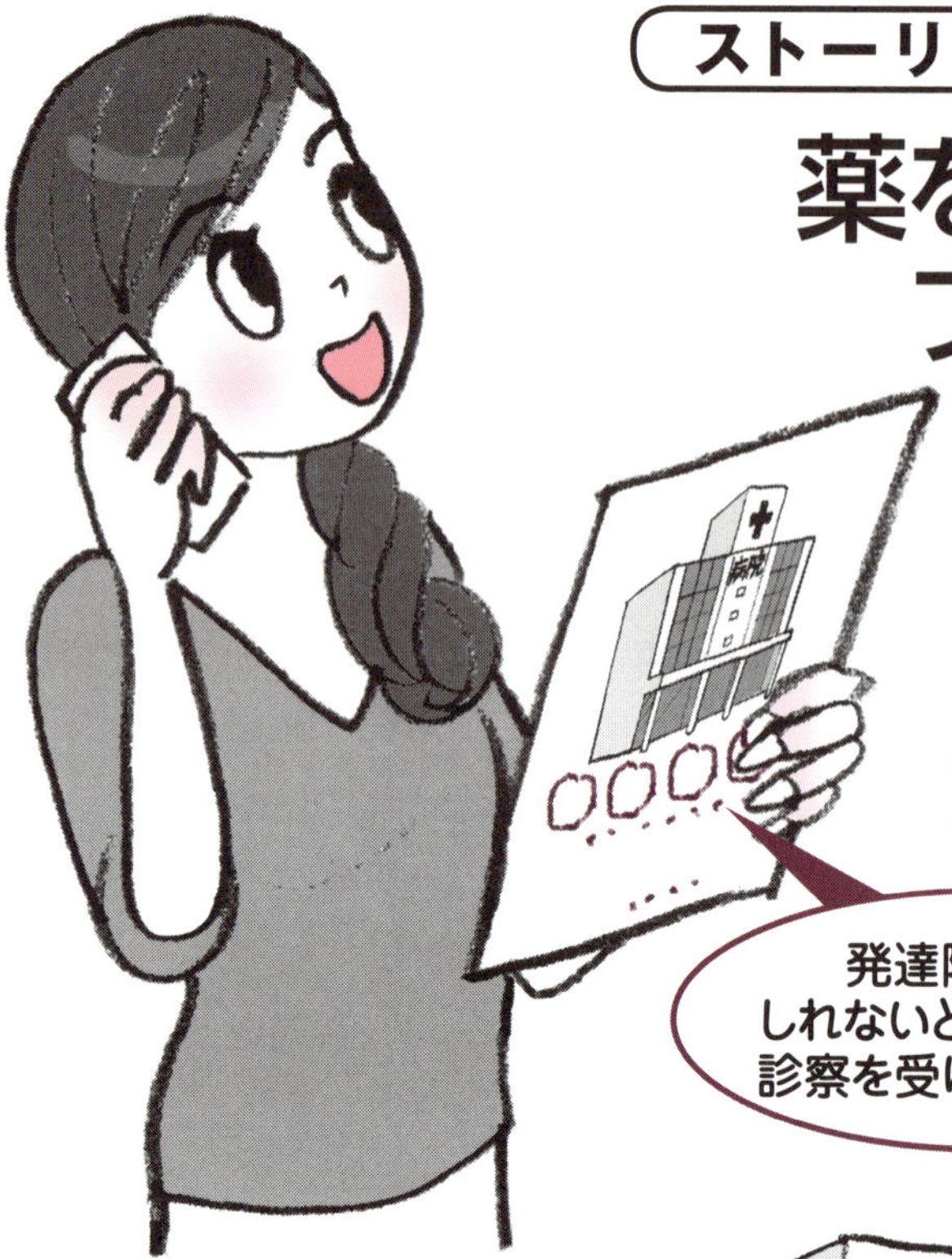
病院
発達障害かもしれないと思っていて、診察を受けたいんです

1 Aさんは内科以外の専門医にみてもらうことにしました。インターネットで調べてみると、役所と地域の子ども発達センターに相談窓口があったので、連絡してみました。

2 窓口で、近隣の医療機関を教えてもらいました。連絡をとり、受診予約をして、その病院へ行きました。幼い頃の話も伝えるため、母親も同行しました。

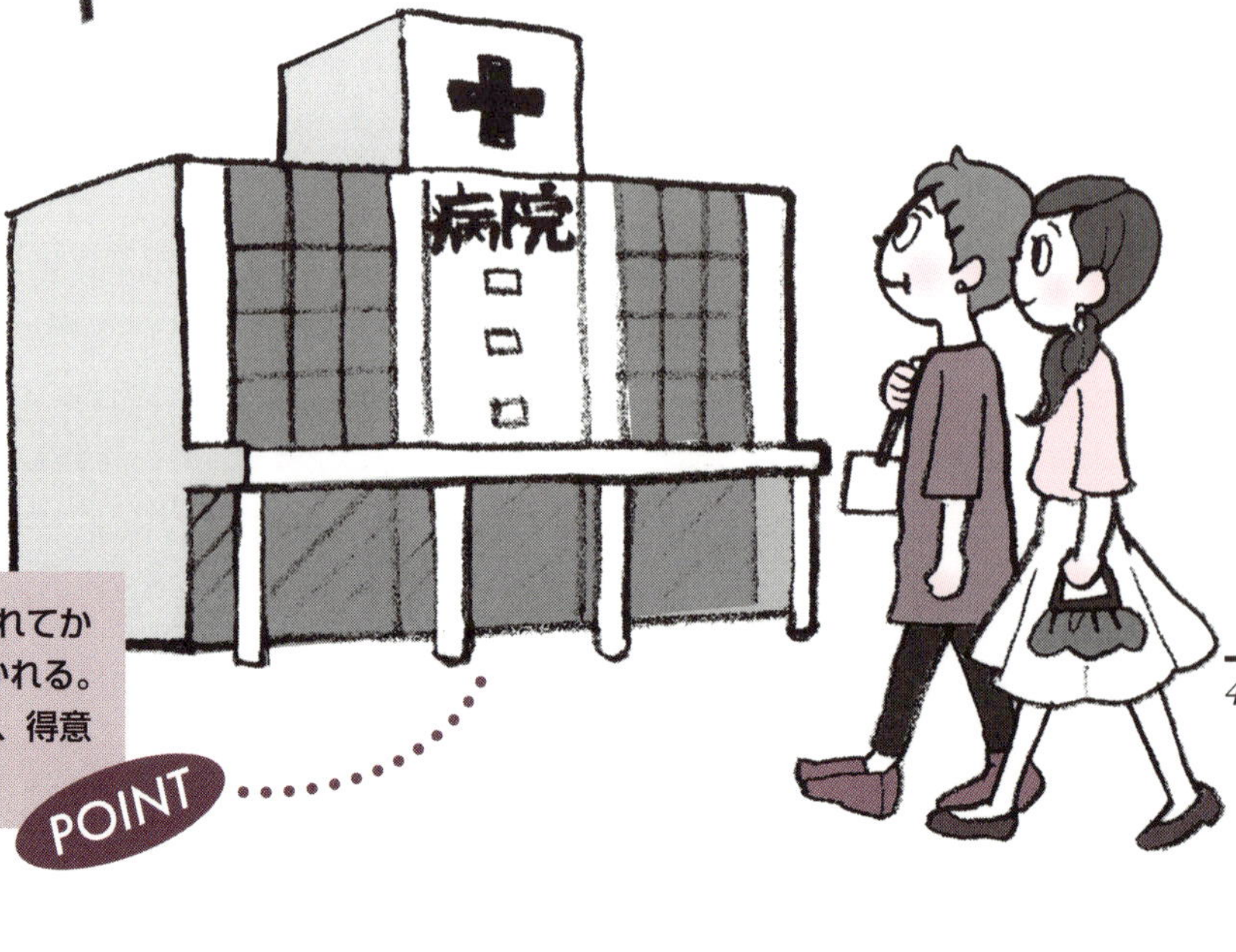
病院

POINT

発達障害の診察では、生まれてからこれまでの「生育歴」を聞かれる。幼い頃によく困っていたこと、得意だったことなどを伝える。

3 専門医の質問に答え、チェックリストに答えを記入し、知能検査などを受けた結果、ADHD と診断されました。ショックもありましたが、予想していたことなので、納得もできました。

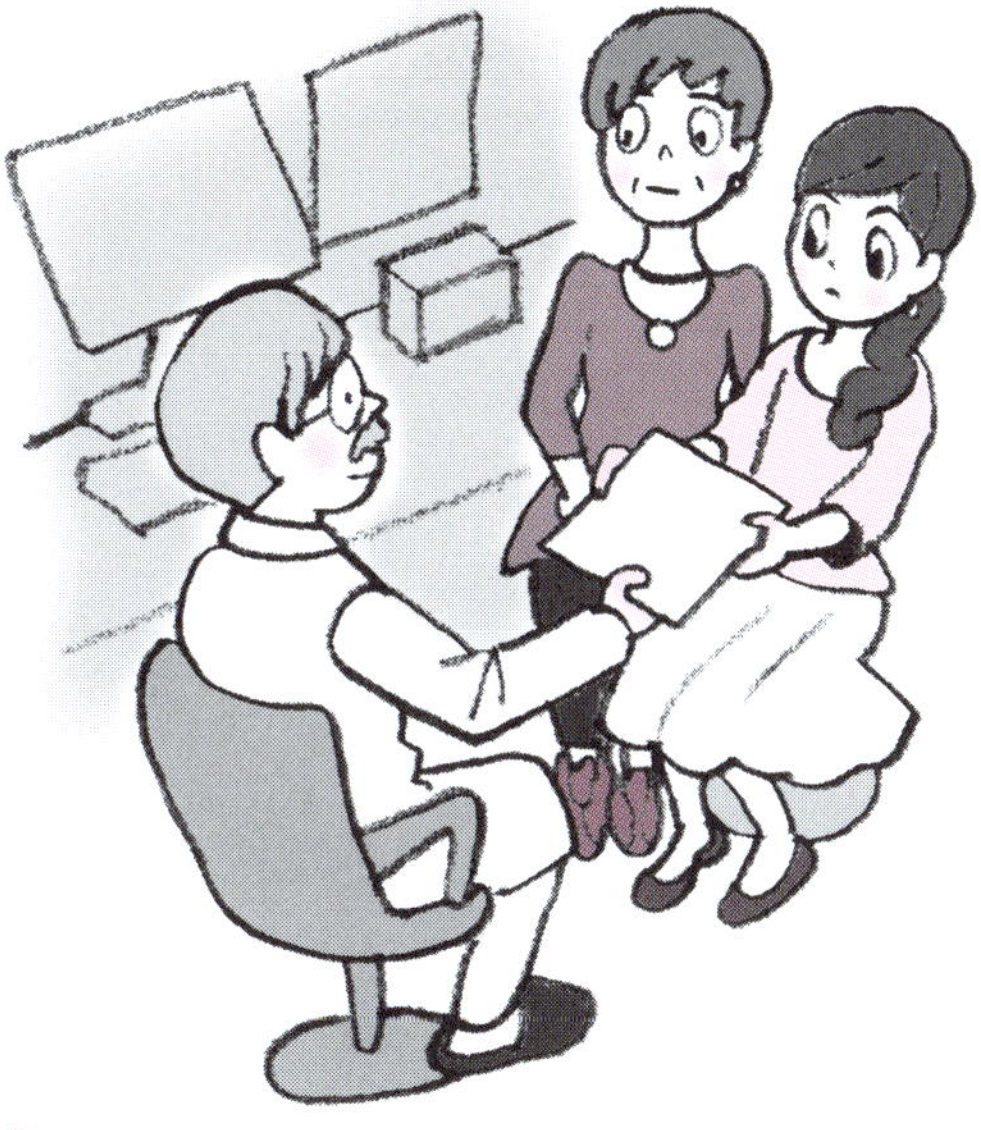

4 A さんはアルバイト先での失敗が多く、生活に支障が出ているため、治療薬が処方されました。服薬後は、人の話を聞く余裕がもてるようになりました。

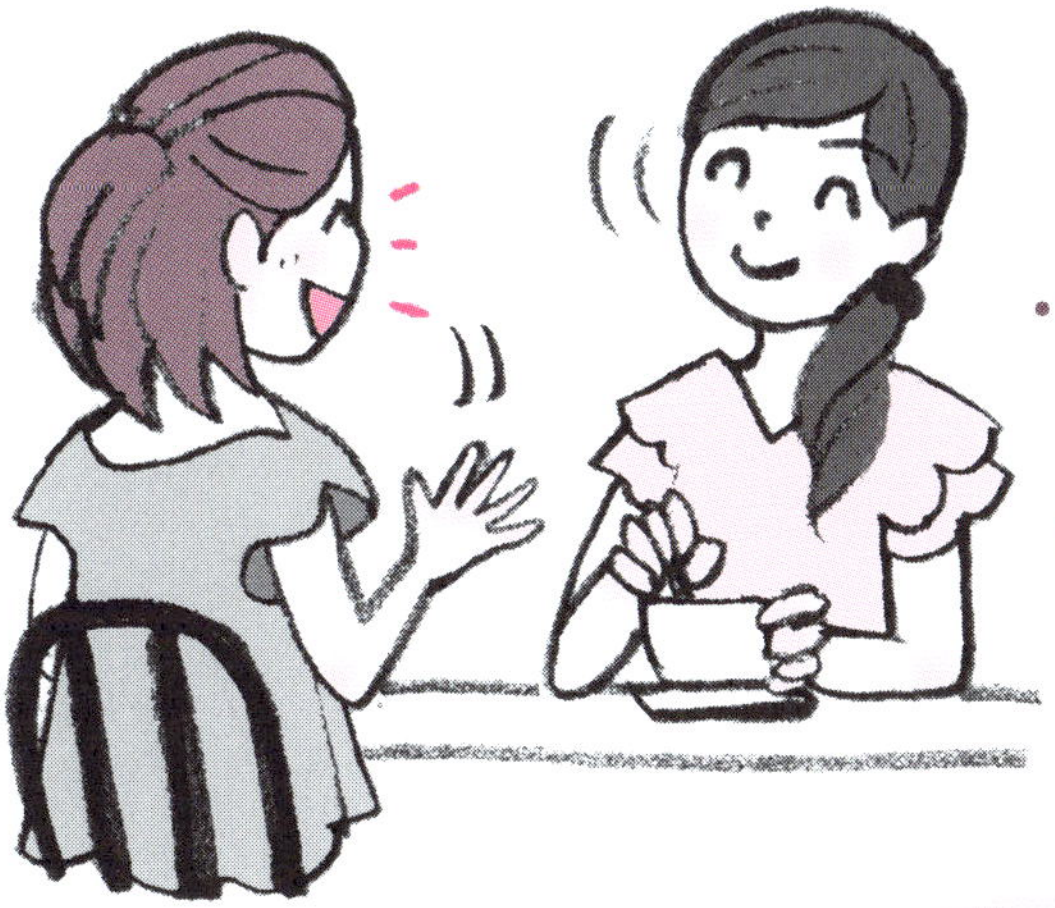

POINT

ADHD には治療薬がある。不注意などの中核的な特性をやわらげるもので、生活上の悩みの解消をめざして用いられる。

5 薬を飲んでみると、それ以前はまるで「ブレーキもハンドルもない車」のような状態だったことがわかってきました。薬を飲むことで、ブレーキやハンドルを使えるようになったのです。特定のものに気をとられることも減り、部屋全体に目が行き届くようになりました。

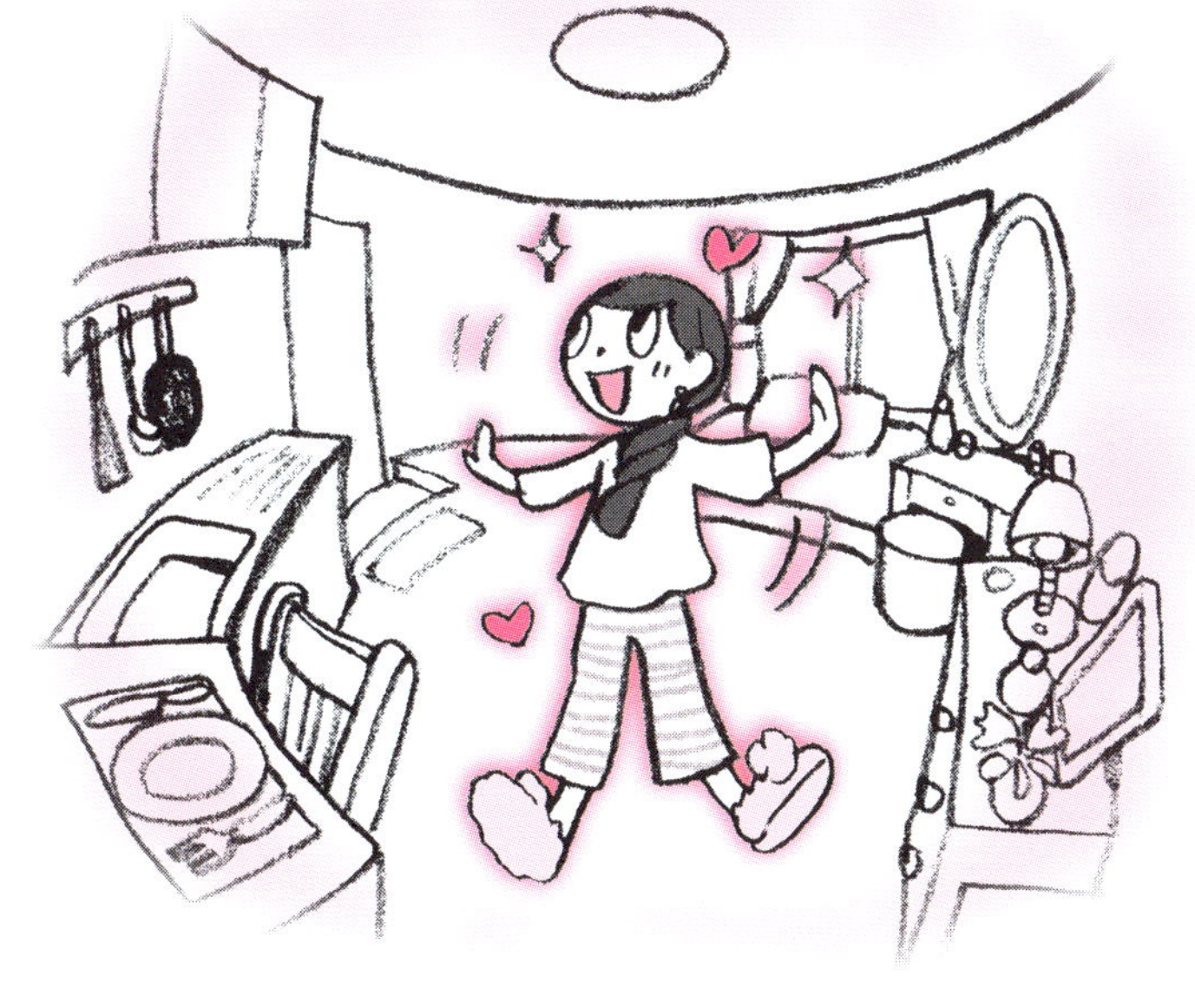

66 ページへ続く

治療の基本

治療の中心は薬物療法と環境調整

ADHDの主な治療法は「薬物療法」と「環境調整」です。二つのとりくみを並行することで、生活上の悩みを解消していきます。

ADHDの治療

薬物療法や環境調整にとりくむためには、ADHDを適切に理解する必要があります。ADHDの特性や、それに合った生活を考えるためには、基礎知識が欠かせないのです。

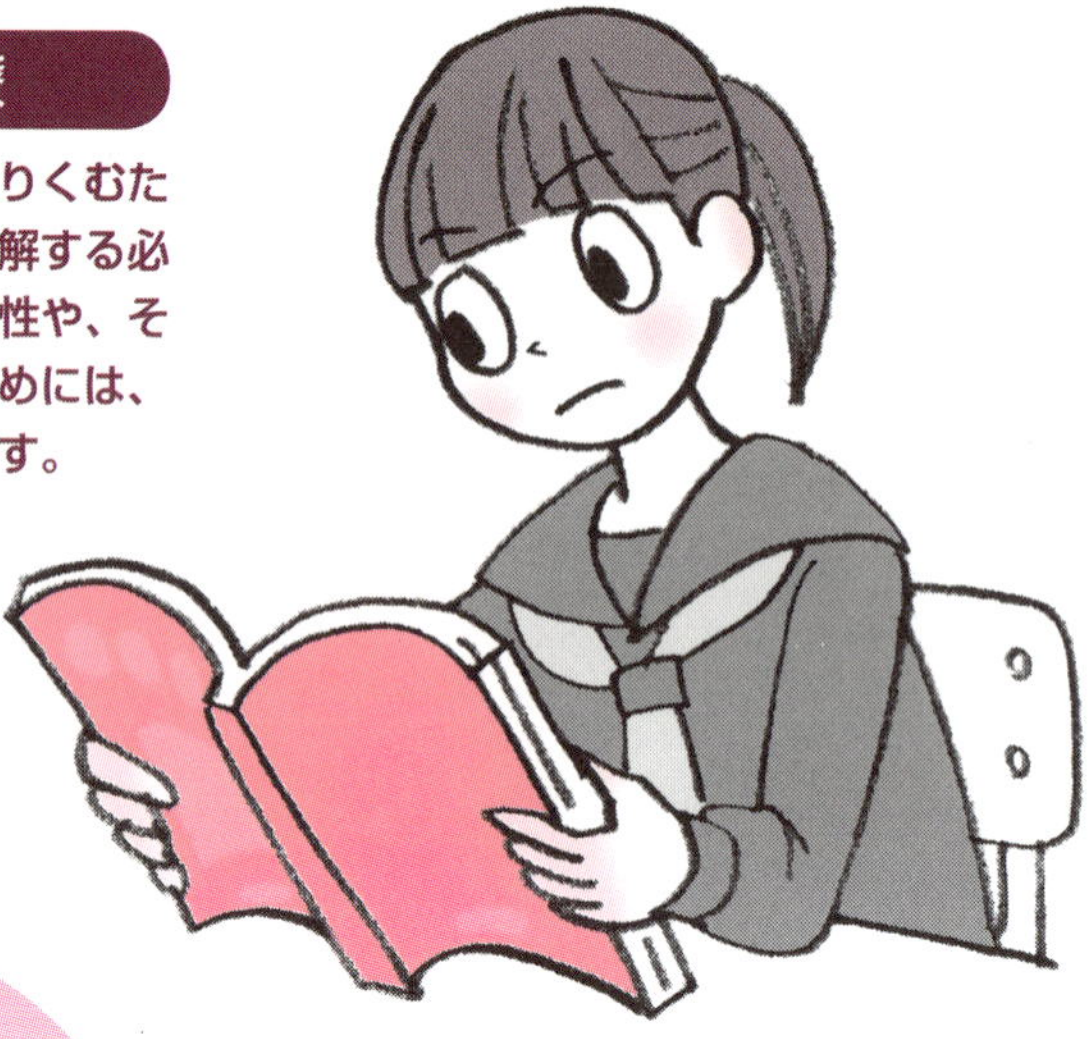

発達障害の本を読んだりして、自分にどのような特性があり、どんな対応ができるのか、理解しておきたい

ADHDを理解する

ADHD の原因や特性、対応法などを理解する。とくに、女性の場合に起こりやすい悩みや、誤解されがちなことをおさえておきたい

対応や環境を調整する

本人や家族が、日常のさまざまな対応や生活環境をADHD の特性に合わせて調整することで、生きづらさがやわらぐ
（58ページ参照）

薬物療法を受ける

治療薬を飲むことで、不注意や多動性、衝動性がやわらぐ。落ち着いて行動でき、環境調整にもしっかりとりくめる
（50 ページ参照）

苦手なことが治療の対象に

治療の対象となるのは、生活上の支障となっていることです。苦手で、自力では対処しきれないところを、治療によって補います。

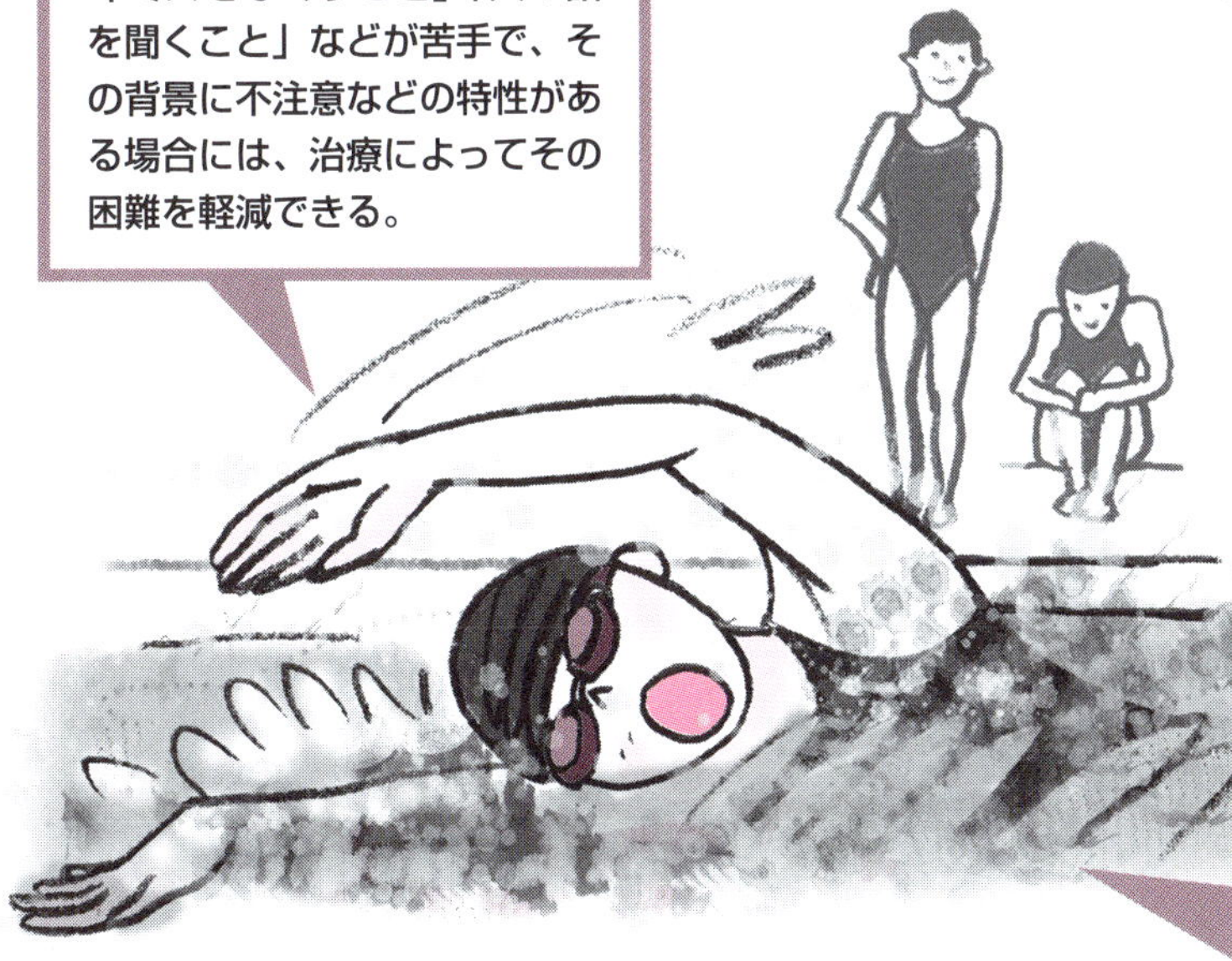

苦手なことにはたすけが必要

「ミスをなくすこと」「人の話を聞くこと」などが苦手で、その背景に不注意などの特性がある場合には、治療によってその困難を軽減できる。

水泳部の仲間といっしょに運動することは自力で十分にできるが、予定や持ち物の管理は苦手。そこが治療の対象に

得意なことは自分でがんばれる

特性にはよい側面もある。「運動」「部活動」など、得意で意欲的にとりくめていることには治療は必要ない。

理解からはじめ、対応や環境の調整へ

治療の第一歩は、女性のADHDをよく理解することです。発達障害の情報は多くの場合、男性のことをまとめてあります。そのままでは参考にできないこともあるので、本書のような、女性関連の情報をみる必要があります。

理解できてきたら、生活面の調整をはじめます。家族が対応を変えたり、本人が行動パターンを見直したりします。また、生活環境の調整もおこないます。

うまくいかなければ薬も活用する

生活面を調整しても状況が改善しない場合や、受診した時点で生活上の支障が大きい場合などは、薬物療法を受けます。

ADHDの治療薬を使うことで、不注意などの中核的な特性がやわらぎます。ただし、その場合も合わせて生活面の調整にもとりくんでいきます。

薬物療法

二種類の薬で多くの問題が解消する

ADHDには治療薬があります。コンサータ、ストラテラという二種類の薬で、どちらもADHDの中核的な特性をやわらげる作用があります。

ADHDには保険適用薬がある

発達障害としてADHD、ASD、LDの三つがよく知られていますが、そのうちADHDにだけ、中核的な特性に作用する治療薬があります。

薬は二種類あり、どちらも脳内物質のバランスを調整する作用があります。ADHDの脳機能障害そのものを調整でき、不注意や多動性、衝動性によって起こるトラブルを減らすことができます。

薬の種類や使い方、注意点などは男女共通ですが、女性の場合、月経の前後で薬の効き方に変化がある人もいます。気になる点があれば主治医に伝え、分量などについて相談しましょう。

治療薬は脳に作用する

ADHDの治療薬として、日本では２種類の薬が使われています。コンサータとストラテラです。どちらも脳に作用する薬ですが、その作用の仕方は異なります。

どちらも脳内物質のバランスを調整する作用がある

コンサータとストラテラでは作用の仕方が違う

治験で作用や安全性が保証され保険適用薬となっている

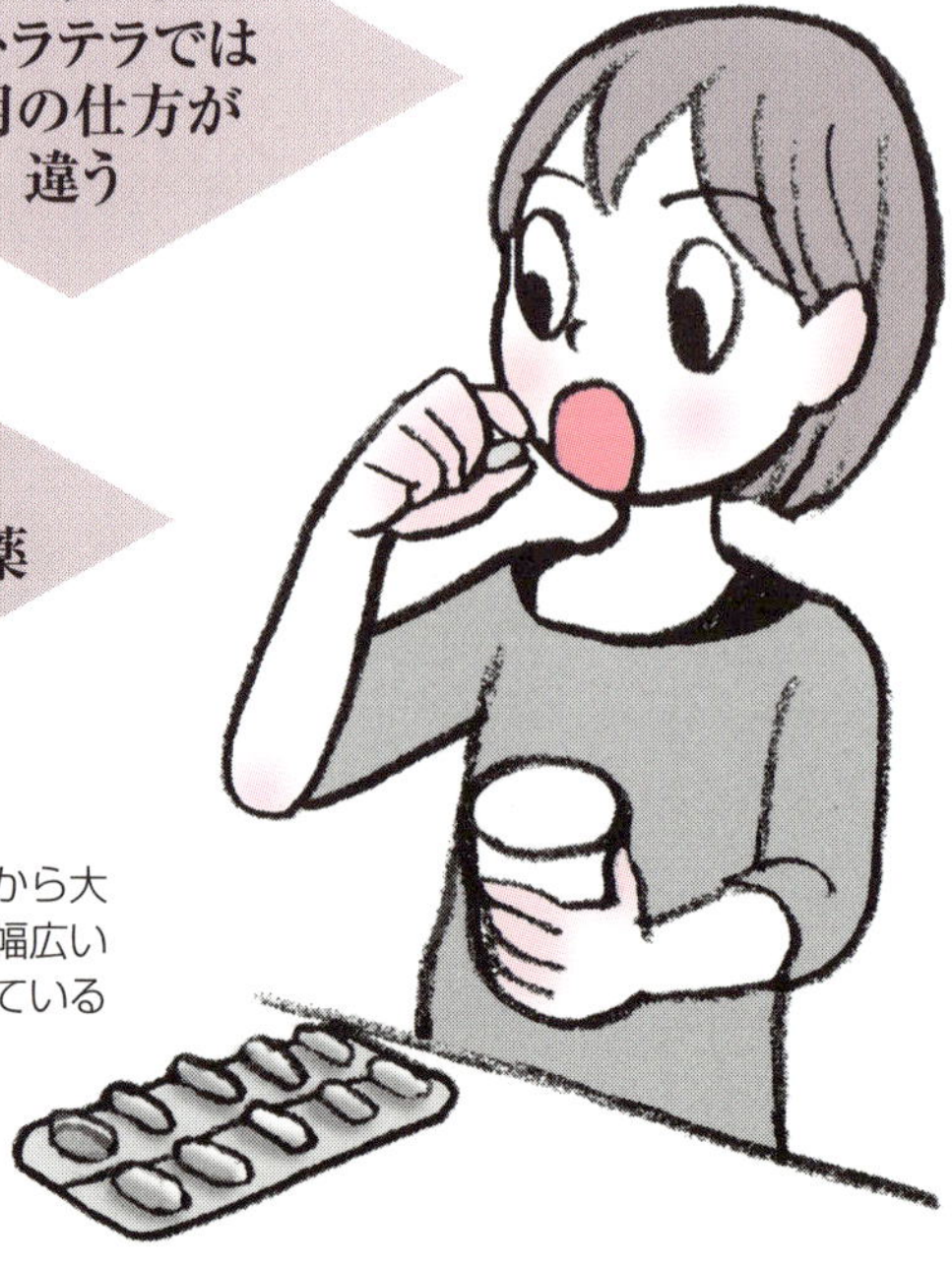

6歳以上の子どもから大人まで、治療薬は幅広い年齢層に用いられている

コンサータ

薬名メチルフェニデート、商品名コンサータ。中枢神経刺激薬。6歳以上の子どもや大人に使われる。中枢神経系に作用して、主に脳内物質のドーパミンやノルアドレナリンのバランスを調整。不注意、多動性、衝動性を軽減させる。チック、トゥレット症候群を悪化させることがある。

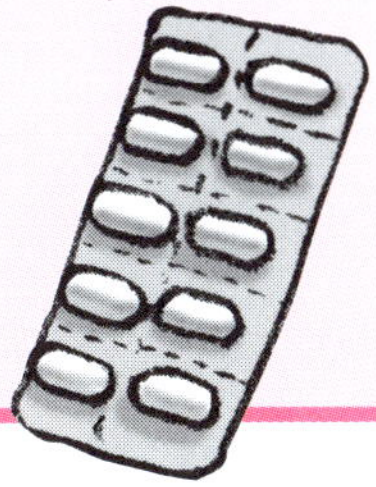

使い方	少しずつ作用する「徐放錠」として処方される。作用が12時間にわたって続くため、基本的には朝1回の服用となる。分量は18mgから72mgまで（子どもは54mgまで）。医師が定期的に効果を確認しながら分量を調整する。服用から2週間ほどで効果が感じられることが多い。本人が作用の「オン」「オフ」を感じとれるくらいに実感しやすいとされる。
注意点	食欲不振や睡眠障害などの副作用が起こることがある。服用後12時間作用するため、朝早めに薬を飲み、その12時間以上あとに夕食をとるようにすると、食事量の減少に対応できる。また、分量が多すぎると、さまざまな症状が出てしまうことがある。医師に状態の変化をこまめに伝え、分量を調整してもらうようにする。

ストラテラ

薬名アトモキセチン、商品名ストラテラ。選択的ノルアドレナリン再とりこみ阻害薬。6歳以上の子どもや大人に使われる。神経細胞から放出された脳内物質のノルアドレナリンが、再び神経細胞にとりこまれることを阻害する。それによってノルアドレナリン、ドーパミンのバランスを調整。多動性、不注意、衝動性を軽減させる。

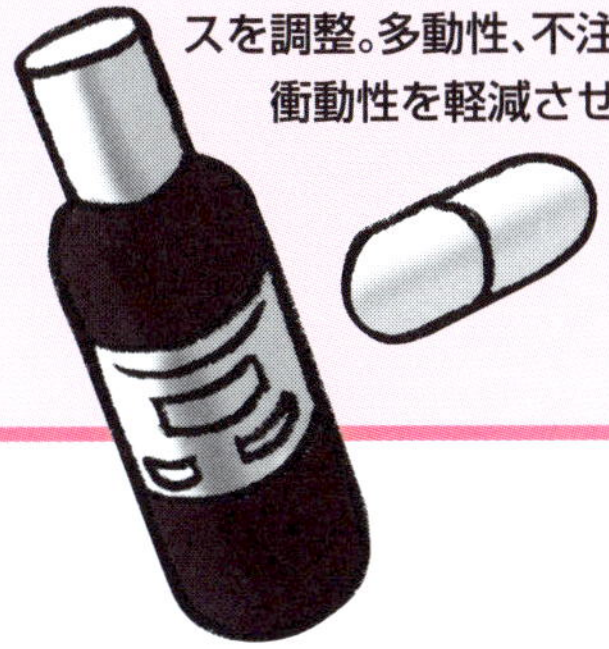

使い方	カプセルまたは内服液として処方される。1日2回に分けて使われることが多い。分量は子どもで体重1kgあたり0.5mgから1.8mgまで。ただし120mgが最大。大人では40mgから120mgまで。コンサータと同様に、医師が確認・調整する。効果が感じられるまでに服用から4〜8週間ほどかかることが多い。
注意点	副作用として腹痛や食欲不振、眠気などが起こることがある。ただし一過性の場合もあるので、様子をみながら対応する。効果が感じられるまでに時間がかかるため、生活上の支障が急を要する状態になっている場合や衝動性が強い場合は、ストラテラよりもコンサータを優先的に使うことが多い。

薬物療法

服薬前後で生活はどこまで変わるのか

治療薬を使うと、不注意などの特性の現れ方が軽減されていきます。同じ分量を使っても、人によって効き方が異なるため、定期的に確認する必要があります。

変化を定期的に確認する

治療薬を使いはじめたら、生活面でどのような変化が起こったか、主治医に報告しましょう。主治医はその報告を受けて、薬の分量を見直します。多くの場合、少量から飲みはじめ、徐々に分量を増やしていって、適切な量を探ります。

薬を服用
医師の処方にしたがって、薬を飲む。最初はごく少量から使いはじめる場合が多い。適宜、分量の見直しがおこなわれる

変化を実感
本人や家族が、生活面の変化を実感する。本人は、気持ちや考え方など自分の内面の変化を実感する場合もある

主治医に伝える
薬によってどんな変化があったか、主治医に報告する。効いていない場合にも、そのことを伝える。主治医はそれを受けて、薬の分量を調整する

1ヵ月に1回程度の周期で、定期的に診察を受ける。そのときに薬の効きめを報告する

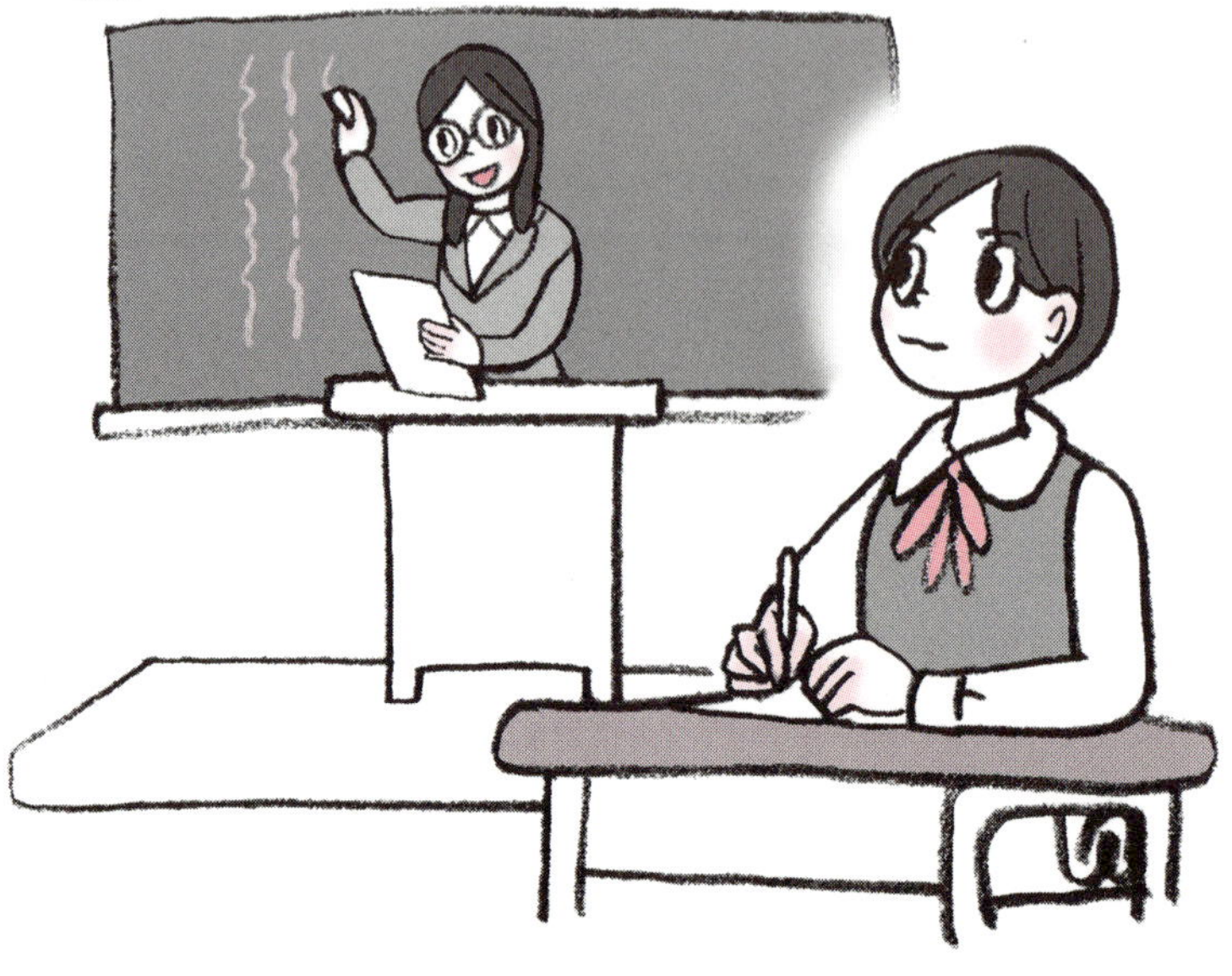

薬を使うようになって、授業中、先生の話に集中できるようになったら、それを医師に伝える。医師はその報告によって、適切な分量が把握できる

薬の効果は人によって違う

同じADHDでも、人それぞれに体質や状態が異なるため、薬の効き方も個々に違ってきます。

最初に処方された少量の薬ではっきりとした効果が出る人もいれば、分量を増やしていくまで、ほとんど変化がみられないという人もいます。

状態に合わせて分量を見直す

医師はまず基本的な処方をおこない、その後は薬の効きめをみながら分量を調整します。

薬による変化を、医師にくわしく伝えることが大切です。ささいなことのように思えても、報告するようにしましょう。

女性の場合、服薬後に効果が出すぎて戸惑う人が多いともいわれています。不安は隠さず、医師に伝えるようにしてください。

生活が一変する人もいる

なかには、薬物療法によって生活が大きく変わる人もいます。片付けられなかった人が、片付けにこだわりすぎて、別のストレスを感じるようなケースもあります。女性ではそういうタイプが多く、変化しすぎることへのフォローが求められます。

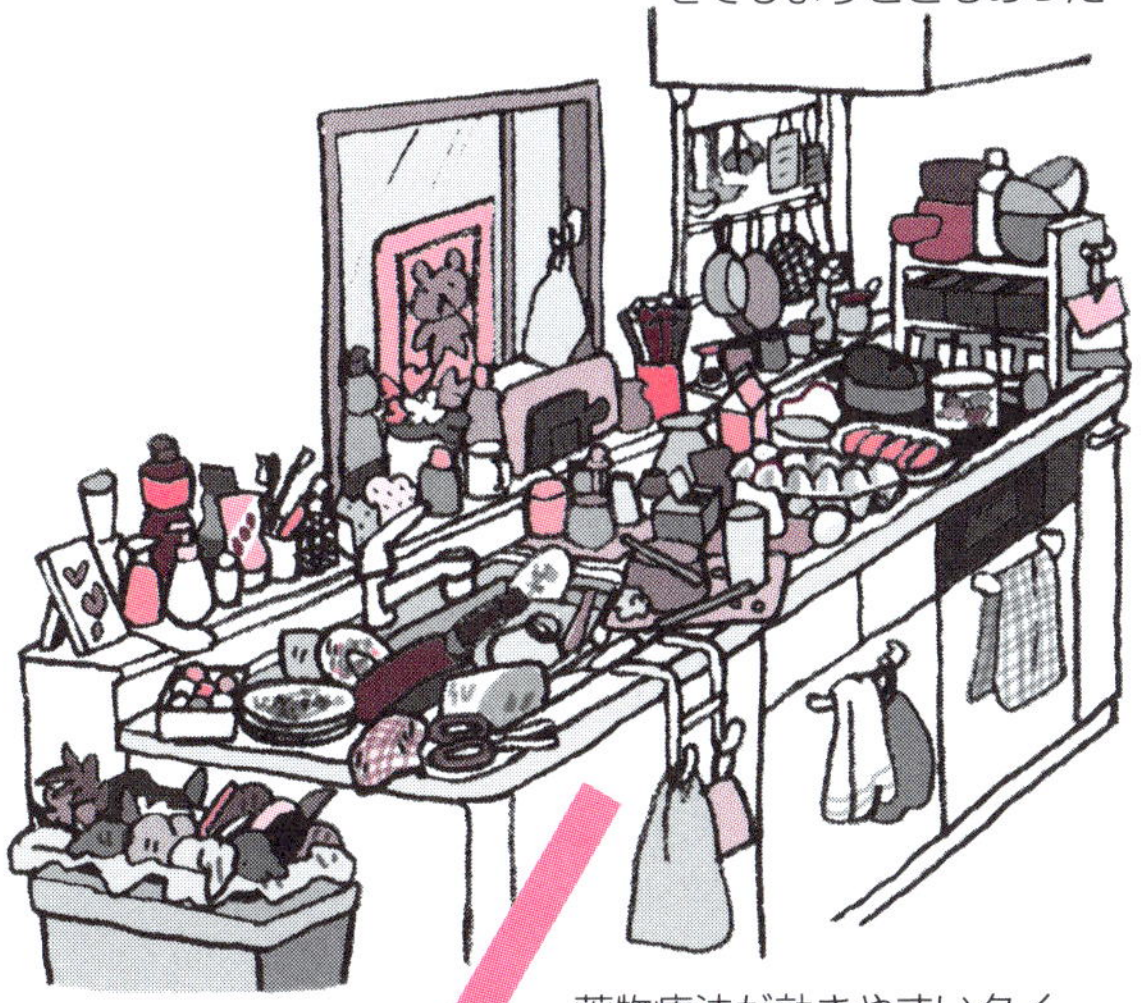

実例をもとにしたイラスト。薬物療法をはじめる前は、キッチンもリビングもなかなか片付けられなかった。使ったものを出しっぱなしにして、なま物を腐らせてしまうこともあった

薬物療法が効きやすいタイプの人や、薬の分量が多かった場合などには……

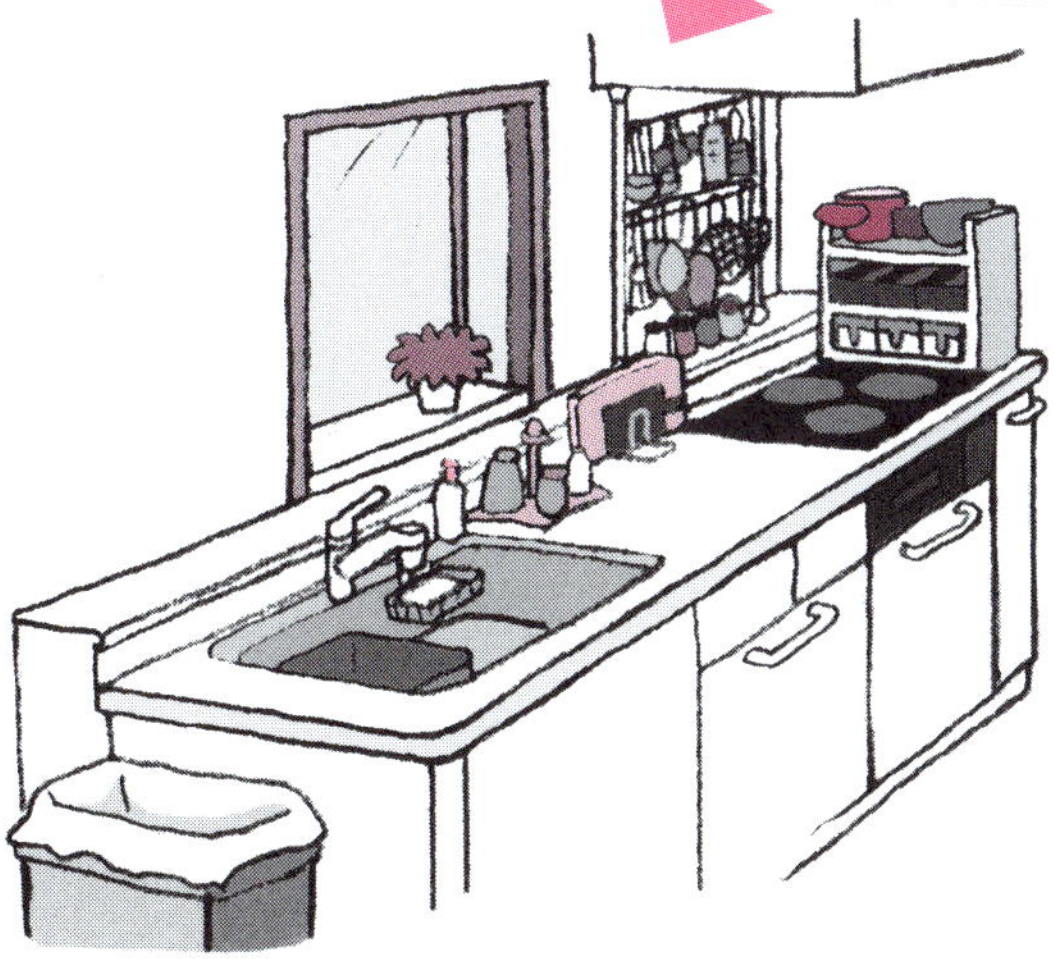

不注意の特性がやわらぎ、全体に注意を払えるようになった結果、少しでも散らかっていると片付けたくなるように。急激に変化したため、本人も家族も戸惑いを感じた

薬物療法

他の薬を組み合わせることもある

ADHDの治療薬の他に、抑うつ症状や不眠症を解消するための薬を使うこともあります。ただし組み合わせが多くなりすぎないように注意します。

治療薬プラス二種類はよく用いられる

抑うつなどの二次的な症状が起こっている場合、その症状をおさえる薬を使います。ADHDの治療薬を使っている場合、二種類の薬を併用することになります。

二次的な症状に対して使う薬は、症状がおさまってくれば量が減り、最終的には必要なくなるものです。一時的に薬が増えますが、心配はいりません。

ただし、他の薬が二種類、三種類と増えていくと、それだけ体の負担も重くなっていきます。

複数の医療機関にかかっていると、そのような事態が起こりがちです。服用中の薬はすべて主治医に報告しましょう。

二次的な症状に薬を使う

ADHDの特性によって起こっている支障の他に、不眠症などの二次的な症状がある場合には、そのための薬を使います。

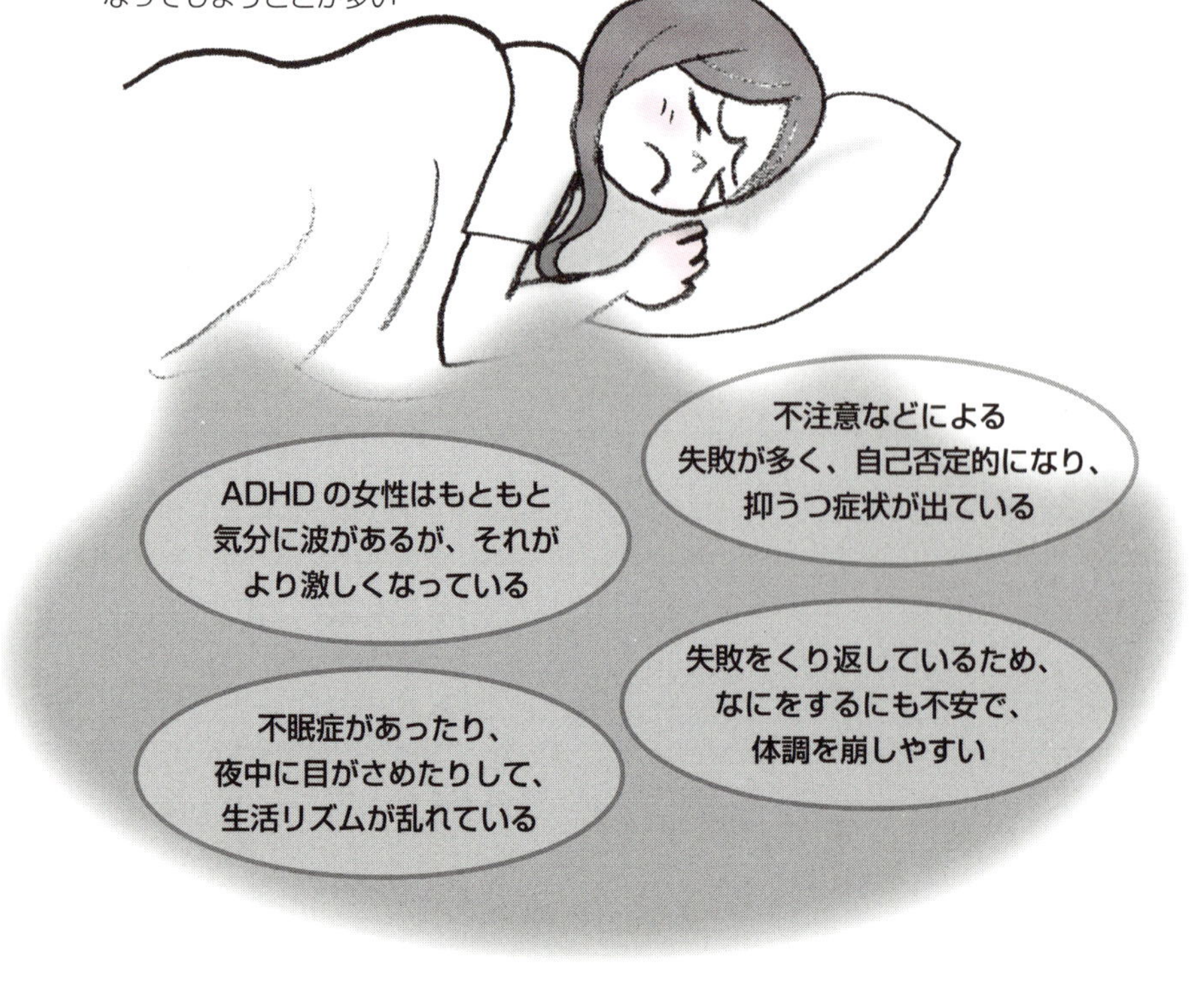
女性で思考に多動性がみられる人は、夜に眠れなくなってしまうことが多い
不注意などによる失敗が多く、自己否定的になり、抑うつ症状が出ている
ADHDの女性はもともと気分に波があるが、それがより激しくなっている
失敗をくり返しているため、なにをするにも不安で、体調を崩しやすい
不眠症があったり、夜中に目がさめたりして、生活リズムが乱れている

抗うつ薬

ADHDへの理解や支援が得られない状態が長く続いていた女性の場合、抑うつ症状や自傷行為がみられることがある。そのような状態に陥ることが、男性よりも多いといわれている。抗うつ薬を使うことで、二次的な症状がやわらぐ。

- ●SSRIのフルボキサミン（商品名ルボックス、デプロメール）やセルトラリン（商品名ジェイゾロフト）
- ●SNRIのミルナシプラン（商品名トレドミン）
- ●三環系抗うつ薬のクロミプラミン（商品名アナフラニール）など

抗精神病薬

治療薬を使っても多動性や衝動性がおさまりにくい場合や、イライラ、情緒不安定などの状態から攻撃性が強くなっている場合などに、抗精神病薬が用いられる。

- ●リスペリドン（商品名リスパダール）
- ●アリピプラゾール（商品名エビリファイ）
- ●ペロスピロン（商品名ルーラン）など

降圧薬

本来は高血圧の改善に使われる薬だが、その作用が ADHD の多動性や衝動性、興奮の強さをおさえることにもつながる。補助的に使われる。

- ●クロニジン（商品名カタプレス）

組み合わせて使う薬

ADHD の治療薬と組み合わせて使われる薬には、抗うつ薬や抗不安薬など、精神症状を緩和するものが多くなっています。これは、ADHD の特性が生きづらさにつながり、ストレスが蓄積して、精神症状を引き起こすためです。

抗不安薬

不安が強くなっているときや、不眠症などの睡眠障害がみられるときには、抗不安薬を使うことがある。

- ●ジアゼパム（商品名セルシン）
- ●ブロマゼパム（商品名レキソタン）
- ●ロラゼパム（商品名ワイパックス）など

その他の薬

気分安定薬などが使われる場合もある。また、睡眠障害の症状が重い場合には、不眠を解消する薬などが使われる。

- ●気分安定薬のバルプロ酸（商品名デパケン）、カルバマゼピン（商品名テグレトール）
- ●睡眠薬のラメルテオン（商品名ロゼレム）

その他の治療

各種の治療法・対応法が活用される

ＡＤＨＤの治療では、薬物療法以外にもいくつかの治療法・対応法が補助的に活用されます。

治療でもあり教育でもある

薬物療法は、体に作用して脳機能を調整するものです。

それに対して認知行動療法やペアレント・トレーニングといった治療法・対応法は、心理面・生活面に働きかけるもの。治療や対応ともいえますが、教育といってもよい方法です。

そのため、こういった治療法・対応法のことを「治療教育」とよぶこともあります。略して「療育」ともよばれます。

男性にも女性にも有効な方法ですが、とくに女性の場合、人間関係の悩みを抱える人が多くみられるため、親子や家族の関係に働きかける対応法が重要です。

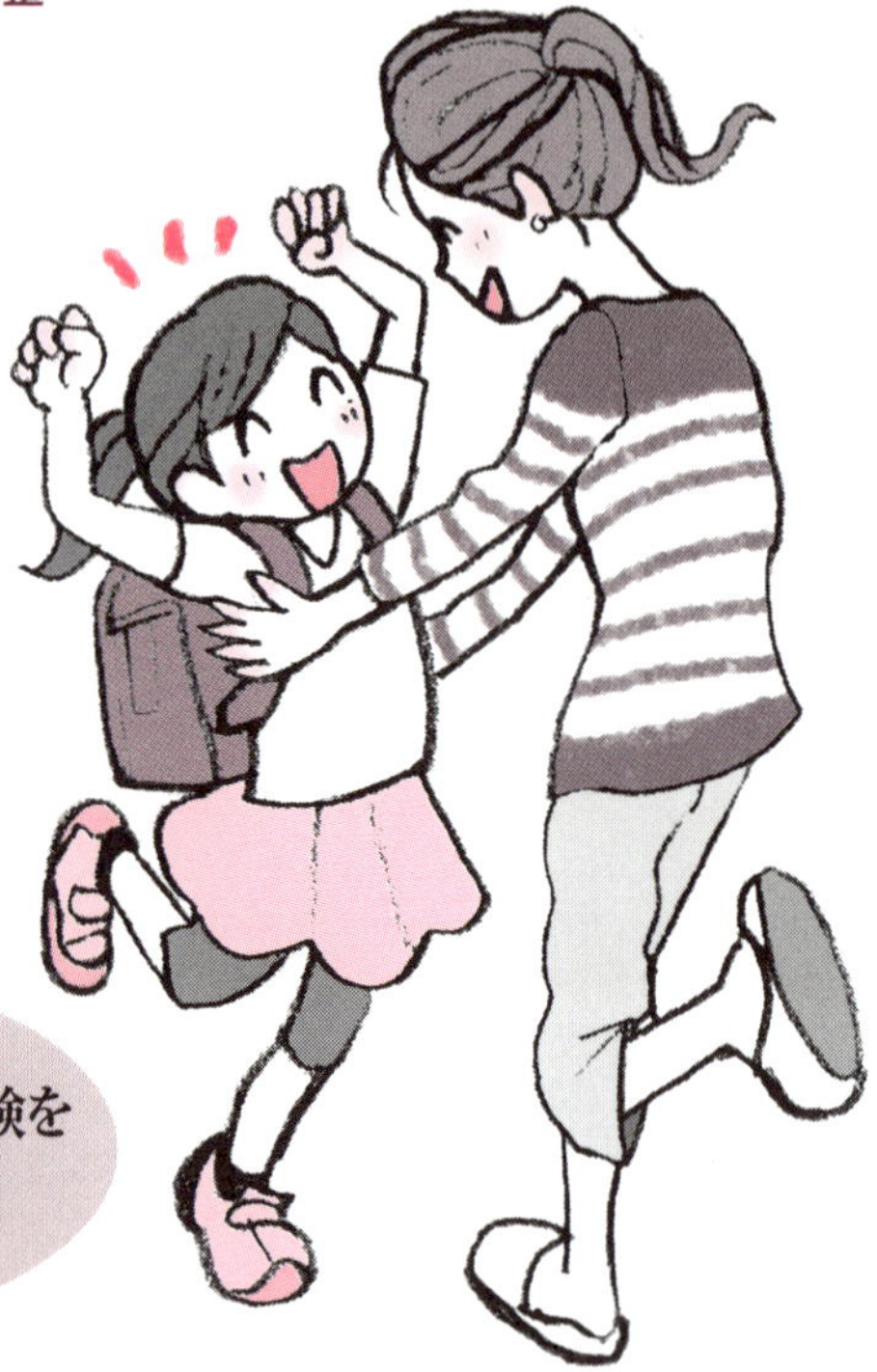

忘れ物をしないで１日をすごせたら、それを家族と喜び合う

習慣や考えを見直すために

薬物療法以外の治療法・対応法は、生活習慣や考え方などを見直すためのものです。生活上の支障が出にくい状態を整えていきます。

毎日の習慣を見直し、ミスやトラブルが起こりにくい行動パターンに変えていく

考え方を見直す。自分の特性と向き合い、できること・できないことを理解する

さまざまな工夫やサポートによって、成功体験を増やす。本人・家族の自信をはぐくむ

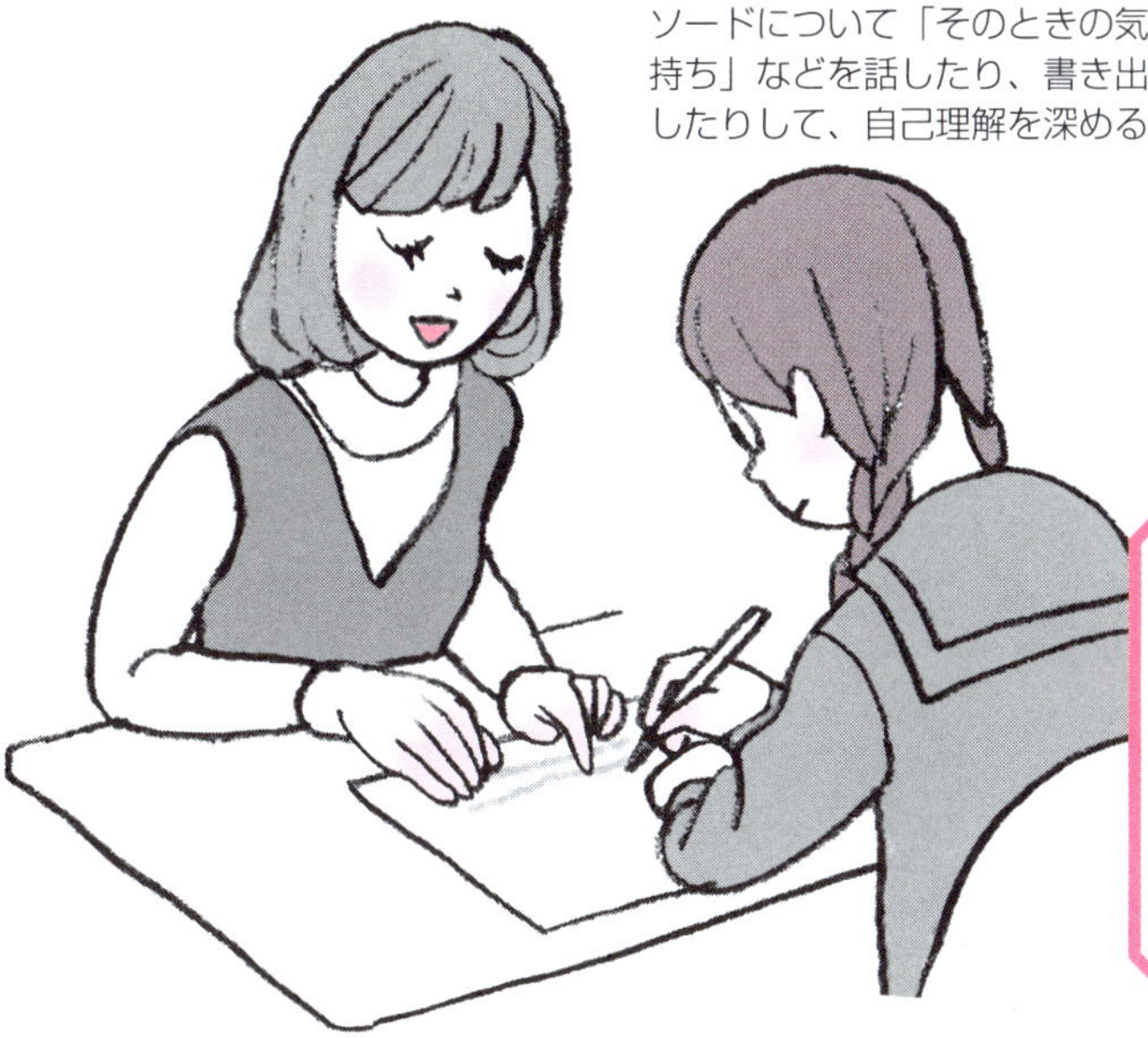

認知行動療法では、実際のエピソードについて「そのときの気持ち」などを話したり、書き出したりして、自己理解を深める

ADHDに用いられる治療法・対応法

生活面の見直しに役立つ治療法・対応法がいくつかあります。女性の場合、親子関係で衝突が起こりがちなので、ペアレント・トレーニングや家族療法が注目されています。

認知行動療法

認知（考え方）と行動を見直すための治療法。日頃の失敗などを例としてとりあげ、そのときの気持ちや考え、行動、結果などを確かめて、別の可能性を探る

学習支援

学校外で学習面をサポートしてもらうこと。特性に応じた学習法を身につけることをめざし、得意科目を中心とした進路選択をおこなう。LDが併存している場合に活用される

ペアレント・トレーニング

ADHDの本人ではなく、その親が習慣を見直すための練習法。わが子の行動を「好ましい」「好ましくない」「危険」などの種類に分け、それぞれへの適切な対応を理解する

家族療法

家族全体をシステムとしてとらえ、その機能不全を解消しようとする治療法。ADHDの本人だけでなく、家族も受診する。家族間のコミュニケーションなどを見直す

ソーシャルスキル・トレーニング

適切なソーシャルスキル（社会技能）を学ぶための練習法。グループでとりくむことが多い。雑談の仕方やものの貸し借りの方法などを実演し、問題点を確認して、修正する

感覚統合療法

空間認知の力や、各種の運動能力などにかたよりがある場合に、その調整をおこなうための治療法。トランポリンなどの器具を使って体を動かし、感覚面に働きかける

※上記の治療法・対応法を実施している医療機関はかぎられます。主治医に相談したり、発達障害関連の相談窓口に問い合わせたりすることで、近隣の状況を確認してみてください。

生活の見直し

薬を使いながら、環境を調整する

薬物療法と並行して、生活面の見直しもおこないましょう。環境を整えることで、薬物療法にもとりくみやすくなります。

生活しやすい環境づくり

薬物療法とともにＡＤＨＤ治療の中心となる「環境調整」とは、生活環境の調整のことです。

ＡＤＨＤの人は特性があることで、生活面でさまざまな困難に直面します。その困難をやわらげるために、特性に合わせた、くらしやすい環境をつくるのです。

たとえば、よけいな掲示物を撤去することで、気がちりにくい環境がつくれます。そうした工夫の積み重ねで、生活面の困難が減っていくのです。

コミュニケーションを見直すことも効果的です。五六ページで紹介した各種の対応法も、環境調整の一環として活用できます。

服薬と調整を同時進行

薬物療法と環境調整は、どちらも重要なものであり、互いに補い合う性質をもっています。２つのとりくみを同時進行しましょう。

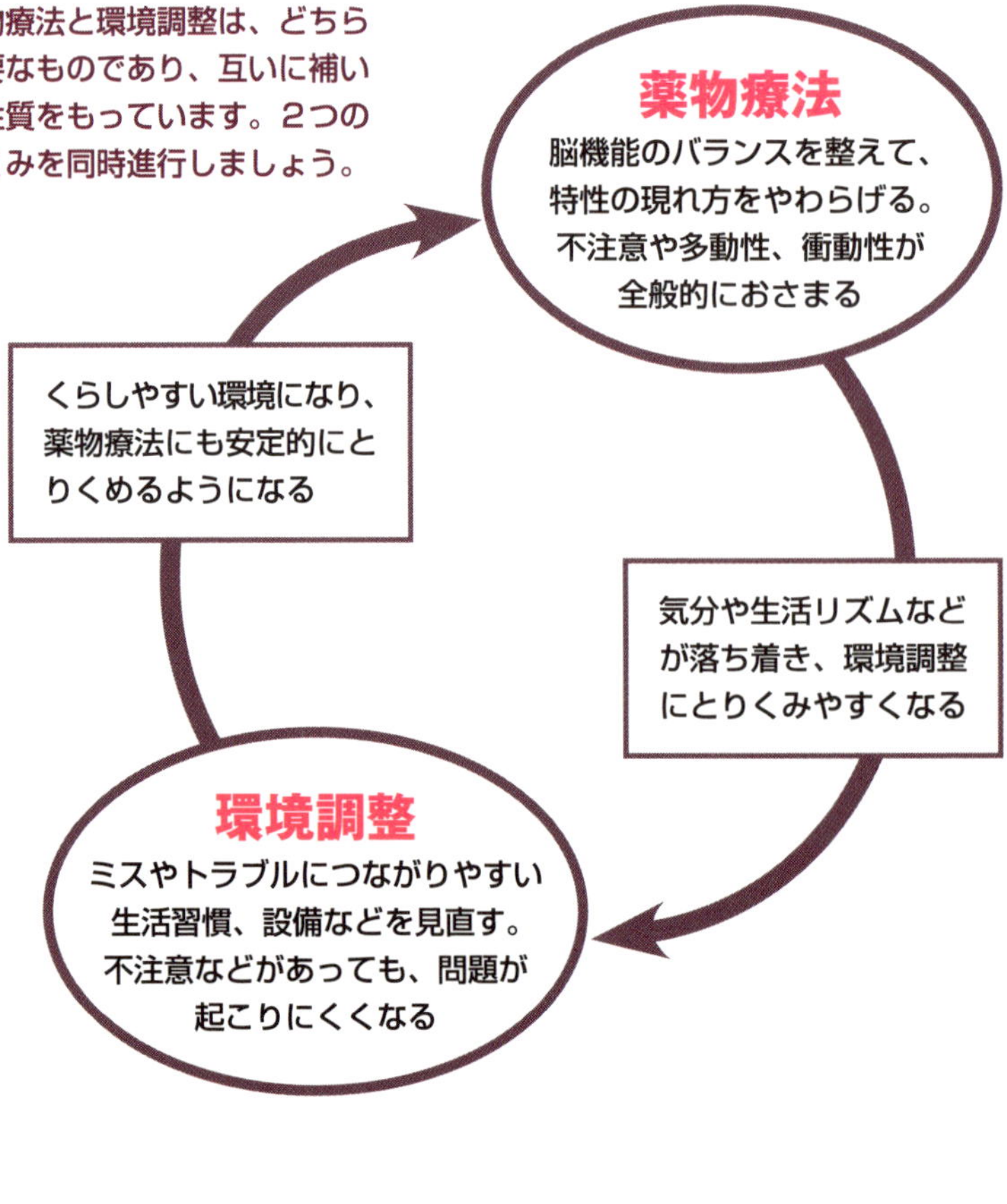

薬物療法
脳機能のバランスを整えて、特性の現れ方をやわらげる。不注意や多動性、衝動性が全般的におさまる
気分や生活リズムなどが落ち着き、環境調整にとりくみやすくなる
環境調整
ミスやトラブルにつながりやすい生活習慣、設備などを見直す。不注意などがあっても、問題が起こりにくくなる
くらしやすい環境になり、薬物療法にも安定的にとりくめるようになる

接し方も「環境」のひとつ

環境調整の「環境」とは、本人をとりまくことすべて。家具や道具などの設備だけでなく、生活習慣や家族の接し方など、あらゆることを含みます。

生活環境の見直し

道具の置き場所を決める、予定表をみやすく掲示するなどの工夫で、ミスの起こりにくい環境をつくる。人によってくらしやすい環境は異なるため、主治医に相談するとよい。

生活習慣の見直し

意味をつけず、言葉だけで覚えること（ワーキングメモリを使うこと）は苦手なので、ものごとに意味をつけたうえで、言語的に覚えるようにする。生活習慣をできるかぎり言語化・パターン化する。

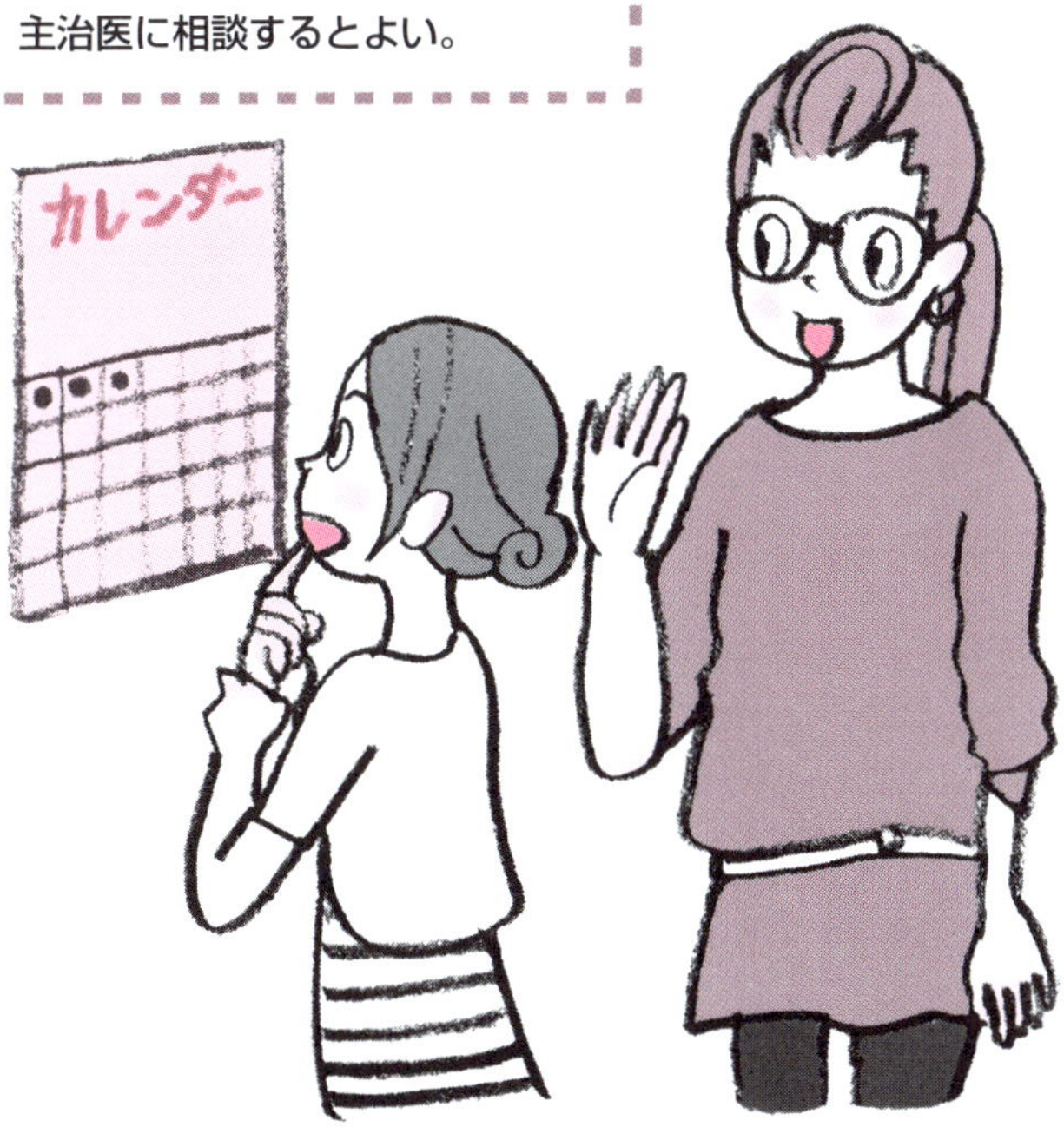

日課を確認しやすいカレンダーを用意したり、声をかけたりすることで「環境」を全体的に整える

まだ子どもの場合、ほめ方・叱り方を見直す

ＡＤＨＤの本人がまだ子どもの場合には、家族がその子との接し方を見直します。

女の子の場合、多動性や衝動性があっても、暴力をふるうことは多くありません。しかし、いろいろとしゃべりすぎて家族や友達を傷つけることがあります。

容姿をからかうことなど、好ましくない言動があったら、その場で適切な行動を伝えましょう。説教せず、簡潔に説明します。

いっぽう、女の子としては落ち着きがないように思えても、部屋の片付けなど苦手なことをがんばれているときには、その場でしっかりほめましょう。

目標を達成したとき、好ましい行動をしたときにすぐほめる

好ましくない行動をしたときに、その場で適切な行動を伝える

すぐに役立つ

女性のADHD

生活改善のためのアイデア集

片付け

不完全でもよい

上手な人や女性一般を基準にしないで、自分なりの片付け方をよしとする

ひとつだけ片付ける

部屋全体ではなく、パターン的に一度に１ヵ所だけ片付ける

周期を決めておく

「土曜日」「５のつく日」など、片付ける日を決める

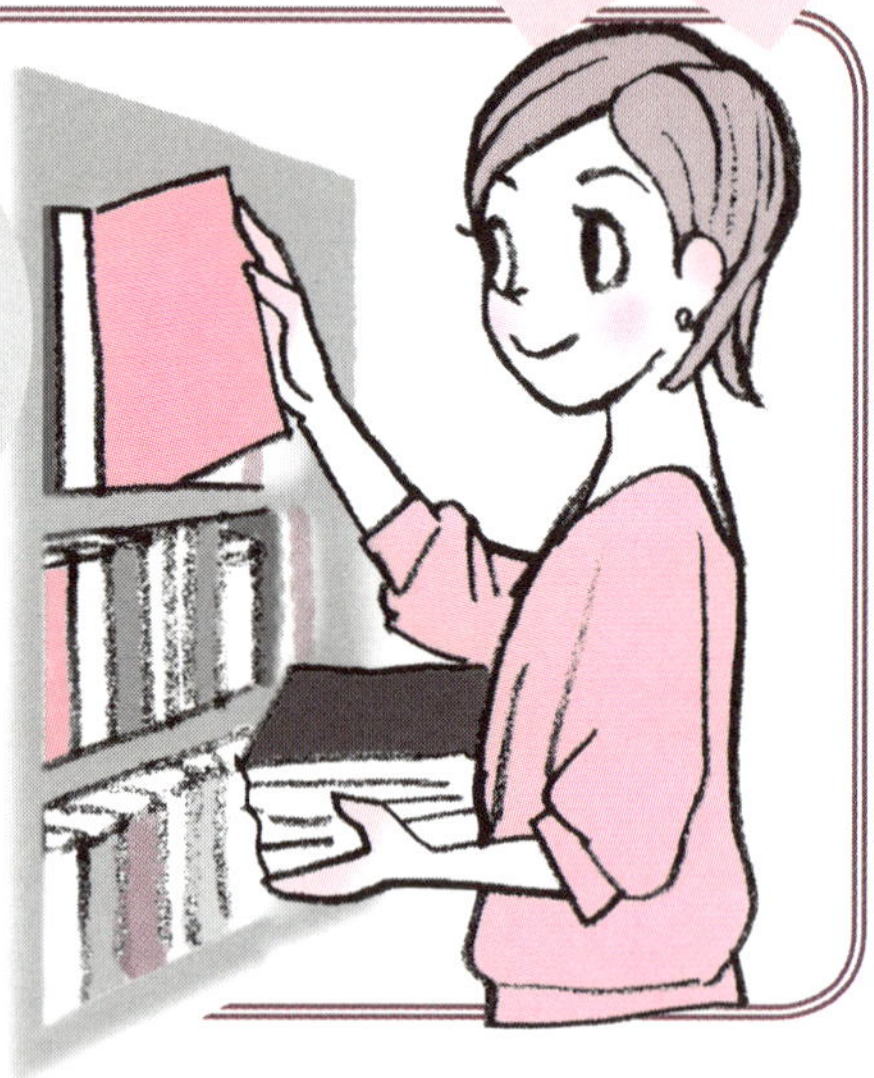

片付ける日には「本棚」「寝室」など１ヵ所を集中的に整理する

会話

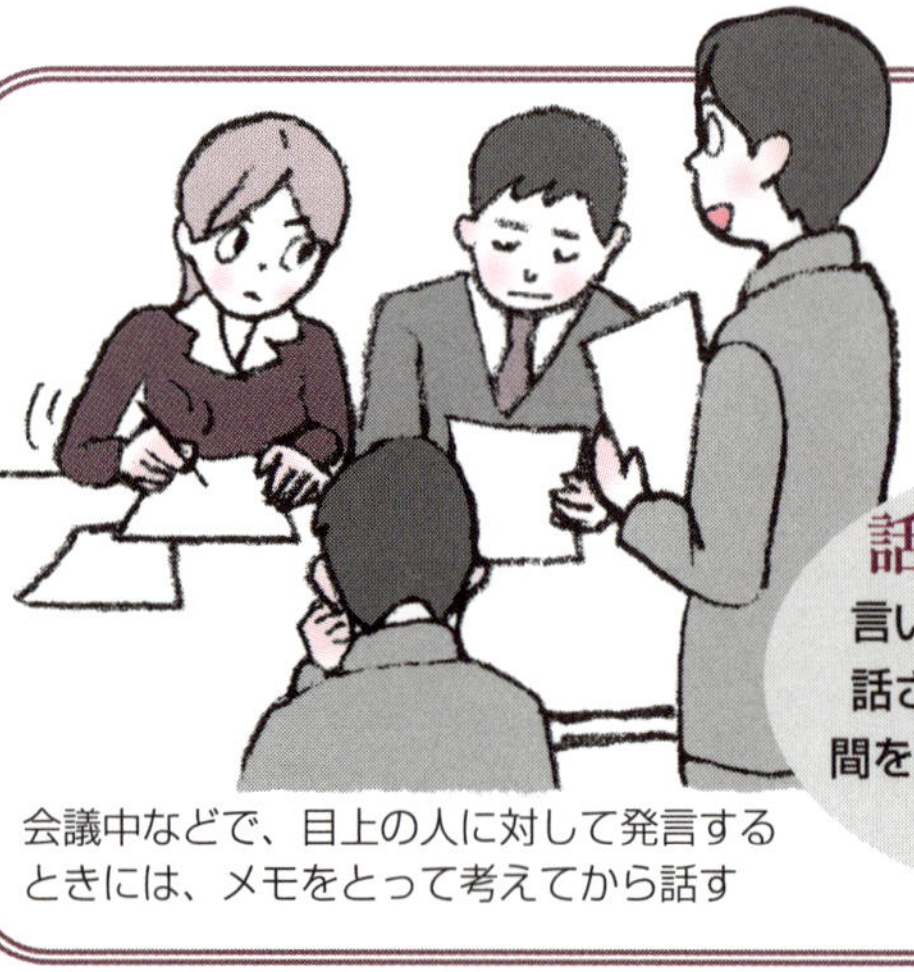

会議中などで、目上の人に対して発言するときには、メモをとって考えてから話す

1分間だけ待つ

人が話している間は、言いたいことがあっても１分間は黙って聞く

話さずメモをとる

言いたいことがあっても話さずメモをとる。少し間をおいて、失礼でないと思えば口にする

声のコントロール

話し声が大きくなりがちなので、ボリュームを意識する

生活リズム

ストレッチを習慣に
就寝前に、ストレッチなどの軽い運動をする。体に適度な疲れを与えて眠りやすくする

就寝時刻を決めておく
夕食や入浴、就寝などを一定の時刻におこなう。家族の理解を求める

作業の進め方

反射的な作業をする
単純作業のように、考えずにとりくめる反射的な作業が得意。それをまかせてもらう

作業時間をはかってみる
自分が集中できる時間をはかって確認する。その結果にそって、休憩をとる

先延ばし対策

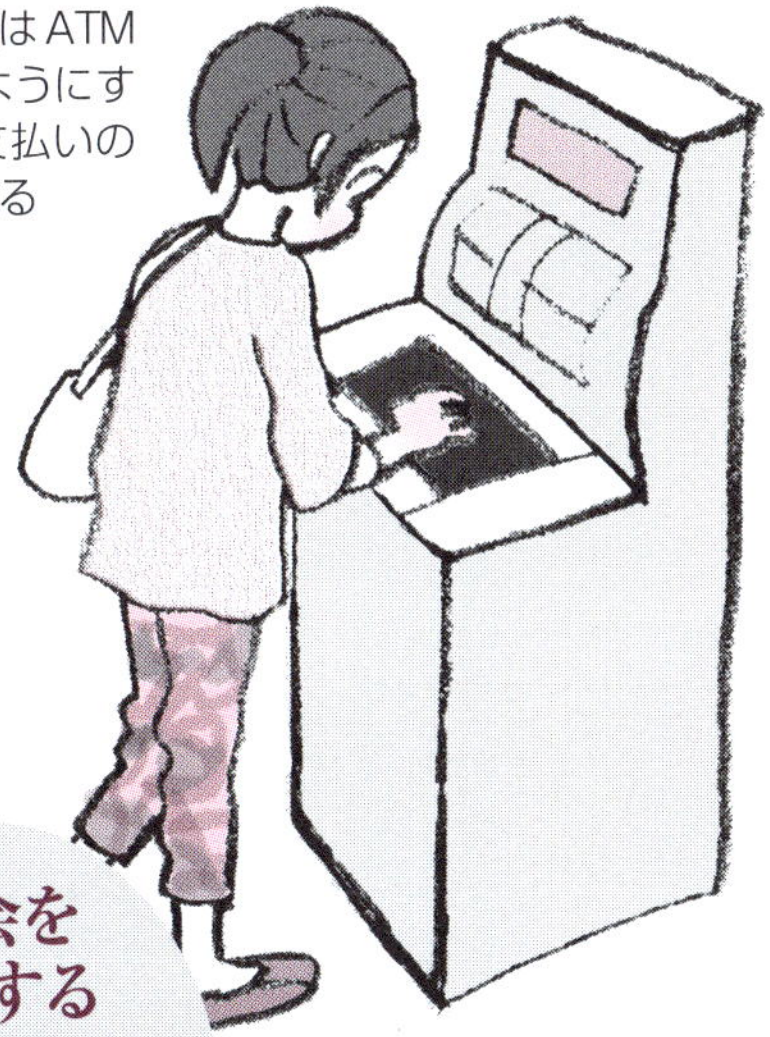

週に３日はATMを使うようにすれば、支払いのもれが減る

機会を多くする
重要なことを忘れないように「事務処理の日」を週に３日程度もうける

予定表をつくる
カレンダーのようにみやすいものを活用して予定表をつくる

なくし物対策

ものを多めに持つ
なくしてしまったときの対策を事前にとっておく。多めに持てるものは予備を持つ

棚を仕分けしてもらう
家族や友人などに、ものの置き場所を整理してもらう。定期的にサポートを頼む

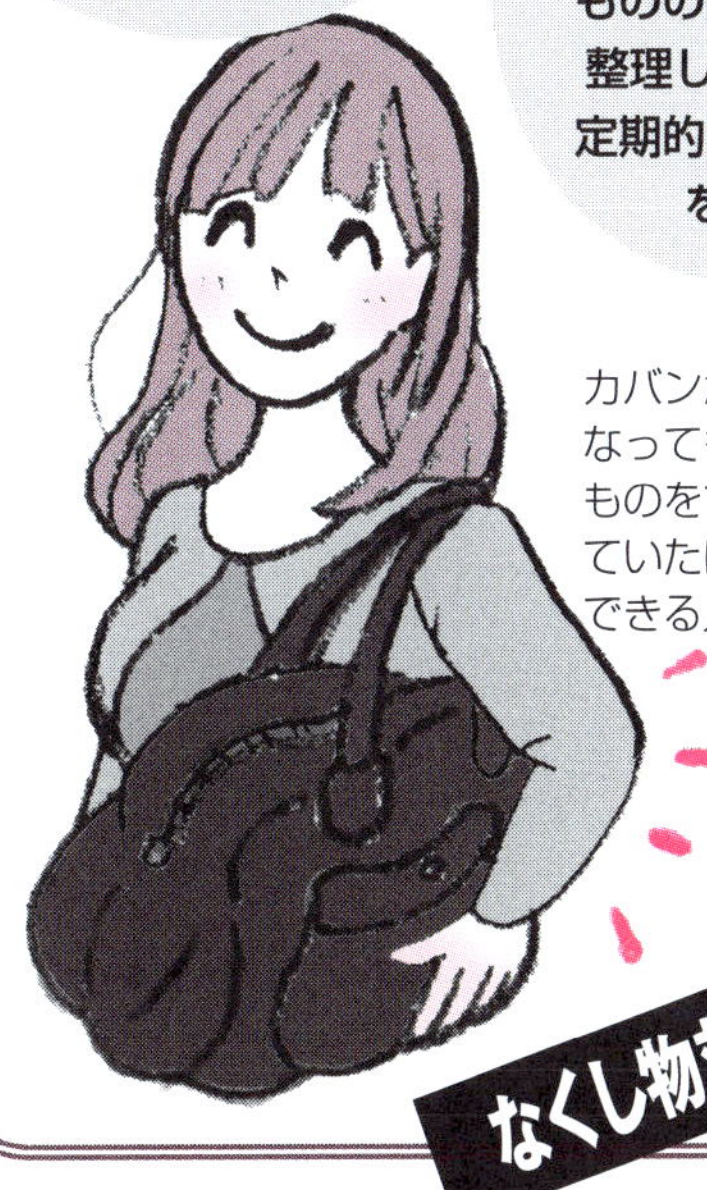

カバンが多少重くなっても、必要なものをすべて持っていたほうが安心できる人もいる

生活改善のためのアイデア集

時計の活用

アラーム機能
こまめにアラームをかけ、予定の時刻の15分前を意識して行動する

タイマー機能
好きなことに集中しすぎることがあるため、残り時間がわかるタイマーを使うとよい

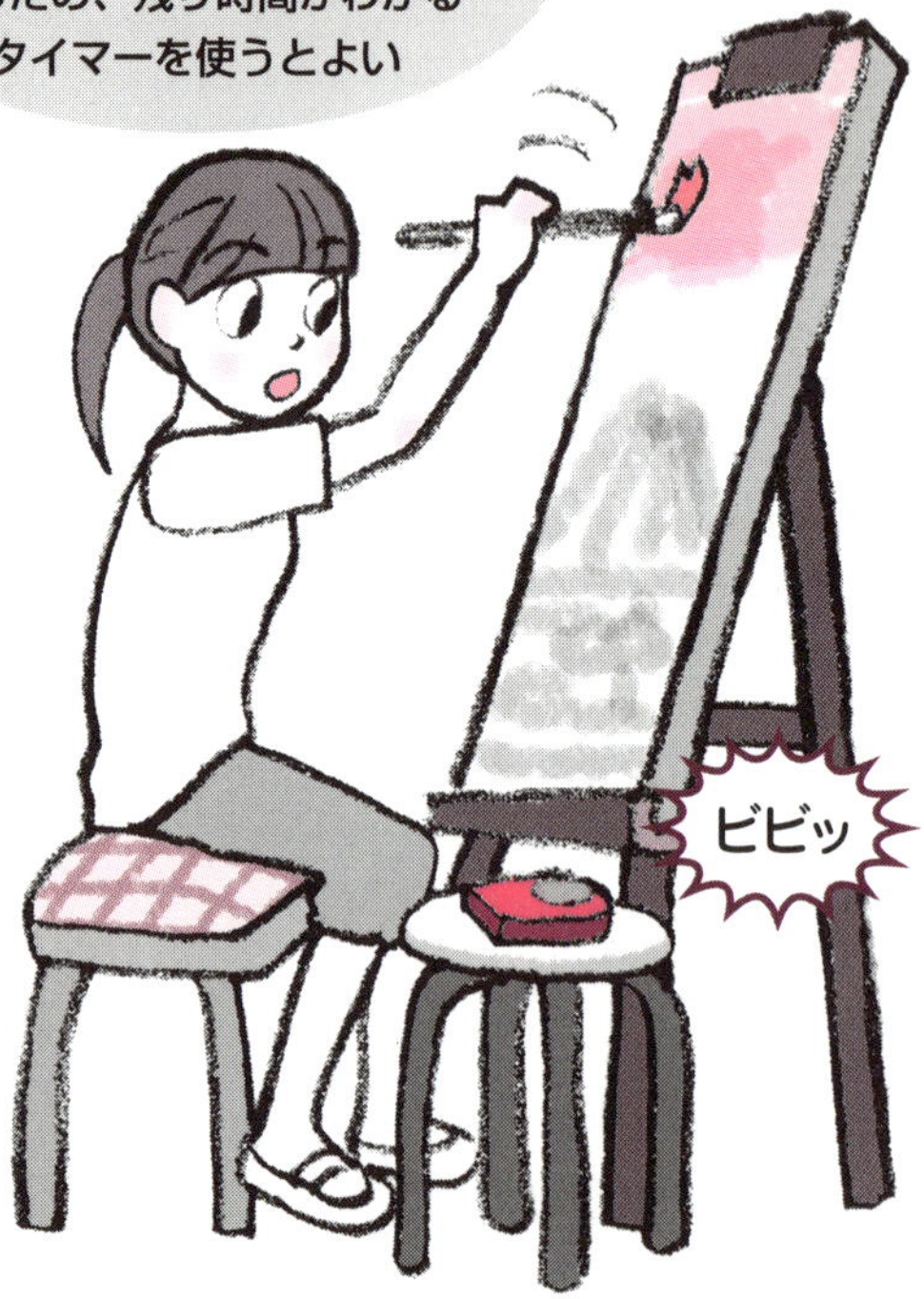

機能の管理が苦手な人は、キッチンタイマーのように簡素な道具を使うとよい。手元にタイマーを置いて作業する

リマインダ機能
携帯電話やパソコンなどで、用事が事前に表示される「リマインダ」機能を活用する。毎朝、その日の予定が表示される設定などにする

カバンの整理

カバンの区分け
内ポケットなど、どこになにを入れるか、決めておく。不足に気づきやすくなる

ポーチを多用
大きめのポーチに必需品をすべて入れておき、カバンを持ち替えるときにはポーチを移すようにする

化粧ポーチではなく、必需品すべてを入れたポーチを用意する

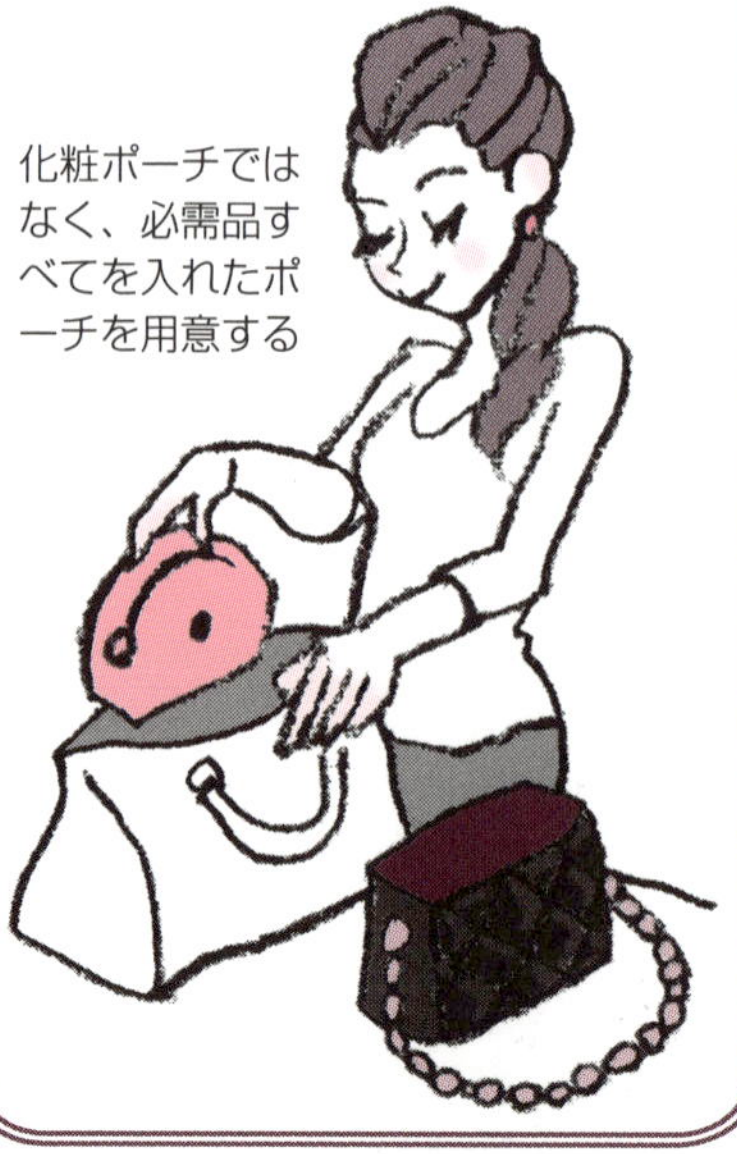

カレンダーを共有

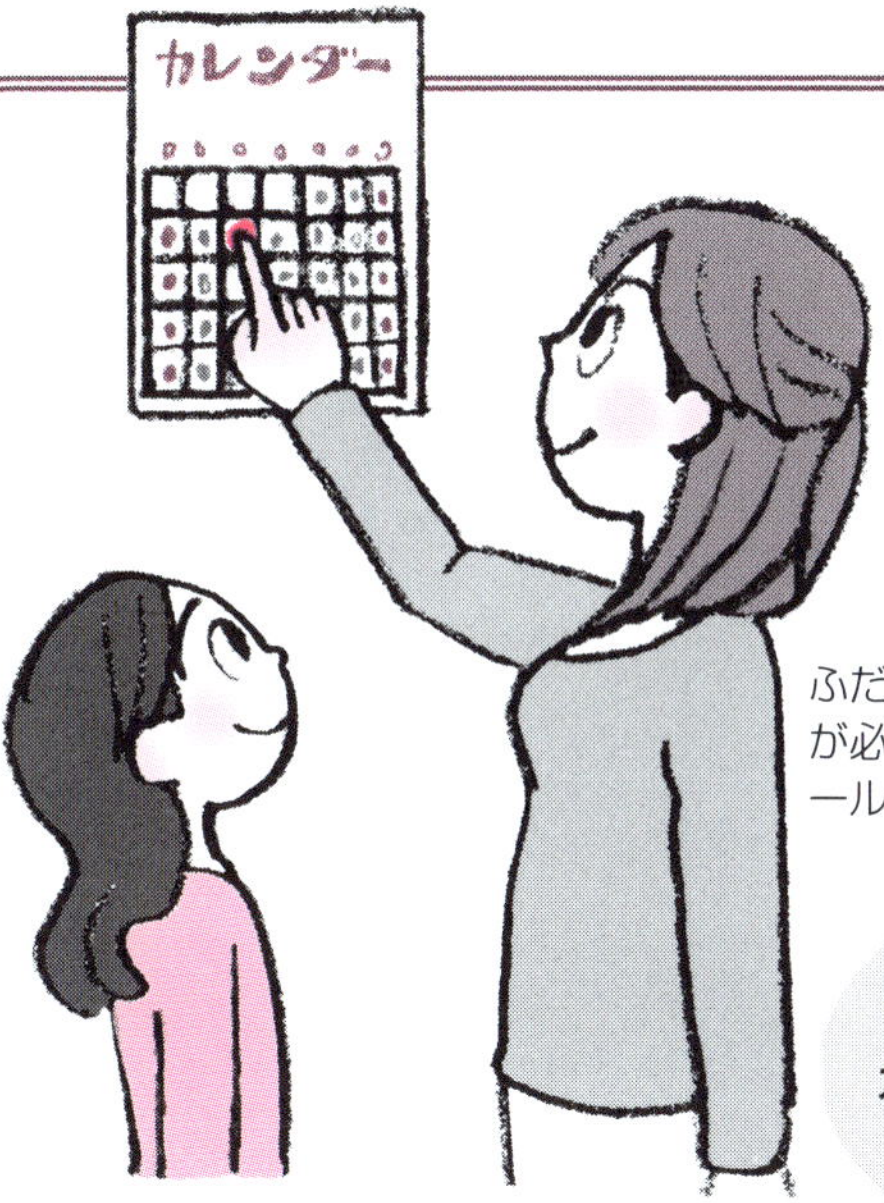

ふだんと違う持ち物が必要な日には、シールを貼っておく

家族のカレンダー

大きめのカレンダーを家族全員が使う部屋に掲示する。家族にも自分の予定を把握してもらう

シールをアクセントに

用事を忘れないように、シールを貼ったり色をぬったりして、目立つようにする

ボードで再確認

ホワイトボードを玄関に設置し、カレンダーの予定をそこで再確認できるようにする。管理は家族が手伝う

携帯電話で記録

カメラをメモ代わりに

配布されたプリントや掲示物などを携帯電話のカメラで撮影。記録を残しておく

録音して聞き返す

約束するときには携帯電話の録音機能を使う。あとで聞き返してメモをとる

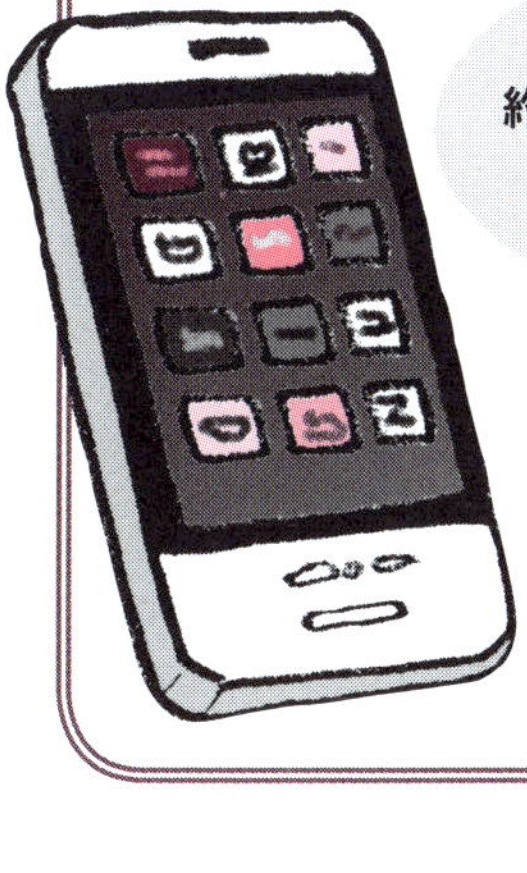

スマートフォンの各機能を使って、見落としやすい部分にセーフティネットをもうけておく

ノートの代わり

日誌にまとめる

記録はすべて１冊の日誌に。約束したことや薬を飲んだ回数、体調など、どんなことも日誌にだけ書く

スキャナを使う

メモやノートに書いても忘れたりなくしたりする場合には、スキャナでデータ化し、バックアップをとる

メールで済ませる

書きとめることが苦手なら、用事を家族や友達にメールでもらい、見直す

COLUMN

落ち着きに関わる脳機能「DMN」とは

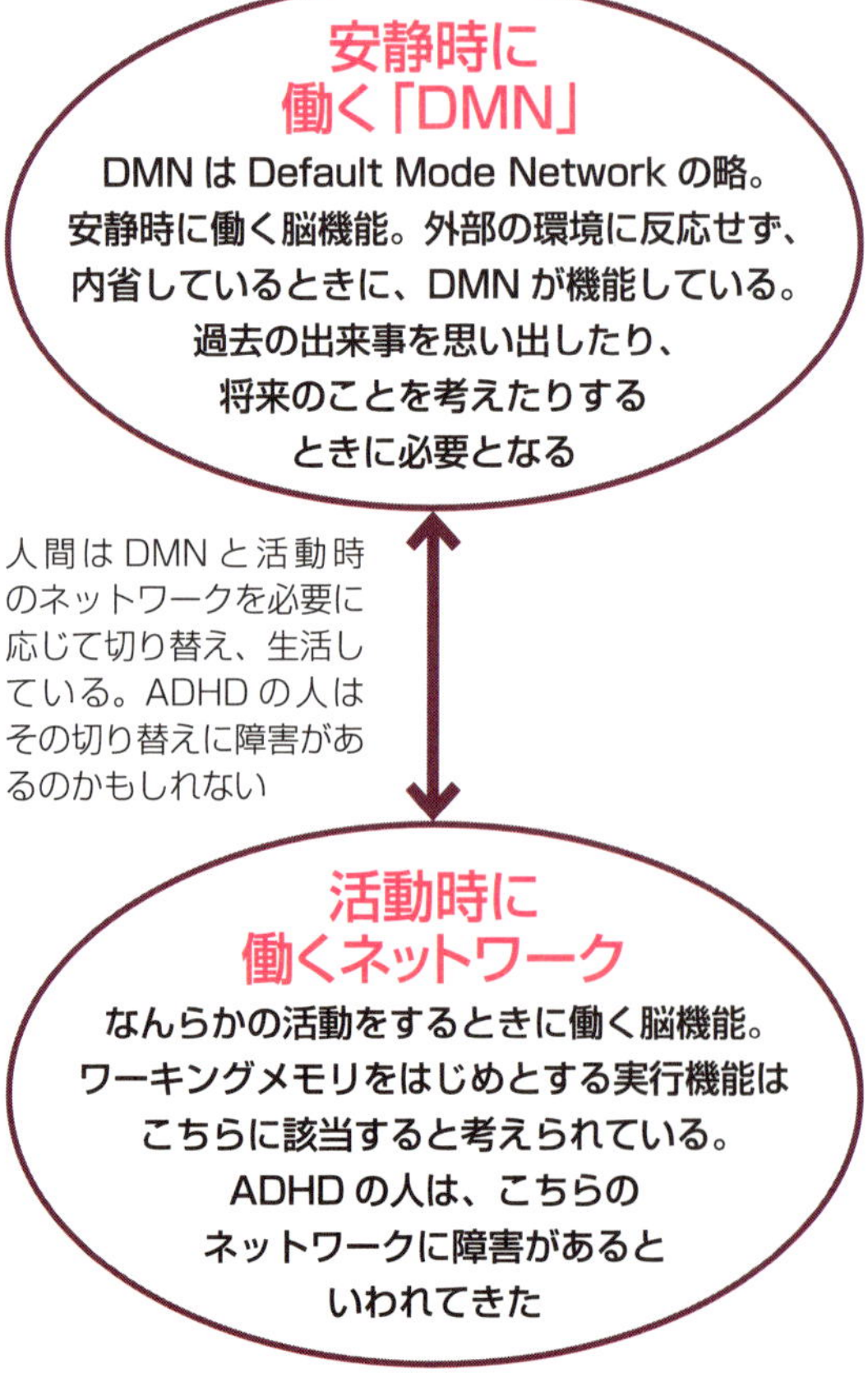
安静時に働く「DMN」
DMN は Default Mode Network の略。安静時に働く脳機能。外部の環境に反応せず、内省しているときに、DMN が機能している。過去の出来事を思い出したり、将来のことを考えたりするときに必要となる
人間は DMN と活動時のネットワークを必要に応じて切り替え、生活している。ADHD の人はその切り替えに障害があるのかもしれない
活動時に働くネットワーク
なんらかの活動をするときに働く脳機能。ワーキングメモリをはじめとする実行機能はこちらに該当すると考えられている。ADHD の人は、こちらのネットワークに障害があるといわれてきた

じっくり考える機能の障害？

従来、脳は体の活動時に働き、安静時には休んでいるといわれていましたが、安静時には安静時のネットワークが働いていることがわかってきました。そのネットワークがDMNです。

ADHDの人は、このDMNと活動時のネットワークの切り替えがうまくいかず、困っているのではないかという仮説があります。

安静時に活動時のネットワークが働くため、考えがまとまらず、多動になるのだという考え方です。反対に、活動時にDMNが働いてしまうために、集中できず、注意散漫になるというわけです。

この考え方はまだ仮説ですが、ADHDの人の悩みや苦しみを理解するうえで、ひとつの参考になります。静かにしたいときに静かにできないのだと考えると、本人のつらさがよくわかります。

4

「過去の自分」を許せれば落ち着く

ADHD の治療や対応を進めていくと、
女性の場合、内省が深まる傾向があります。
「過去の自分」がもっと早く対処すれば
状況は違っていたなどと、後悔にとらわれることがあり、
気持ちが落ち着くまでに時間がかかります。

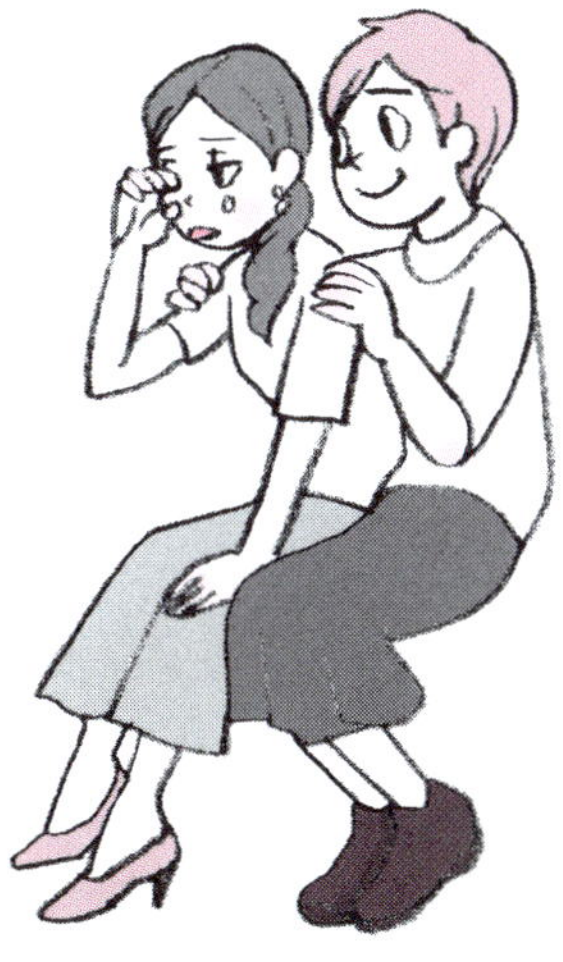

ストーリー④

少しずつ、自分の本当の姿がみえてきた

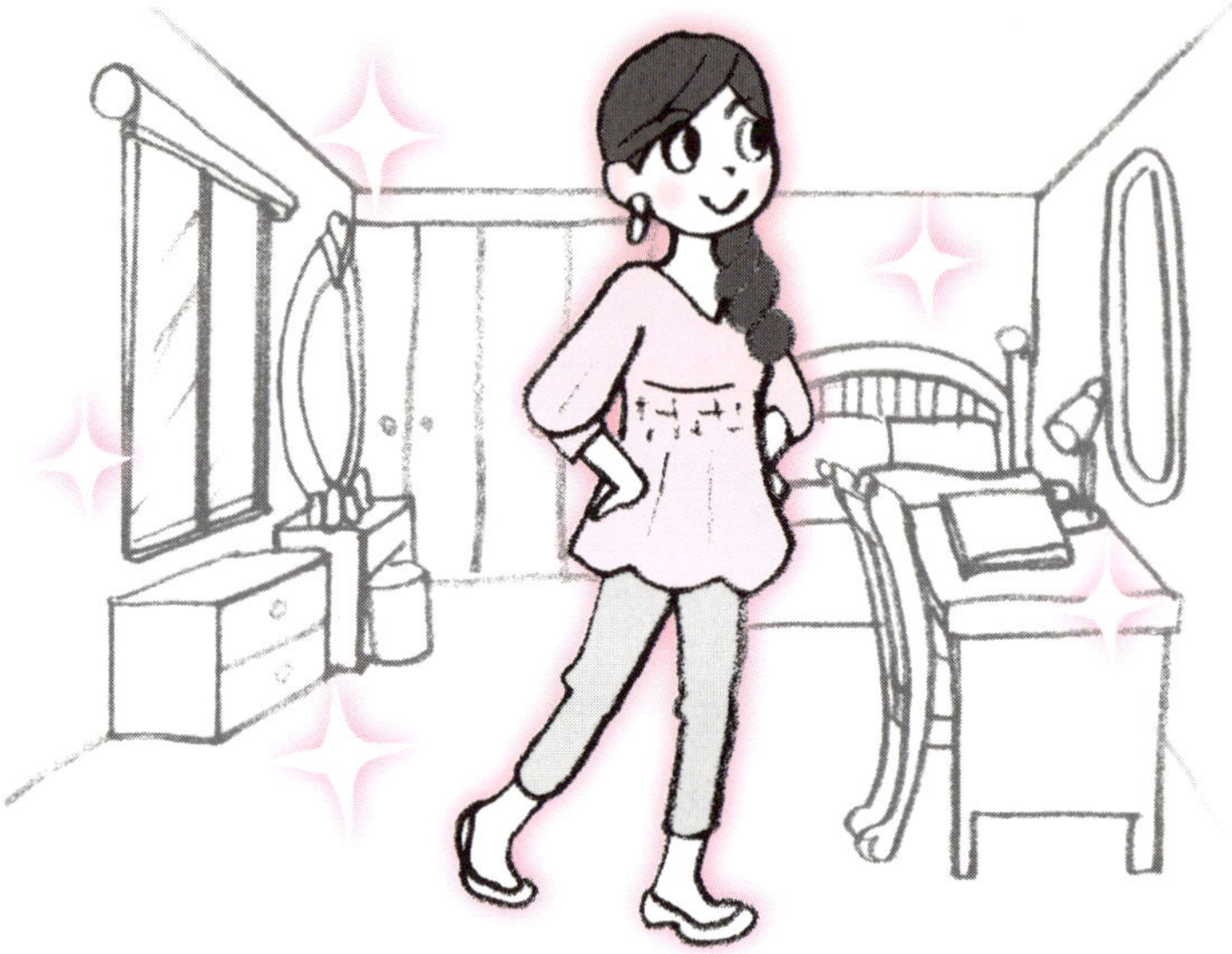

1 薬物療法などの治療を受けはじめてから、Aさんの生活は大きく変わっていきました。作業でも会話でも失敗の多い生活でしたが、うまくいくことが増えました。部屋も片付くようになってきました。

2 しかし、なにもかもよくなったわけではありません。薬が作用している時間とそうではない時間の違いに戸惑ったり、生活が変わったことで疲れやすくなったりと、新たな悩みも生まれました。

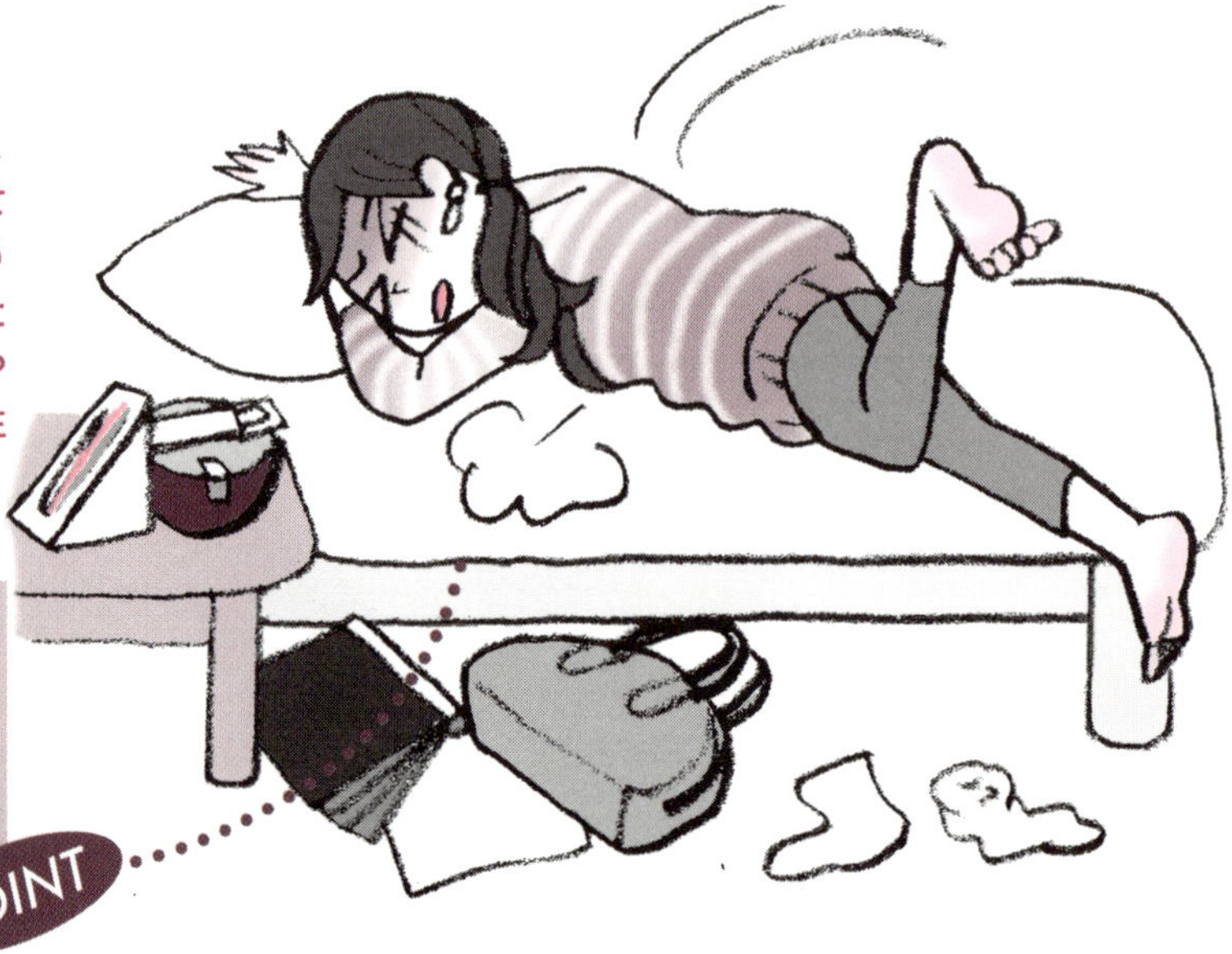

女性は、治療によって生活が改善したとき、その変化に戸惑いや疲れを感じることが多い。男性では、そのような様子があまりみられない。

POINT

3 体調だけでなく、気分もなかなか落ち着きません。ときには「もっと早く気づけば、あのときもっとうまくやれたのに」などと、過去を悔やむ日もあります。母親を責めたり、自己否定的に考えたりします。

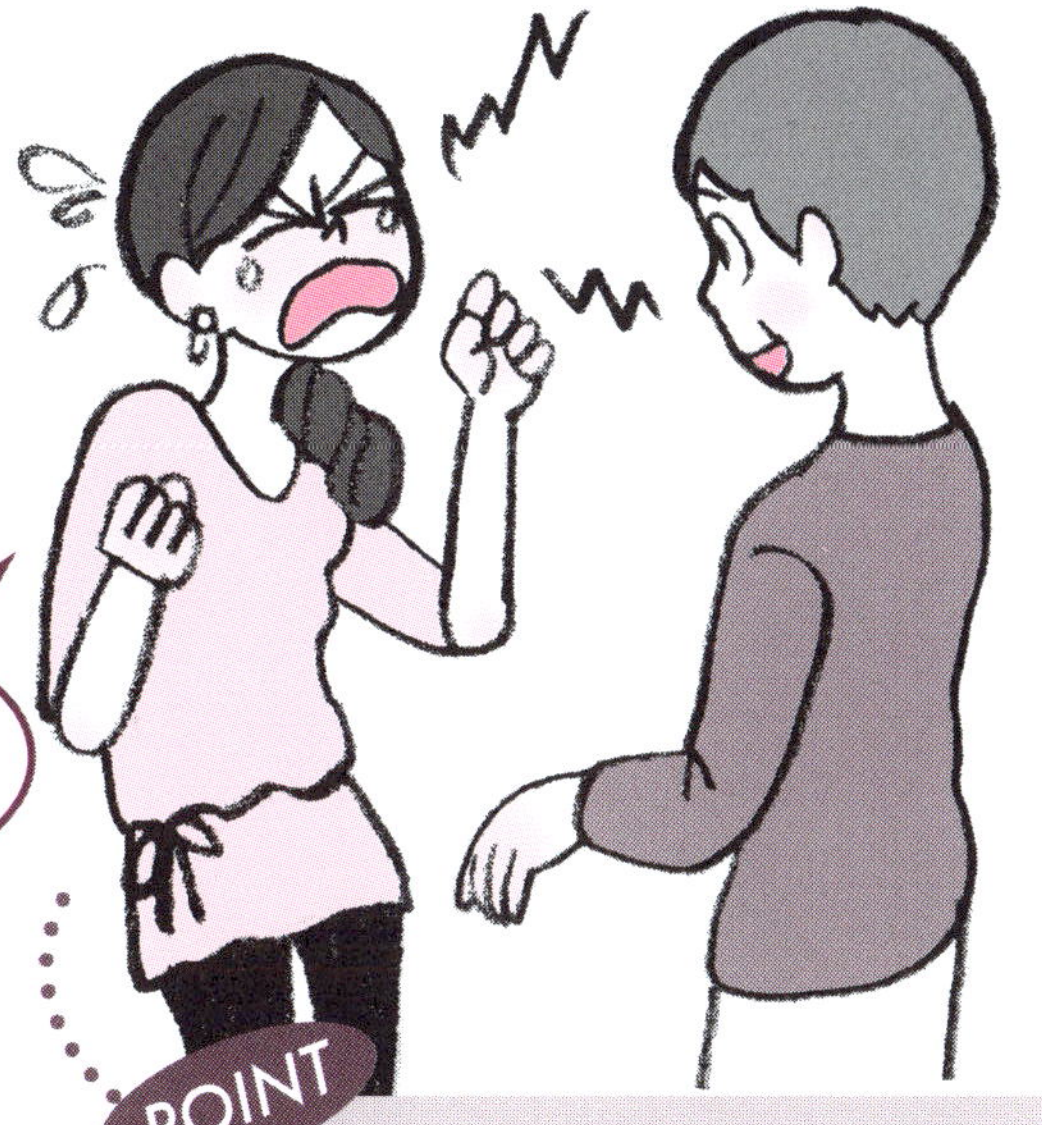
お母さんのせいだよ!
どうして早く教えて
くれなかったの

POINT

女性では、治療をはじめてからしばらくの間、気持ちが揺れ動くケースが多い。男性よりも自分の内面や過去に意識が向きやすく、診断や治療への思いが落ち着くまでに時間がかかる。

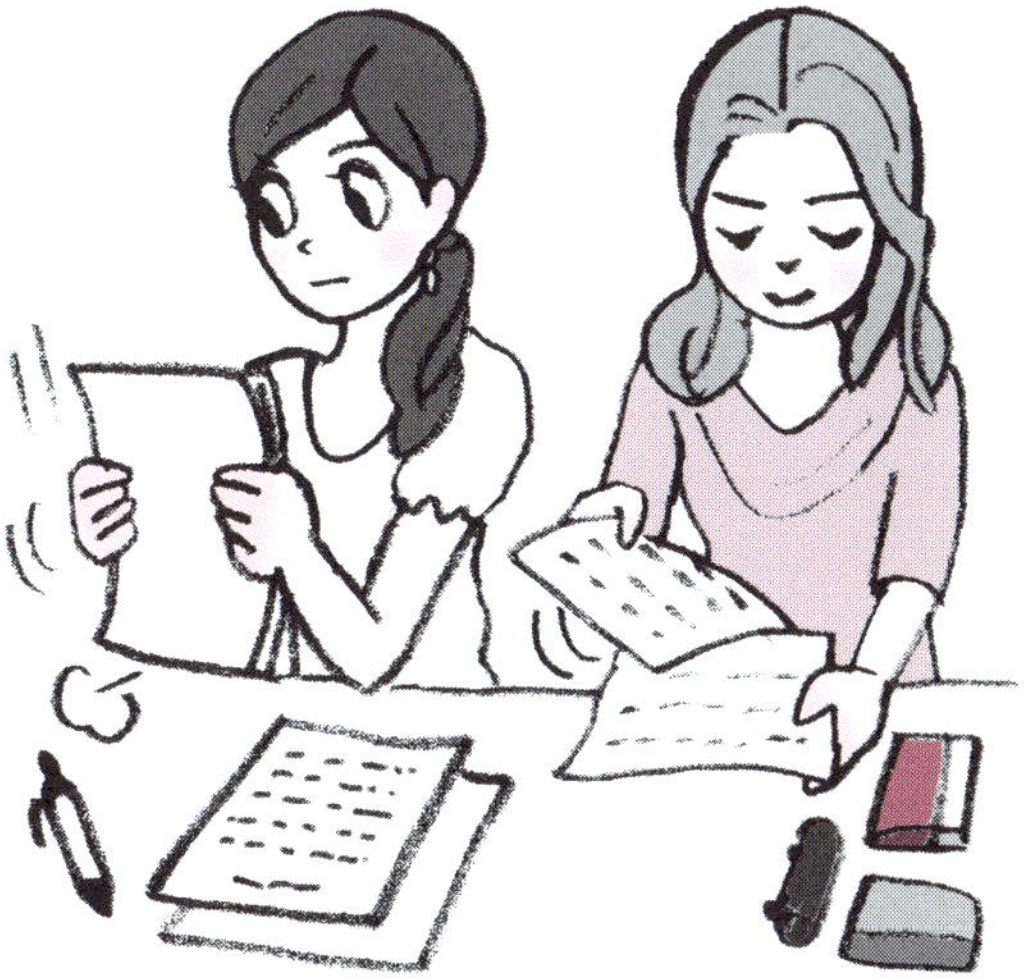

4 いろいろな変化に直面して悩んだり、それを医師や家族に相談したりするなかで、A さんは自分の本当の姿を少しずつ理解していきました。家族も徐々に理解し、きょうだいが書類の整理を手伝ってくれたりするようになりました。

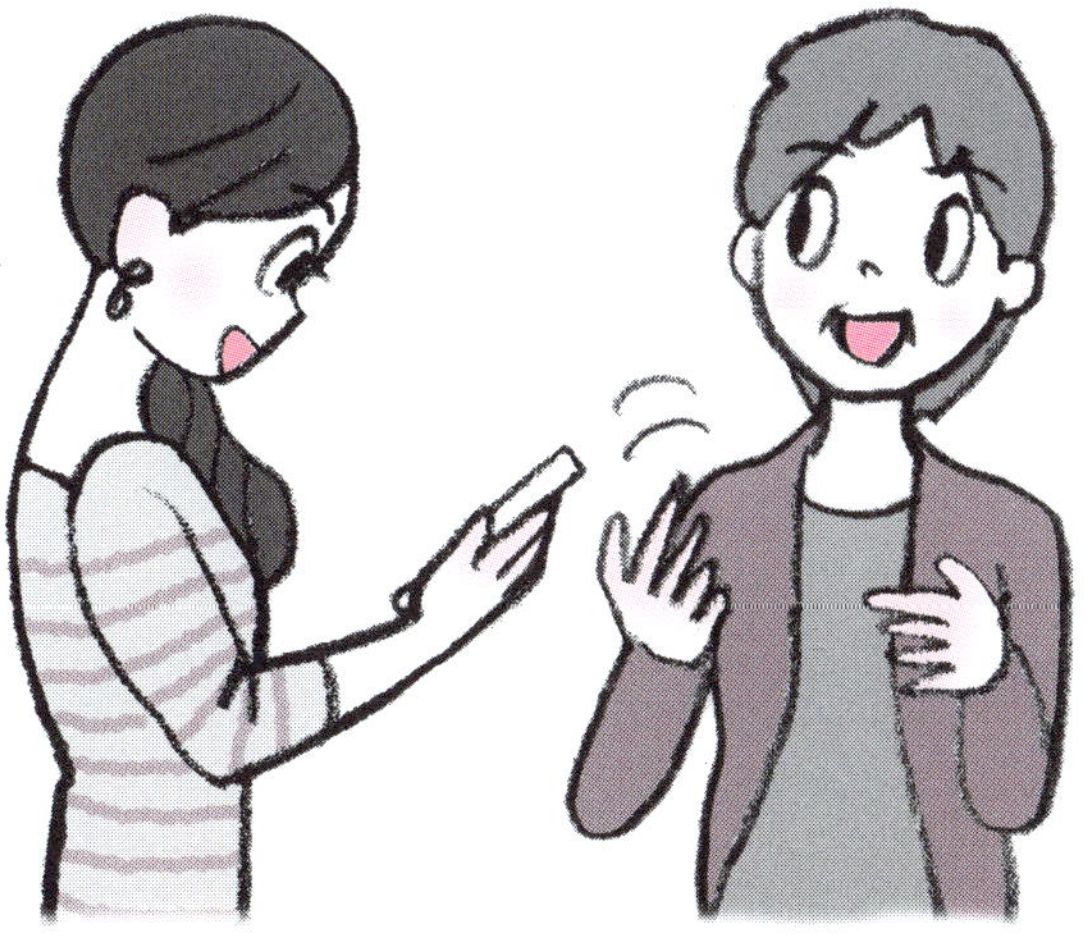
明日はどこへ
行くんだっけ?
何時に出発?

5 A さんは治療をはじめてから数ヵ月間かけて、自分の特性を理解していきました。その間、医師や家族の支えが大きな力になりました。A さんは必要なときに母親を頼れるようになっていきました。

82 ページへ続く

心理面への対応

受診を重ねながら自分を許していく

女性の場合、ＡＤＨＤの診断や治療と向き合うことに時間がかかる傾向があります。心理面へのサポートが欠かせません。

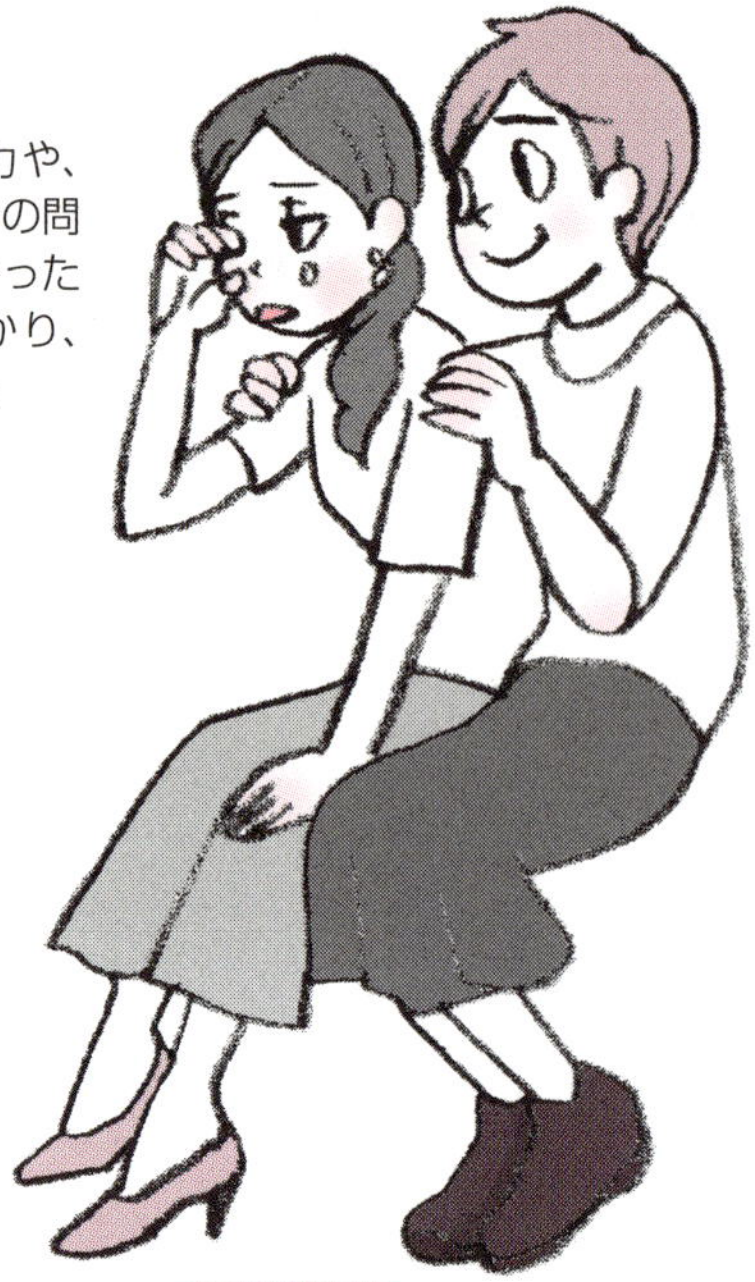

自分の努力や、親のしつけの問題ではなかったのだとわかり、ホッとする

気持ちが大きく変わっていく

女性は多くの場合、診断を受け、治療を進めるなかで、気持ちが大きく揺れ動いていきます。男性にも悩みや葛藤《かっとう》はみられますが、女性のほうがより複雑で、解消までに長い時間がかかる傾向があります。

女性の心理

治療を受けて状態が改善しても、それだけでは気持ちがすっきりせず、葛藤を抱える人が多い。薬を使って落ち着いてきたときに、落ちこみやすい。

診断を受けてホッとする

ADHD だと診断されたときには安堵《あんど》を感じる人が多い。それまで苦労してきたことの理由がわかり、納得できる。ただし、なかには憤る人や悲しむ人もいる（70 ページ参照）

支えを得ながら自分で乗り越えていく

女性は男性よりもＡＤＨＤに気づかれにくいため、長い間、診断を受けず、誰からもサポートを得られずにすごしてきているという人がよくいます。

そのような状況の人は、診断を受けることで、長年の苦労の原因を知ります。そこで一度は納得でき、気持ちも晴れます。

しかしやがて、何年間も気づかずにすごしてきたことに対する後悔や落胆などの思いがわきあがってきます。

そのような葛藤は、本人が時間をかけて解消していくものですが、本人の力だけでは難しく、医師や家族のサポートが必要です。

男性の心理

男性は幼少期に診断や治療を受けられる場合が多く、葛藤は比較的少ない。成人後で葛藤を抱えても、生活上の支障がなくなっていくなかで比較的早く落ち着く場合が多い。

後悔や落胆を感じる

治療を受けはじめ、気持ちが落ち着いてくると「どうして自分だけがこんな目に」「もっとちゃんとしたい」などと、否定的な考えも思い浮かぶように

（72ページ参照）

子どもへの思いが変わる

本人が母親で、子どもにもADHDの特徴がみられる場合、子どもへの理解も深まる。わが子をみる目や、子どもへの接し方が変わる

（74ページ参照）

自分を肯定できるように

苦手なこともあるが、得意なこともあることがわかってくる。自分のよい面に意識が向き、自己肯定的になっていく

（76ページ参照）

「いい加減」になっていく

自分を否定するわけでもなく、完璧をめざすわけでもない、「いい加減」がわかってくる。生きることが楽になってくる

（78ページ参照）

治療を受けたからといって、完璧に掃除をする必要はないことがわかってくる。できる範囲で家事にとりくめるようになる

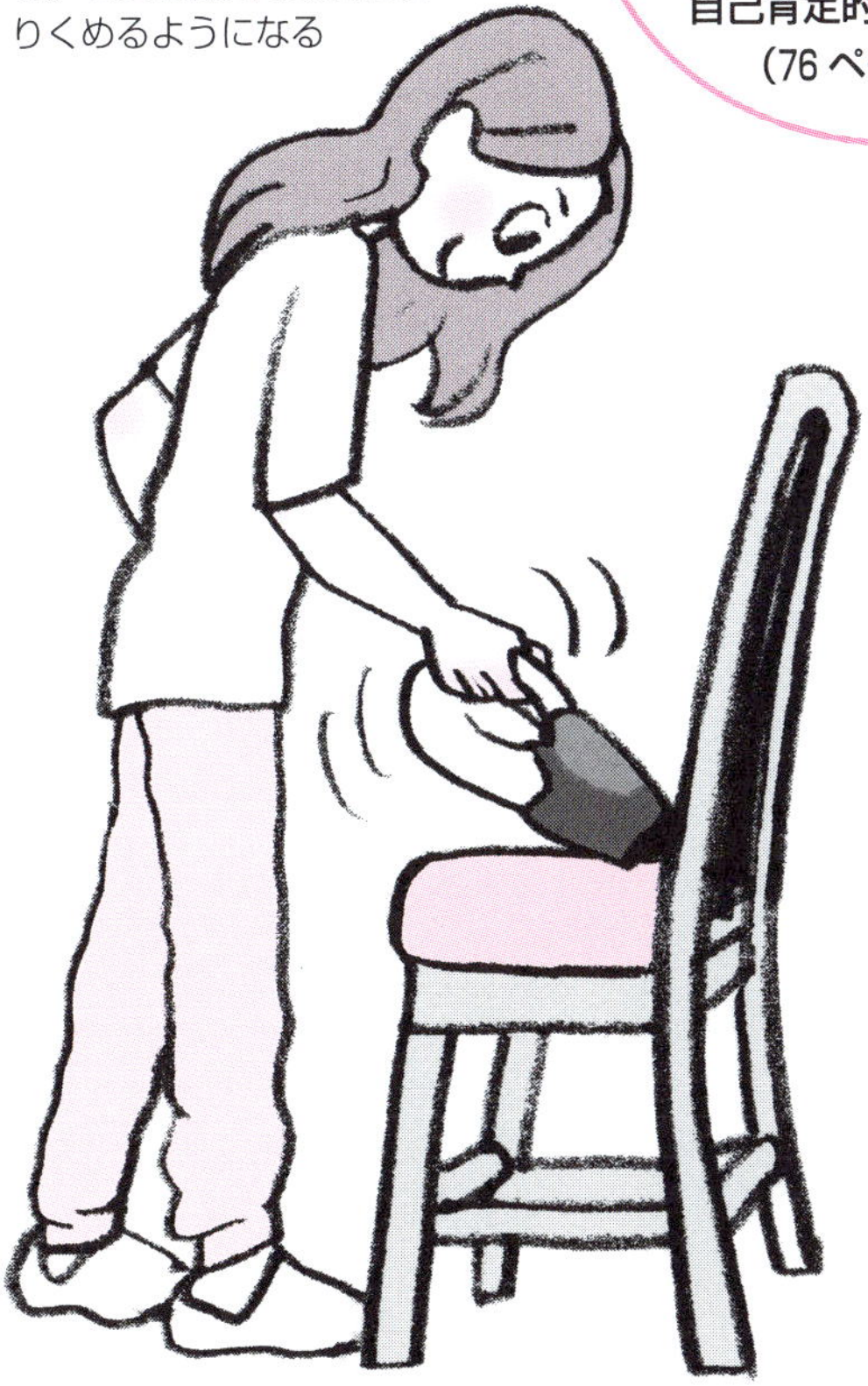

POINT

診断を受け、治療を進めていくなかで、精神的に落ちこむ時期が必ずある。その期間に医師や家族のサポートを受けることで、落ちこみすぎずに済む。

自分と向き合う

診断を受けると、自分を許せるように

多くの場合、診断を受けたそのときは、それまでの苦労の原因がわかり、過去の「できなかった自分」を許せると思えるようになります。

自責の念が解消する

診断を受けるまで、本人は忘れ物やミスをするたびに自分を責めています。他の人と同じようにできないのは、努力や工夫が足りないからだと思っているのです。

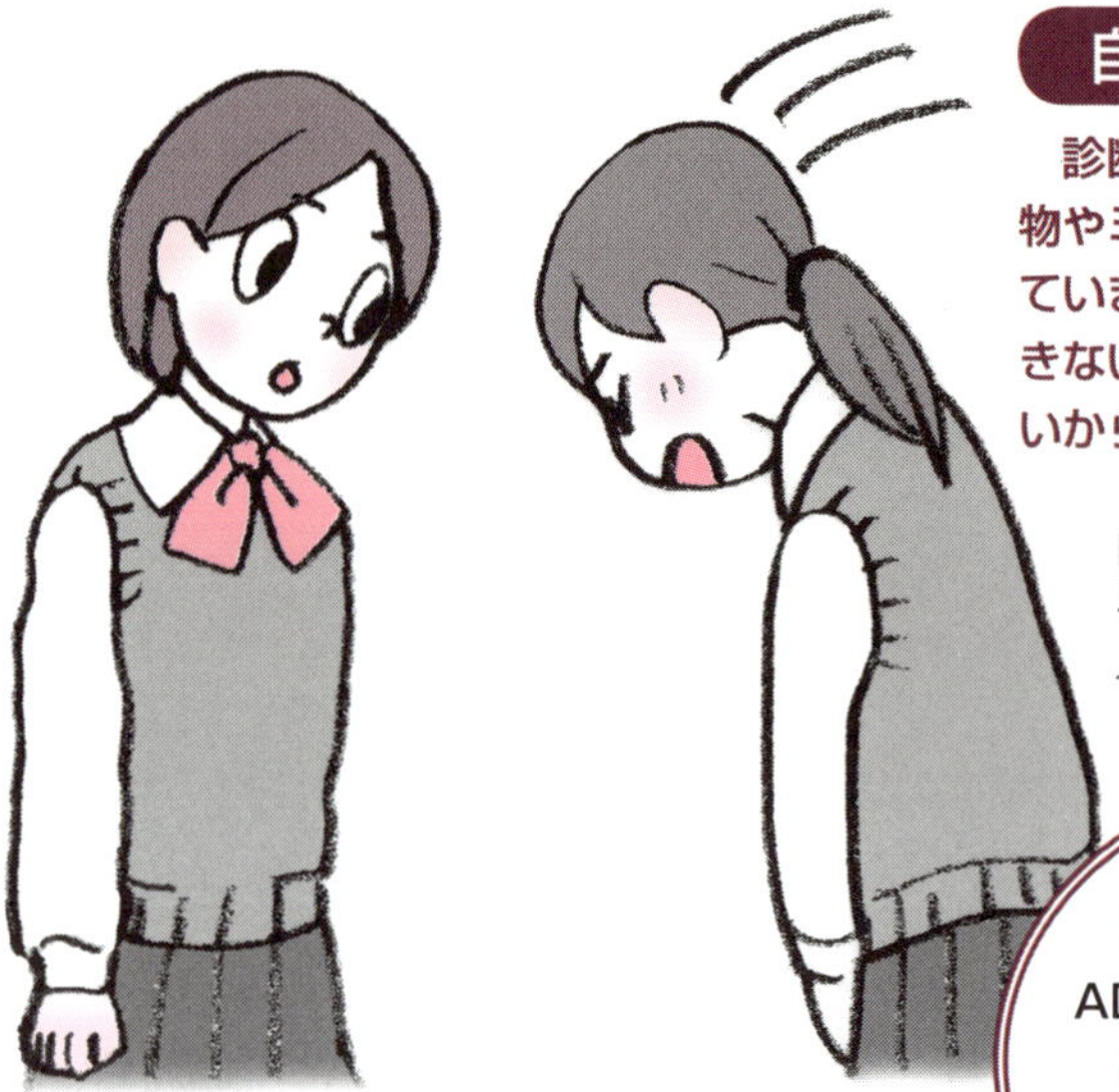

自分が悪いと思っているので、しょっちゅう人に謝っている

ずっと自分を責めていた
ADHD の診断を受けるまで、自分がダメな人間だから失敗してばかりいるのだと、自責の念を持ち続けていた

診断され説明を聞いた
ADHD の診断を受け、その説明を聞いたら、これまで失敗を続けてきたわけがわかった。努力や工夫の不足ではないと思えた

自己評価が変わる
生まれながらの特性があり、努力しても難しいこともあるのだとわかると、必要以上に自分を責めなくなる

安堵　絶望　悲しみ　怒り

ホッとする人が多いが、生まれながらの特性だと聞いて絶望する人や、行き場のない怒りや悲しみを感じる人、それらの感情が入り交じって悩む人もいる

自分をみる目が変わる

特性を受け止めることで、それまでとは自分をみる目が変わります。「がんばっても結果が出せない人間」だと感じていたのが「苦手なのに精一杯努力してきた人間」だと思えるようになるのです。

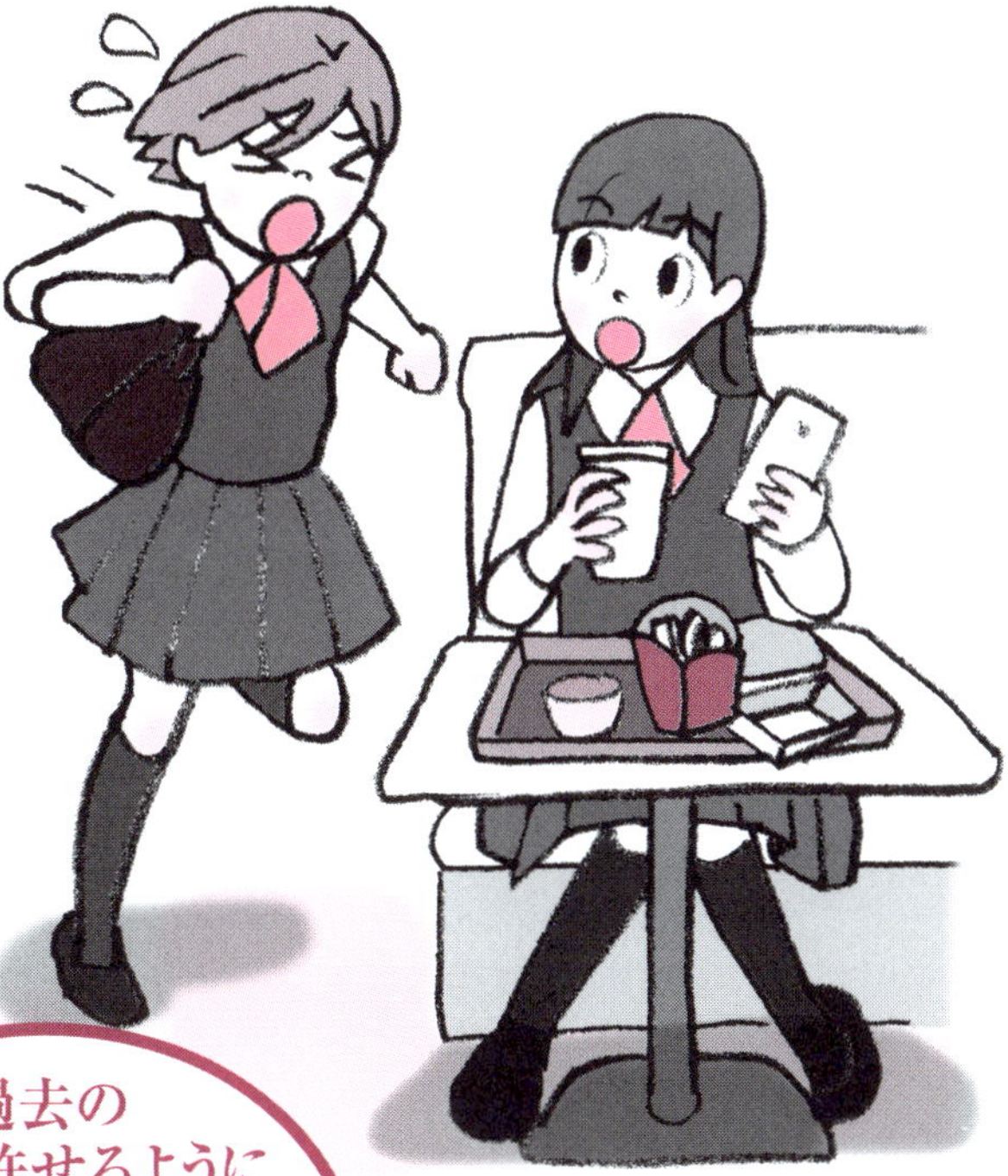

いつも自分だけが遅刻していたが、相手に比べて努力が足りなかったわけではなかった

いまの自分が違ってみえる

自分の姿が、違うものにみえてくる。苦手なことがあっても、自分なりにがんばっていることがわかる

過去の自分を許せるように

これまでの自分も、苦手なりに努力や工夫をしてきたのだとわかる。過去の自分を許し、ねぎらうような気持ちに

自責の念がやわらぐ

自分の生き方を責める気持ちがやわらぐ。自分への失望、劣等感、挫折感などが少しずつ解消していく

自分は怠け者ではなかったとわかる

ADHDという診断の受け止め方は、人それぞれです。説明を聞いて納得する人もいれば、絶望を感じる人もいます。

女性の場合は、それまでの苦労の原因を知り、安堵を感じる人が多いようです。自分が怠け者だったわけではないのだとわかって、ホッとしたという人もいます。

幼少期にADHDを見過ごされた人の場合、診断を受け、自分にはいくつかの特性があることを受け止めるのは、自己理解の重要なステップです。そこには自分を許すという側面があります。

自分と向き合う

徐々に後悔が強くなり、自己否定的に

診断後、特性があることを受け止め、自分と向き合ううちに、再び自責の念を抱いてしまうことがあります。考える余裕が出てきた時期のことです。

落ち着くと後悔がわいてくる

診断後、一度は過去の自分を許せた人でも、治療を進めて状態が落ち着いてくると、また気持ちが揺れ動くことがあります。今度はすぎた日々への後悔がわいてくるのです。

考える余裕が出てくる

薬物療法などの治療を受けると、生活が落ち着き、また思考の多動性がやわらぐため、ものごとを冷静に考える余裕が出てくる

他の人のよさがみえる

他人に目を向ける余裕が出てくる。自分の状態をよくみるようになるため、他人に比べて劣るところを意識してしまう

解決しないことがみえる

治療を受けてもなかなか改善しない部分もあることがわかってくる。そのことに無力感を抱く

後悔がわいてくる

「もっと早く気づけば、ここまで悪くならなかったのでは」などと、すぎた日々への後悔がわいてくる

自己否定的になる

「どうして人よりも努力しなければいけないのか」などと、自分を根本的に否定する感情が出てくる

抑うつ症状が出る

再び自責の念が強くなる。治療を受けてもうまくいかないと感じているため、診断前よりも否定的になり、抑うつ症状が出る人もいる

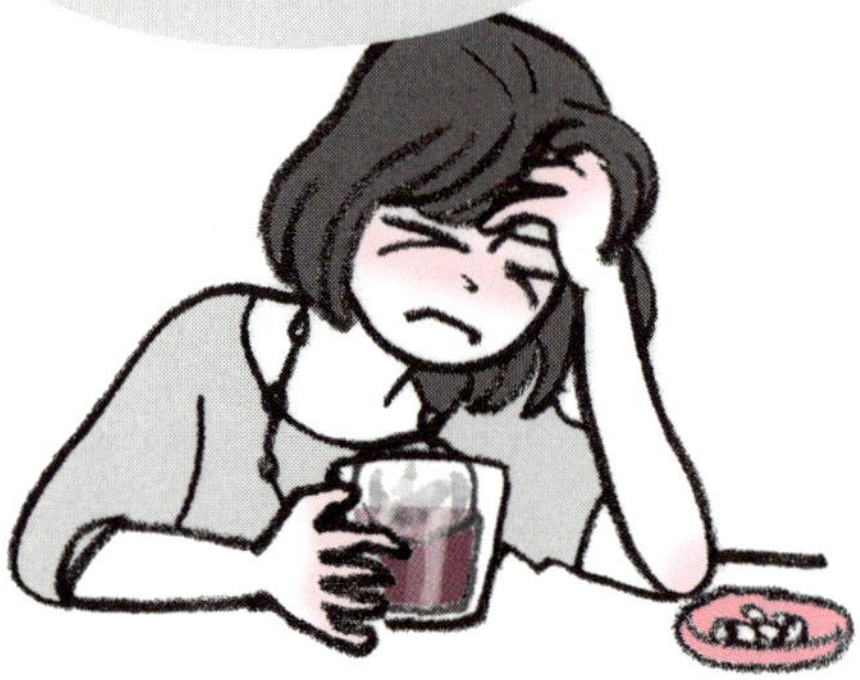

診断時はいまの生活を考えるだけで精一杯だが、徐々に余裕が出てきて、過去を振り返り、落ちこんだりする

他人をみる目が変わる

診断当初は自分の変化に意識が向きがちですが、その後、状態が落ち着いてくると、自分と他人を比べる意識が出てきます。それまであまり他人を気にしていなかった人も、自分と他人の違いが気になり出すのです。

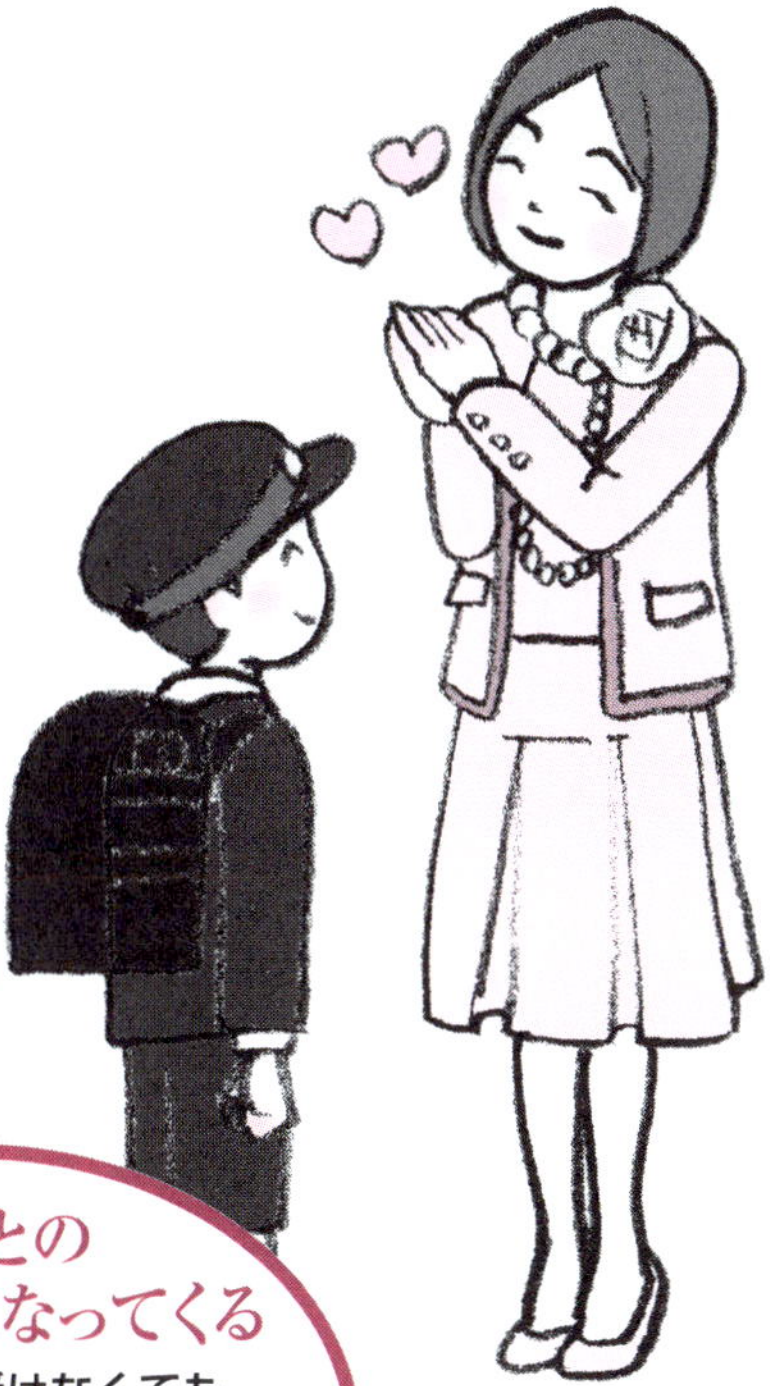

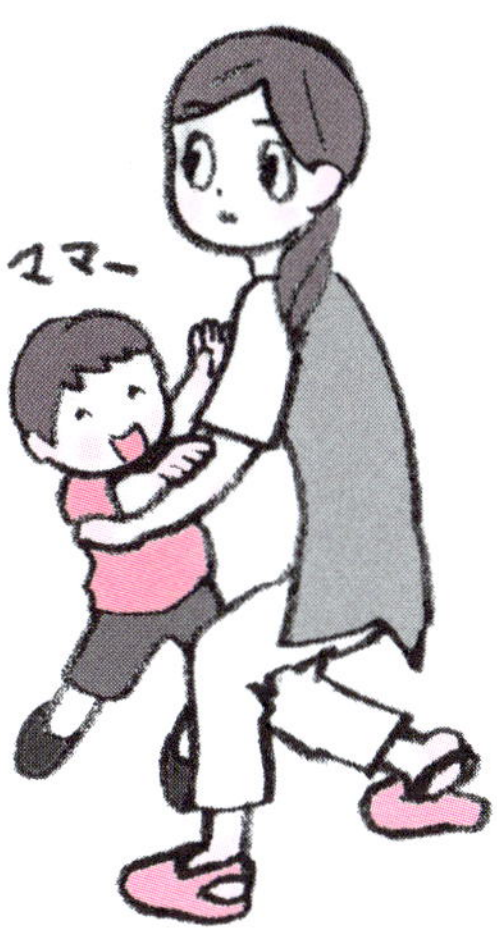

治療を通じて、子育ての仕方を見直した。すると、他の家庭の子育てが完璧にみえてきて、また自己嫌悪に陥った

いまの自分がよくみえてくる
治療を受けて落ち着くなかで、自分の状態がよくなってきたことがわかる。以前よりもできることが増えている

他人との違いが気になってくる
他人は治療を受けなくても、治療後の自分と同じか、それ以上にうまくできていることが気になってしまう

↓

やっぱり自分はダメだと感じる
以前よりは状態がよくなったといっても、他人に比べれば自分はダメなのだと感じてしまう。再び自己否定的になる

一度は落ち着いた気持ちが揺れ動く

ADHDの女性は、診断と向き合い、自分が怠け者ではないのだということがわかると、一度は過去の自分を許せます。

しかしやがて、適切な治療を受けたからといって、他の人と同じようにうまくいくわけではないということも、わかってきます。

そこでもう一度、自分を許せなくなる日がきます。苦しい時期ですが、そうした葛藤を乗り越えることで、自己理解が深まります。一時的なことだと考え、家族や友達のサポートを得て、どうにか乗り切っていきましょう。

わが子の姿に過去の自分をみる人もいる

ＡＤＨＤの本人がすでに母親になっている場合、子育てのなかで自分と向き合う機会をもつことがあります。わが子に自分に似た部分を見出すのです。

「インナーチャイルド」の存在を感じることがある

女性は、自分を過去の自分や他の人と比べながら、ＡＤＨＤを理解していきます。自分と向き合うことに時間をかけているのです。

なかには、母親になってからＡＤＨＤに気づく人もいます。母親は、自己理解を深めるなかで、わが子に過去の自分の姿を重ねてみることがあります。

記憶のなかにある自分の子ども時代の姿を「インナーチャイルド」といいます。ＡＤＨＤの母親は自分と子どもに共通点を見出し、インナーチャイルドを感じることがあります。わが子をみることが、過去の自分を理解するたすけになっている場合があるのです。

もともと子育てへの不安がある

ADHD の人は、診断を受ける前から自分の子育てに自信をもてない場合が多いようです。子どもへの愛情はあり、子育てへの意欲もあるのに、なかなかうまくいかないのです。

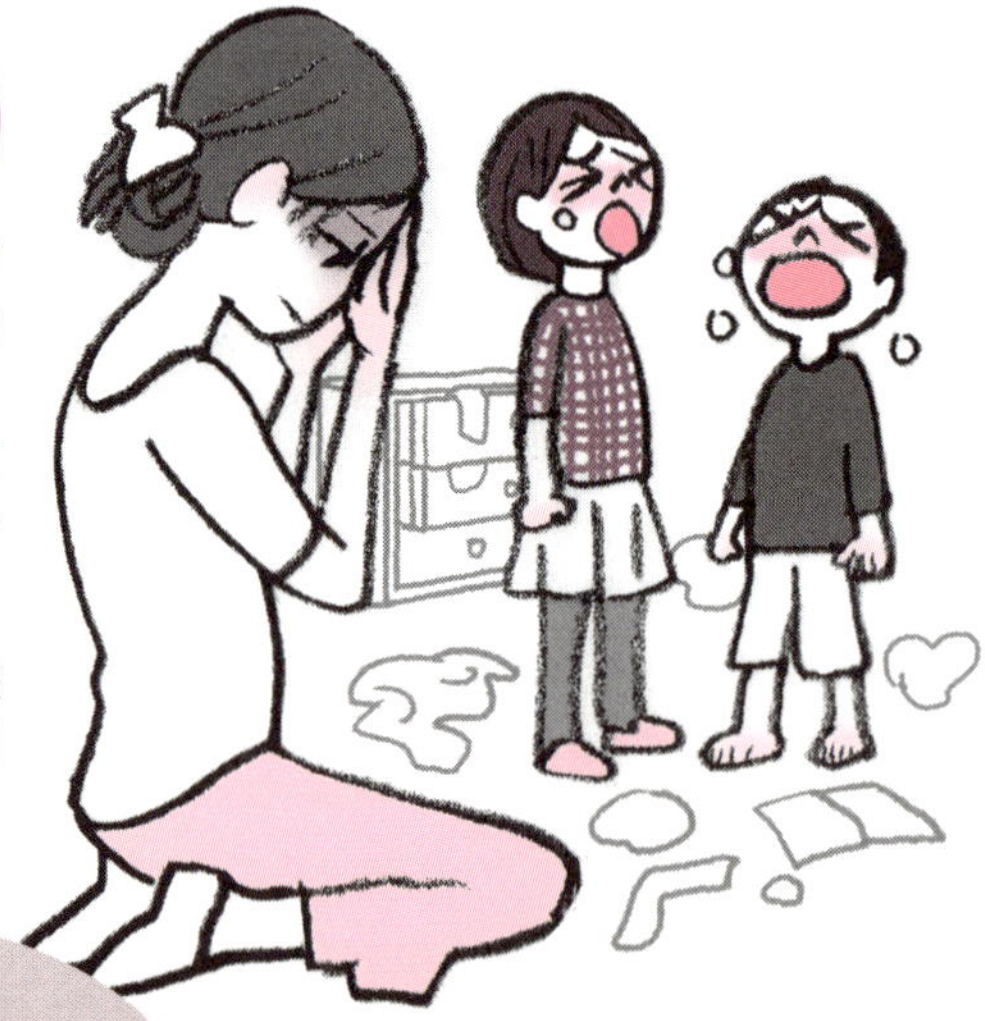

子どもが部屋を散らかす様子をみて叱りつけるが、自分も片付けが苦手なので、うまく教えられない

愛情はしっかりもっている
わが子に対する愛情は十分にもっている。あたたかく接していきたいと思っている

やりとりがうまくいかない
思ったことをその場その場で言うので、指示がぶれる。子どもを混乱させてしまう

自分自身への不安がある
自分がよく失敗する人なので、子どもにうまく教えられるとは思えない

子どもをみる目が変わる

診断後、自分と向き合い、気持ちや考えが整理できてくると、子どもをみる目も変わってきます。子どもに自分と似た要素を見出し、適切に配慮できるようになったりするのです。また、自分にできないことは無理しないようにもなります。

娘が毎日のようにケガをする姿をみて、かつての自分と同じだと感じる

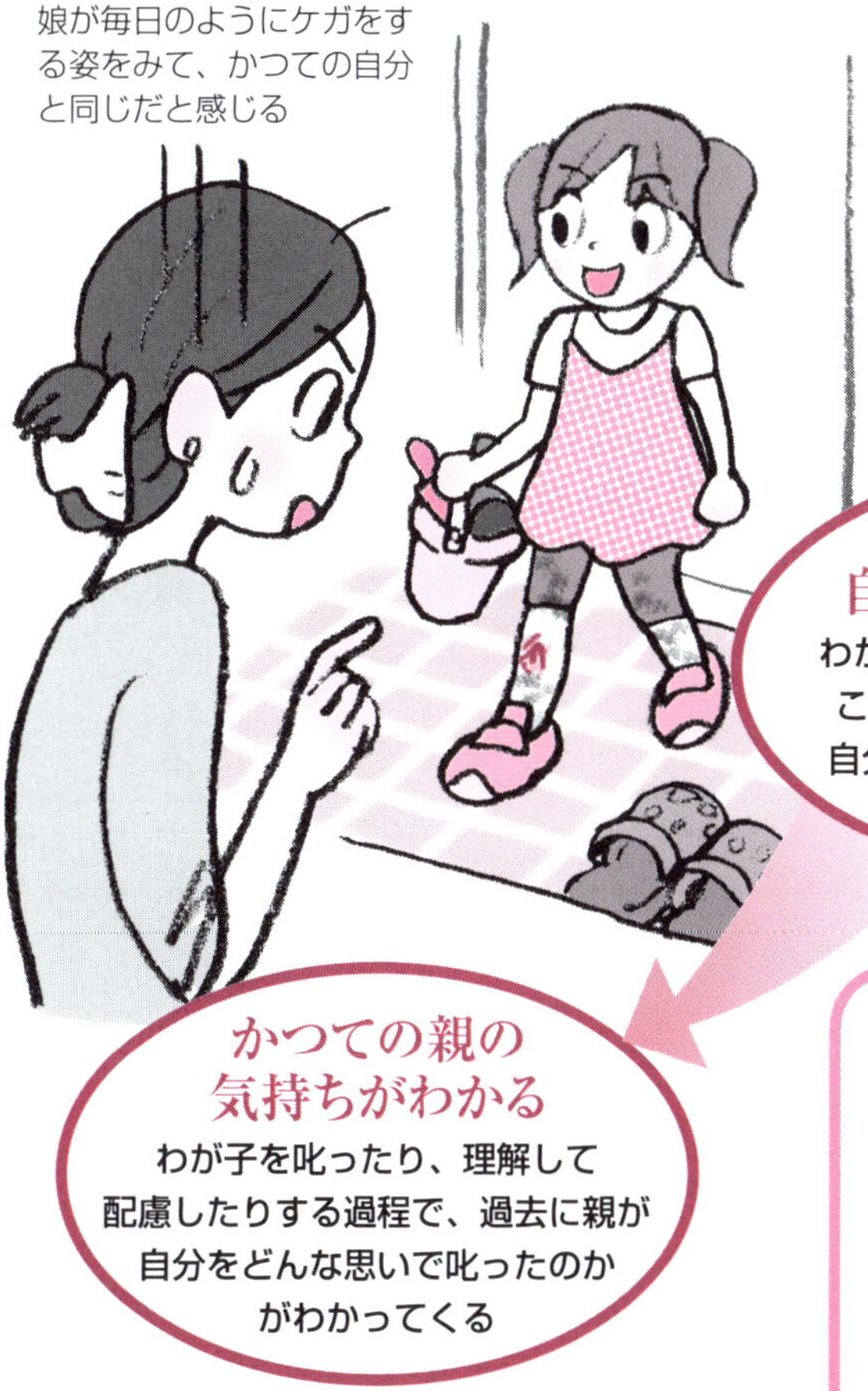

自己理解が深まる

特性を理解し、自分にできること・できないことがわかってくる。その性質が親や子どもと共通しやすいことを知る

子どもに共通点を見出す

わが子の様子をみて、「片付けが苦手」など一部の要素が自分と共通していることを理解する

わが子に過去の自分が重なってみえる

わが子が片付けなどを努力してもこなせない様子をみて、過去の自分の姿が重なってみえてくる。配慮の仕方もわかる

かつての親の気持ちがわかる

わが子を叱ったり、理解して配慮したりする過程で、過去に親が自分をどんな思いで叱ったのかがわかってくる

アスペルガー症候群の人との違い

ＡＤＨＤの人の場合、わが子に過去の自分を見出すと、それをきっかけに、つらい記憶が次々とよみがえってきます。過去が物語のように記憶されているのです。そうして嫌だった自分を思い出し、子どもを叱ってしまいます。

いっぽうアスペルガー症候群の人では、特定の瞬間が強く記憶されています。つらかったことを視覚的に強く覚えていますが、それを子どもに重ねたりつなげたりすることは、ほとんどありません。

現在を肯定する

完璧を求めず、よい点に目を向ける

自己理解が深まるにつれ、自分の目標がみえてきます。そこで「ふつう」や完璧を求めるのではなく、自分なりの成長をめざしたいところです。

「ふつう」をめざすと燃え尽きる

ADHDの女性は、内省するうちに自分と他の人の違いに気づき、治療を受けるからには、大多数の人のように、「ふつう」になりたいと考えがちです。しかし、「ふつう」を理想的にとらえて、無理をしてしまうことがあります。

他人を基準にする
治療によって状態がよくなってきたとき、自分と他人を比べ、他人を基準にして努力しようと考える場合がある

↓

「ふつう」をめざす
他人はすべてがすぐれていると感じ、完璧であることが「ふつう」なのだと誤解して、目標にしてしまうことがある

↓

苦しくなり燃え尽きる
本人は「ふつう」をめざしているつもりだが、実際には完璧主義になっていき、苦しくなって、燃え尽きていく

POINT
他の人は自分よりも簡単にものごとをこなすように感じている。他の人もけっして完璧ではなく、苦手なこともあれば、努力もしていることに気づきにくい。

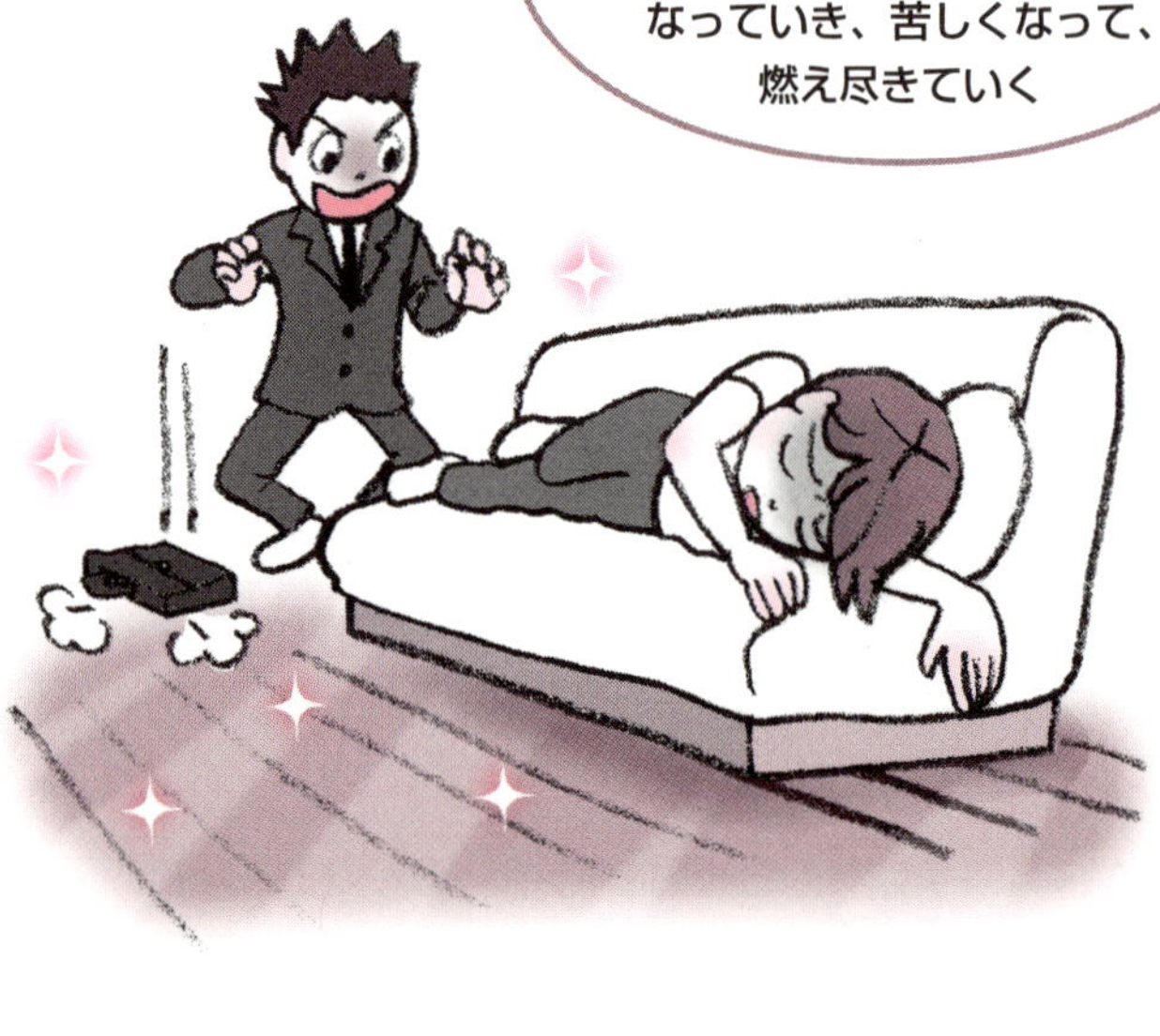

「よその家庭のように、家事をしっかりこなさなければ」と考えて、毎日24時間、がんばりすぎてしまう

ほどほどの成功を喜びたい

治療によって状態が改善してきたとき、より高い目標を掲げ、無理をしてしまう人がいます。

自己理解が深まり、視野が広がったときに、他人を基準にしたり、やや理想的な「ふつう」をめざしたりするのです。

よりよい生活を求めるのは、悪いことではありません。しかし自分に無理を強《し》いるようでは、生活はかえって苦しくなるでしょう。

他人や「ふつう」を目標とすることはさけ、自分自身のよい面に目を向けたいものです。そして、一つひとつの成功を喜べるようになれば、現在の自分を肯定し、少しずつ成長していけます。

見方を「リフレーミング」する

ダメな自分か、なんでもできる「ふつう」の人か。そのように、極端な2つの選択肢だけを思い浮かべていては、現在の自分をなかなか肯定できません。見方を「リフレーミング」して、目標を立て直しましょう。

×

「ふつう」かADHDか

「ふつう」の人はなんでも軽々とこなし、ADHDの人は努力しても失敗ばかりだという印象をもっている

リフレーミング

（ものごとに対する枠組み、意味付けを見直すこと）

○

いま自分はなにができるか

「ふつう」の人にもADHDの人にも、それぞれにできること・できないことがあるのだと理解する。そのうえで、自分はいまなにができ、今後どうしたいかを考える

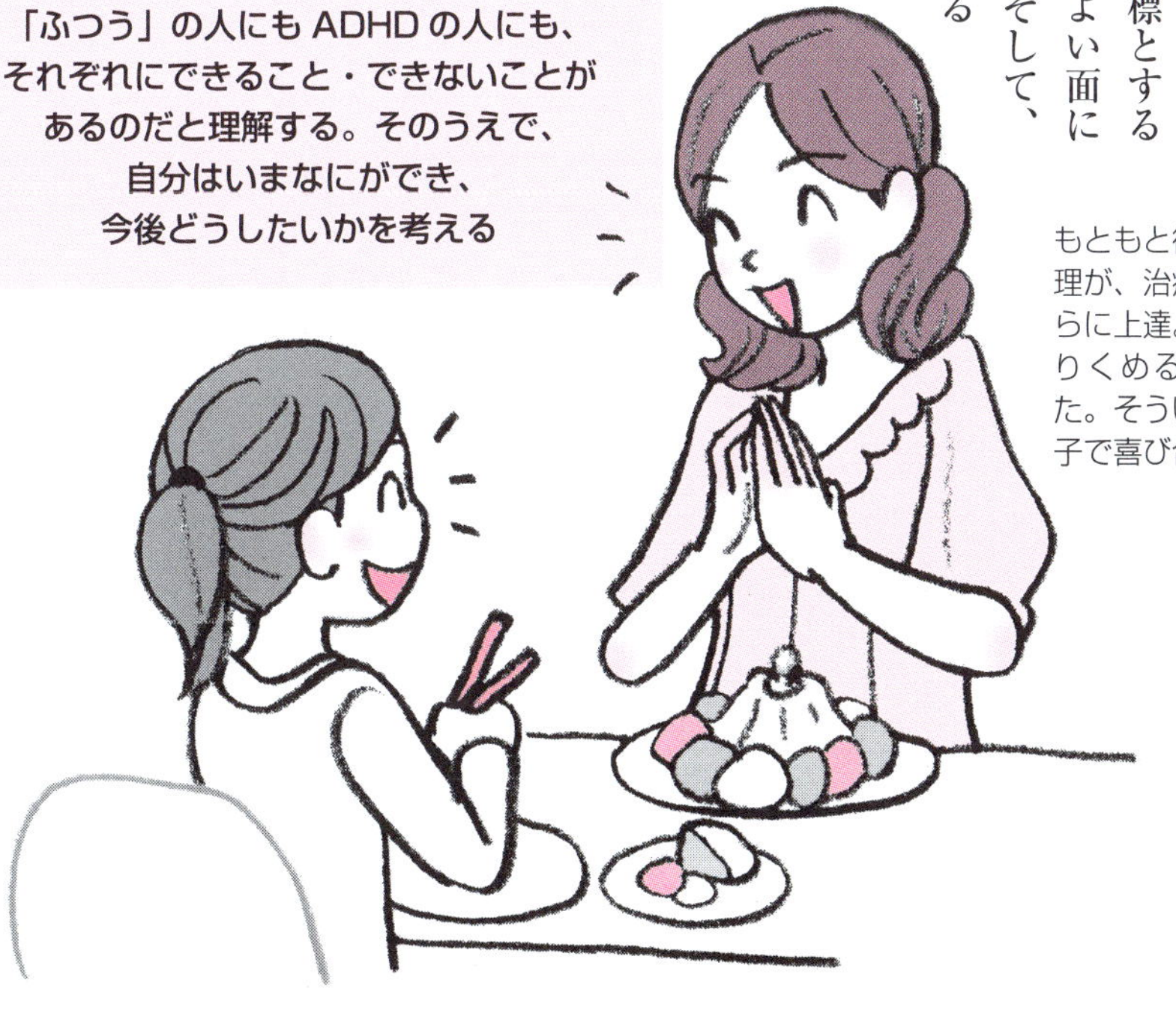

もともと得意だった料理が、治療を受けてさらに上達。安定的にとりくめるようになった。そういう成功を親子で喜び合いたい

現在を肯定する

「いい加減」な生き方を探していく

ADHDの特性を受け止め、自分と向き合うことができれば、肩の力が抜け、よい意味で「いい加減」な生き方ができるようになっていきます。

適度な手抜きを覚えていく

ADHDの女性は特性を受け止めるなかで、他の女性や、世間が求める女性像を意識してしまい、完璧主義に陥る場合があります。

そのような視点では、ADHDの治療・対応はなかなかうまくいきません。自分にとってちょうどよい生き方を探り、現実的な目標を立てる必要があります。

完璧をめざす人にとって、それは手抜きのように思えるかもしれません。しかし、手抜きだと感じられるくらいの「いい加減」な生き方こそが、ADHDの女性には必要なのです。

適度な手抜きを覚え、無理なくすごせるようになりましょう。

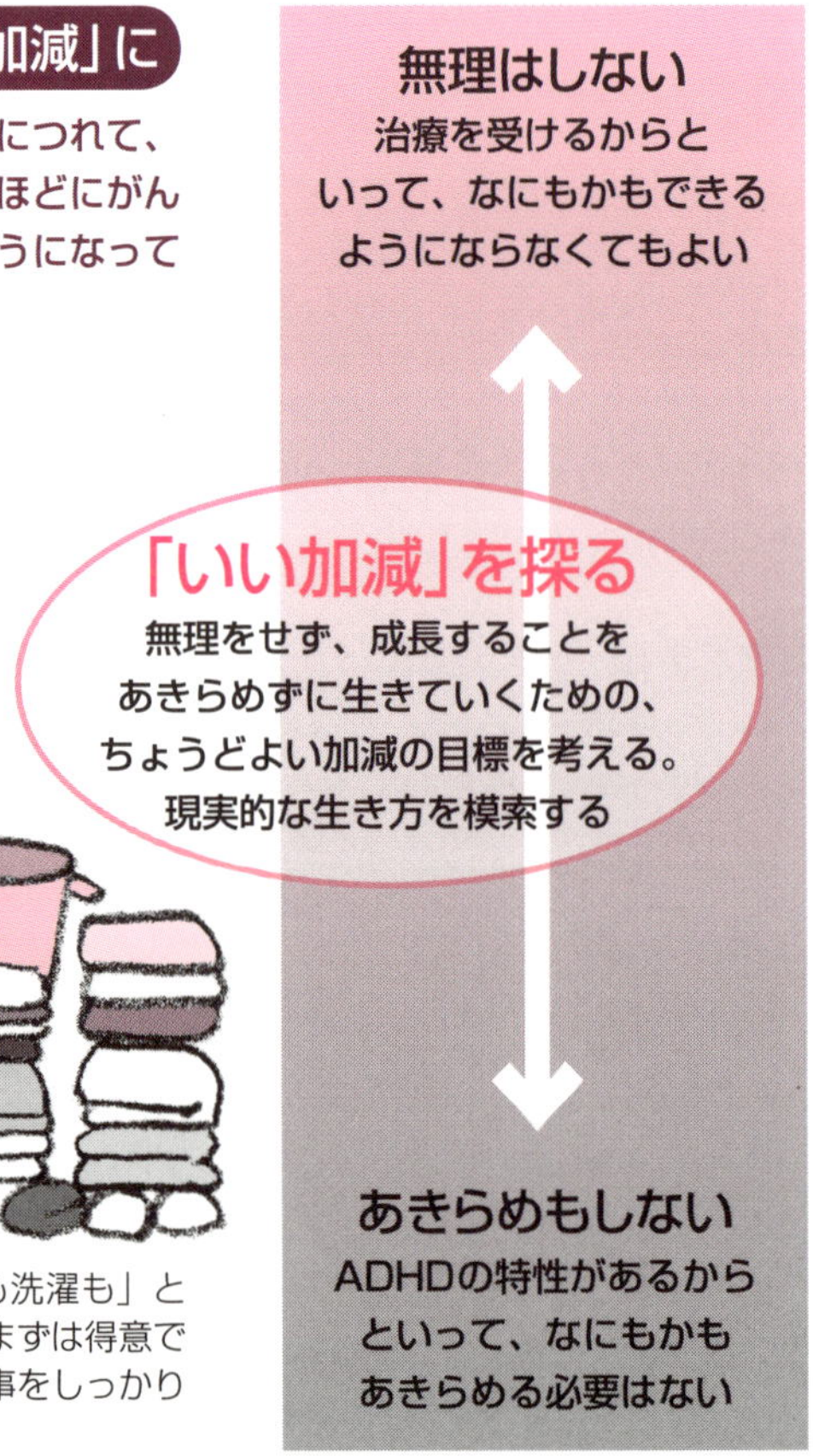

無理はしない
治療を受けるからといって、なにもかもできるようにならなくてもよい
「いい加減」を探る
無理をせず、成長することをあきらめずに生きていくための、ちょうどよい加減の目標を考える。現実的な生き方を模索する
あきらめもしない
ADHDの特性があるからといって、なにもかもあきらめる必要はない

がんばりすぎず「いい加減」に

診断後の葛藤が解消していくにつれて、自分のよい面をいかして、ほどほどにがんばろうという考え方ができるようになっていきます。

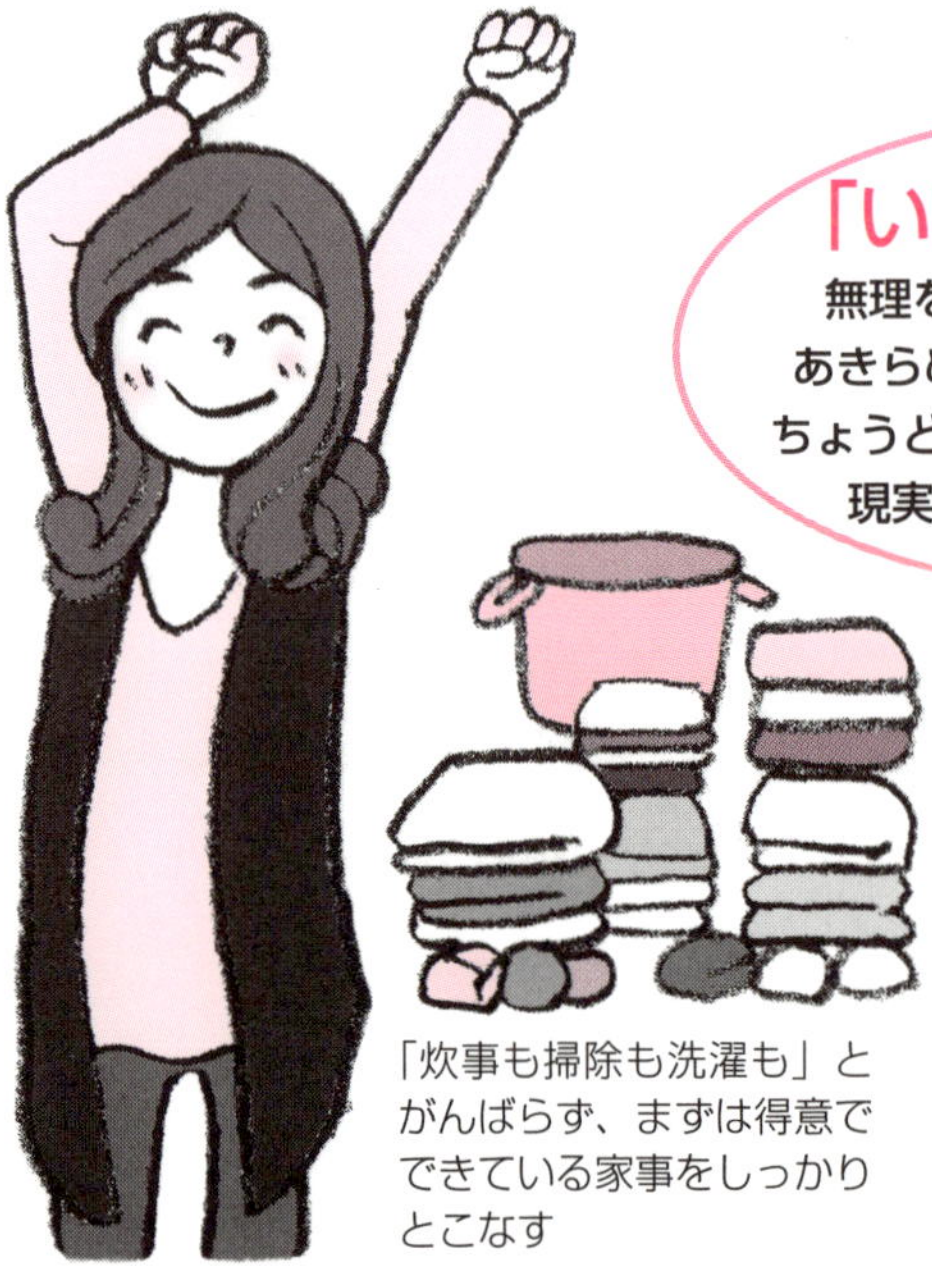

「炊事も掃除も洗濯も」とがんばらず、まずは得意でできている家事をしっかりとこなす

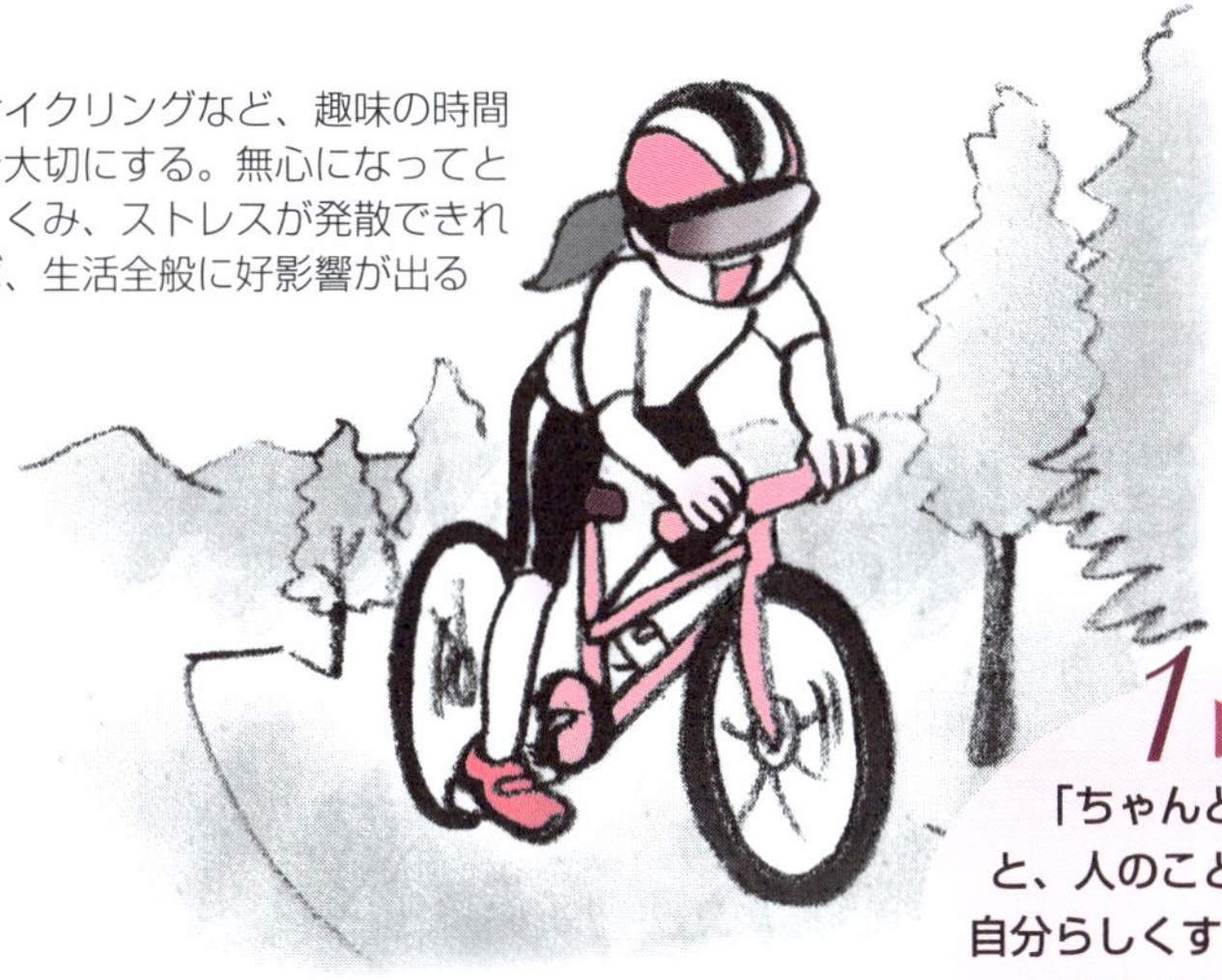

サイクリングなど、趣味の時間を大切にする。無心になってとりくみ、ストレスが発散できれば、生活全般に好影響が出る

肯定的になる3つのコツ

自分を肯定し、無理なく生きるためのコツが3つあります。自分の時間をもつこと、人を頼ること、生活習慣を整えることです。いずれもけっして特別なことではなく、日々を丁寧に生きようとすれば、自然に実現していきます。

1 自分の時間をもつ

「ちゃんとしよう」「迷惑をかけないように」と、人のことばかり意識していると、苦しくなる。自分らしくすごせる時間も必要。趣味を楽しんだり、多少のミスは許してもらえる親しい友人とすごしたりすることを、日々の習慣に組みこむとよい

2 苦手なことは人を頼る

自分のことをなんでも自分でしようとすると、どうしても困難に直面し、失敗することが増える。極端に苦手なことでは家族や友達、学校の先生などのたすけを借りたほうがよい。失敗をさけることができ、自信をすり減らさなくて済む

（88ページ参照）

3 生活習慣を整える

生活の乱れは、体調の乱れや精神的な不安につながる。食事や睡眠、運動など日々の習慣を見直し、規則正しい生活を心がけたい。当たり前のことのようだが、それを軽くみて苦しんでいる人が意外に多い

「セルフエスティーム」が育っていく

ADHDの人は、ミスをくり返して自信を失いがちだといわれます。そのため、ただミスを減らすだけでなく、失った自信を回復する必要があります。

必要なのは、自信でもあり、自尊心や自分を肯定する見方でもあります。英語では「セルフエスティーム」と表現されることもあります。「いい加減」な生き方をすることで、そのように肯定的な感情が育っていきます。

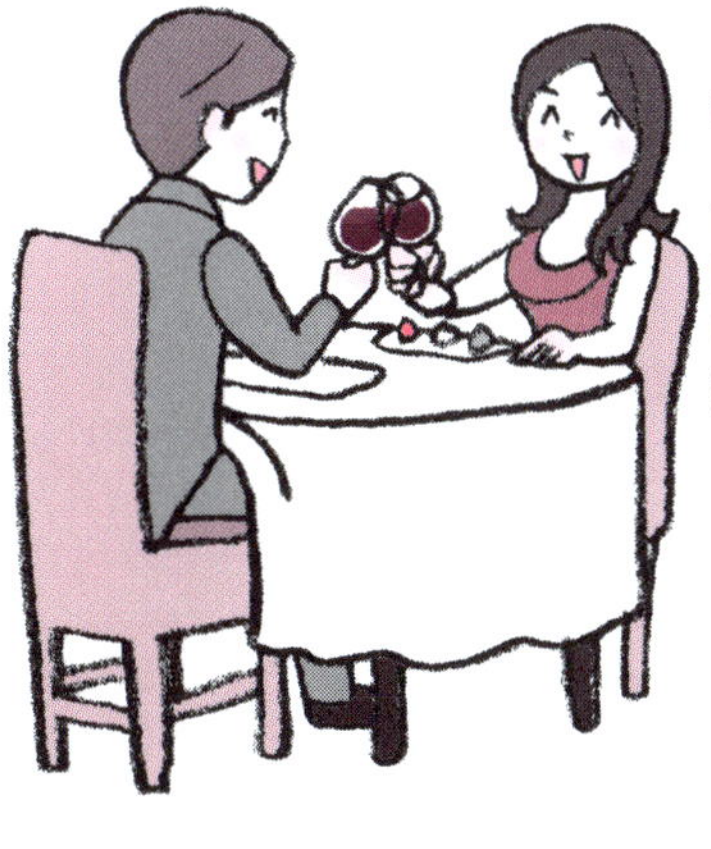

親しい人と食事をともにする習慣ができれば、食べる時間がある程度整い、生活リズムも安定してくる

COLUMN

男性は自分の内面に目が向きにくい?

生活の変化に注目しやすい

　ここまでに解説してきた通り、ＡＤＨＤの女性では治療中、内省的になり、多くの葛藤を抱える人がよくみられます。

　それに対して男性では、自分の内面にはあまり意識が向かず、多少の葛藤があっても、すぐに乗り越えていく様子がみられます。

　男性は自己像よりも生活面に注目している場合が多く、そういう人は目の前の問題が解消すれば、精神的にも落ち着いていきます。

　どちらも臨床経験上の話にすぎませんが、多くの人にみられる傾向ですから、ＡＤＨＤの男女の違いを理解するときに、参考としてよいと思います。

なぜ内面に目が向きにくいのか

　男女の違いがどこからきているのか、その原因はよくわかっていません。ただ、男性と女性では脳機能に違いがあるといわれています。女性は男性に比べて、人の目を意識しやすく、社会性が高いという説もあります。

　そのような違いが、内面への意識の違いにつながっているのかもしれません。

男性	●生活面の問題解決を求めがち ●生き方の変化にさほど戸惑わない ●サポートを受け入れやすい
女性	●自己理解を重要視しがち ●生き方の変化に戸惑いやすい ●サポートに抵抗を感じる場合もある

5

生活面では「人間関係」がテーマに

生活面ではまず環境調整にとりくみますが、
そのほかに人間関係への考え方を
見直すことも、重要なテーマとなります。
自分にとって必要な人、危険な人が
どんな人か、理解しておきましょう。

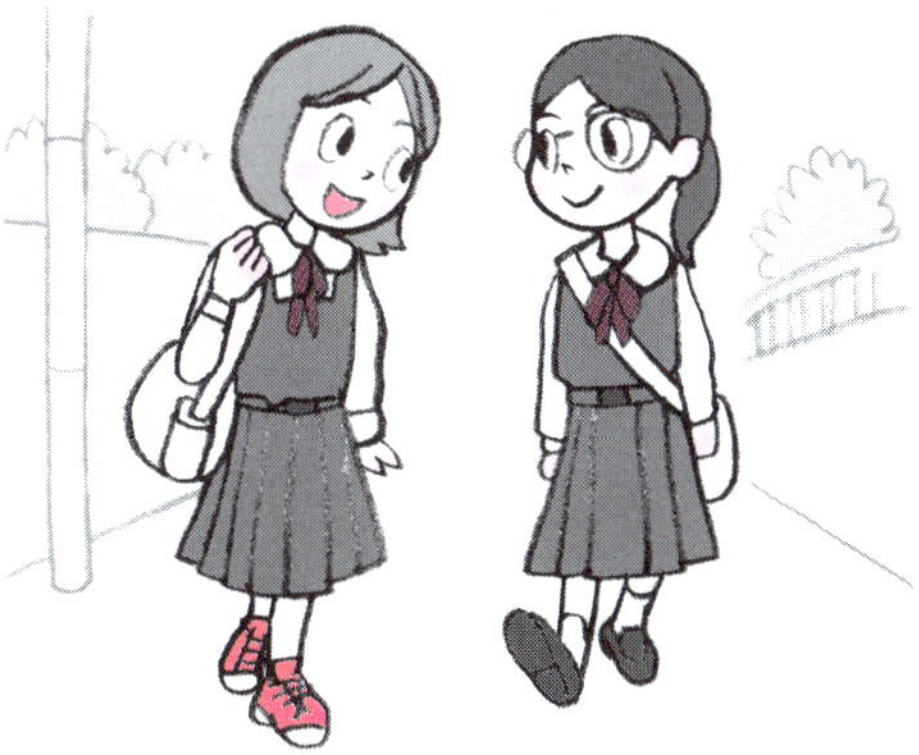

ストーリー 5

家族のサポートを得て生活が安定

1 両親やきょうだいに毎日の予定をこまめに知らせてもらうなど、さまざまなサポートを受けられるようになり、Aさんの生活はずいぶん落ち着いてきました。

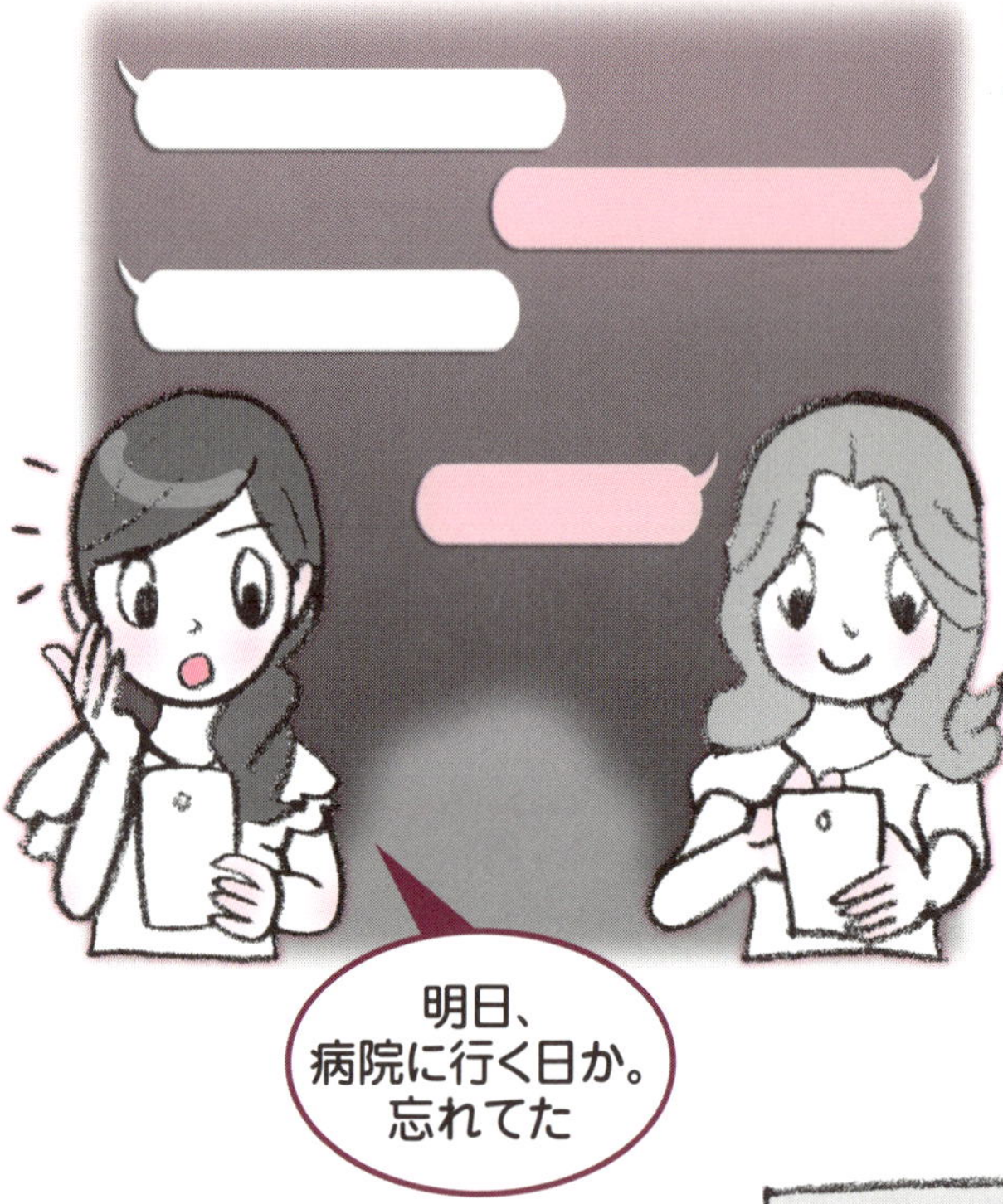

POINT

生活を見直し、ミスを減らそうとしているとき、家族や友達などまわりの人がサポートしてくれると、安心感をもってとりくめる。生活改善の主役は本人だが、支えが欠かせない。

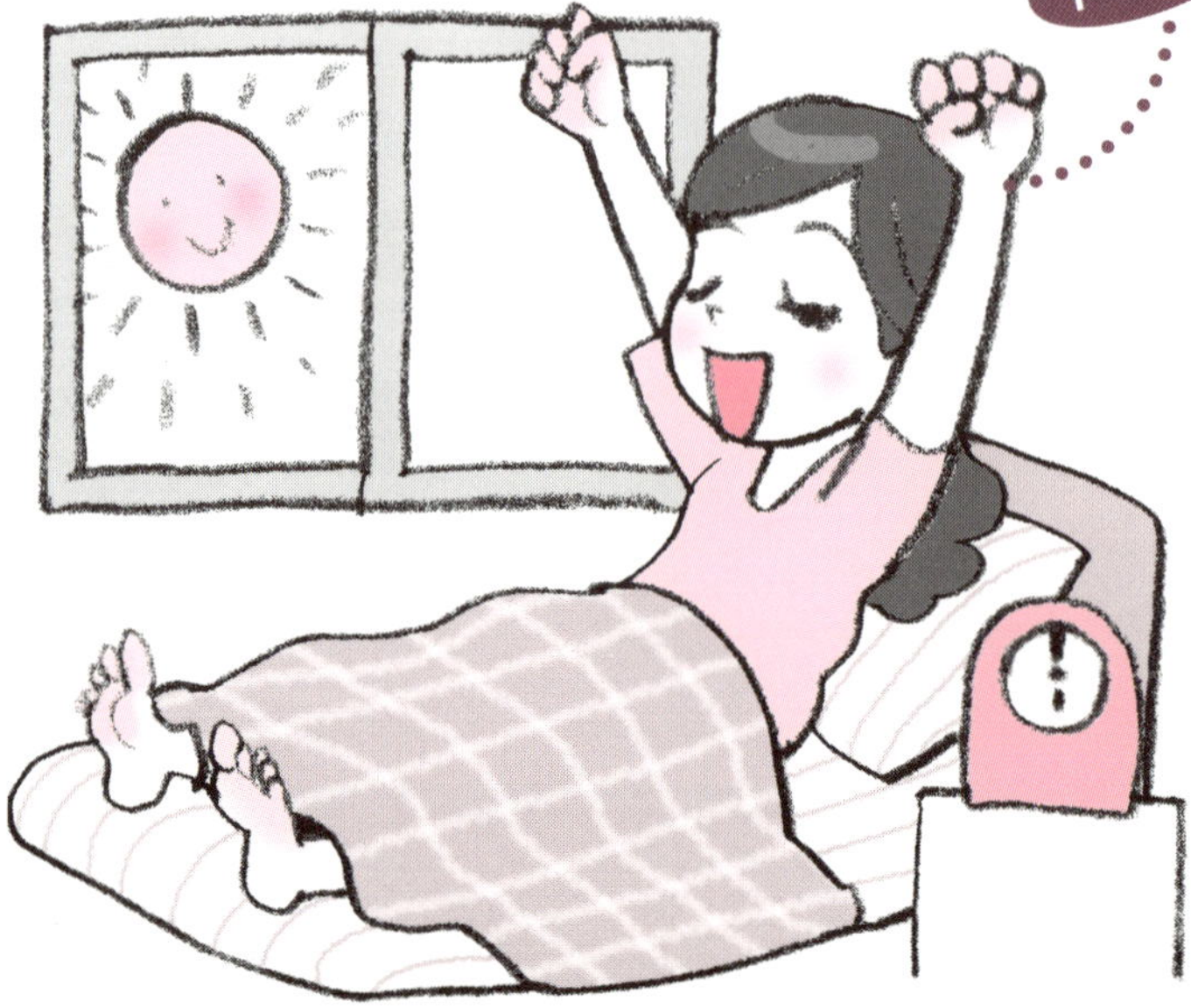

2 以前は朝から持ち物の準備や予定の確認などに大わらわでしたが、いまは前日までに家族と確認作業を済ませ、朝はおだやかにすごせています。

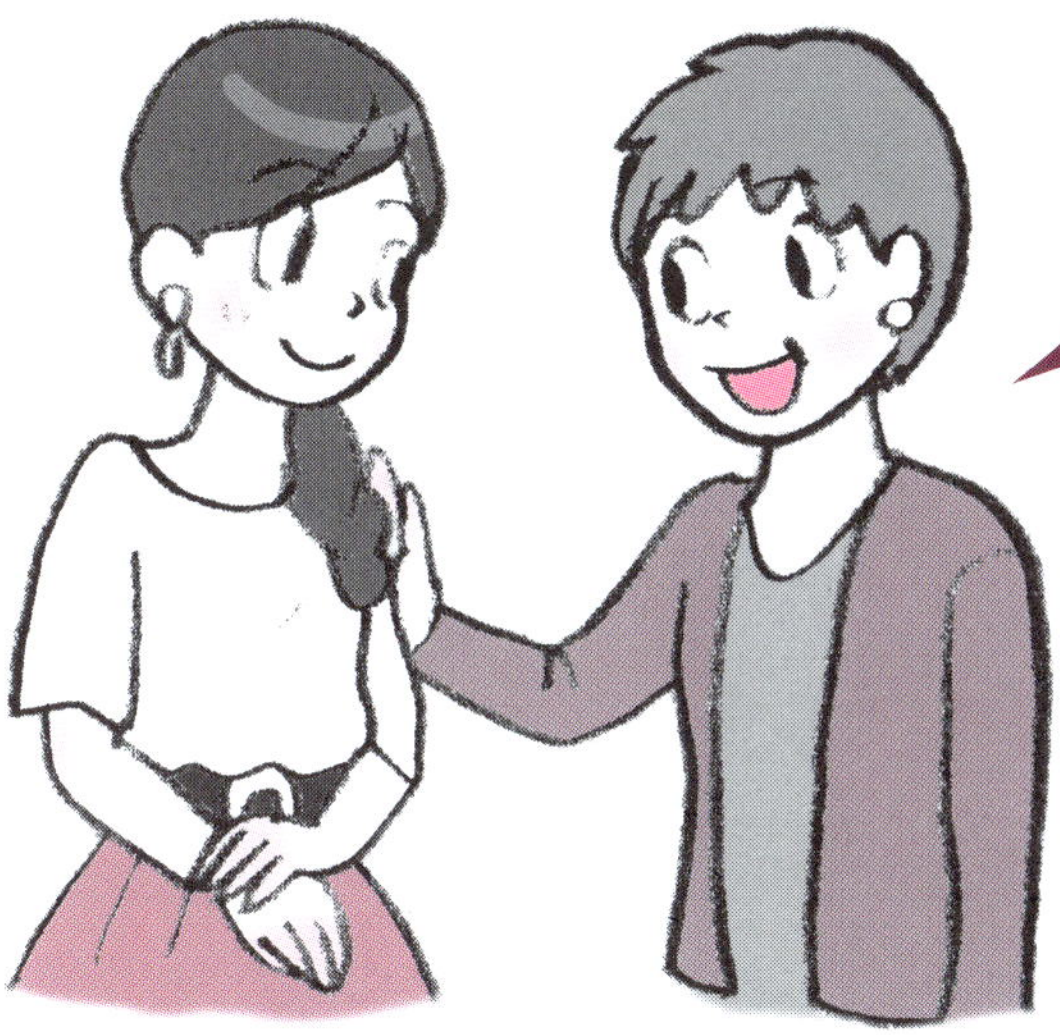
今日は体調も
よさそうね

3 困ったときに話を聞いてくれる相手がいることが、Aさんの支えになっています。母親のほうからも、Aさんの様子をみて、声をかけてくれます。

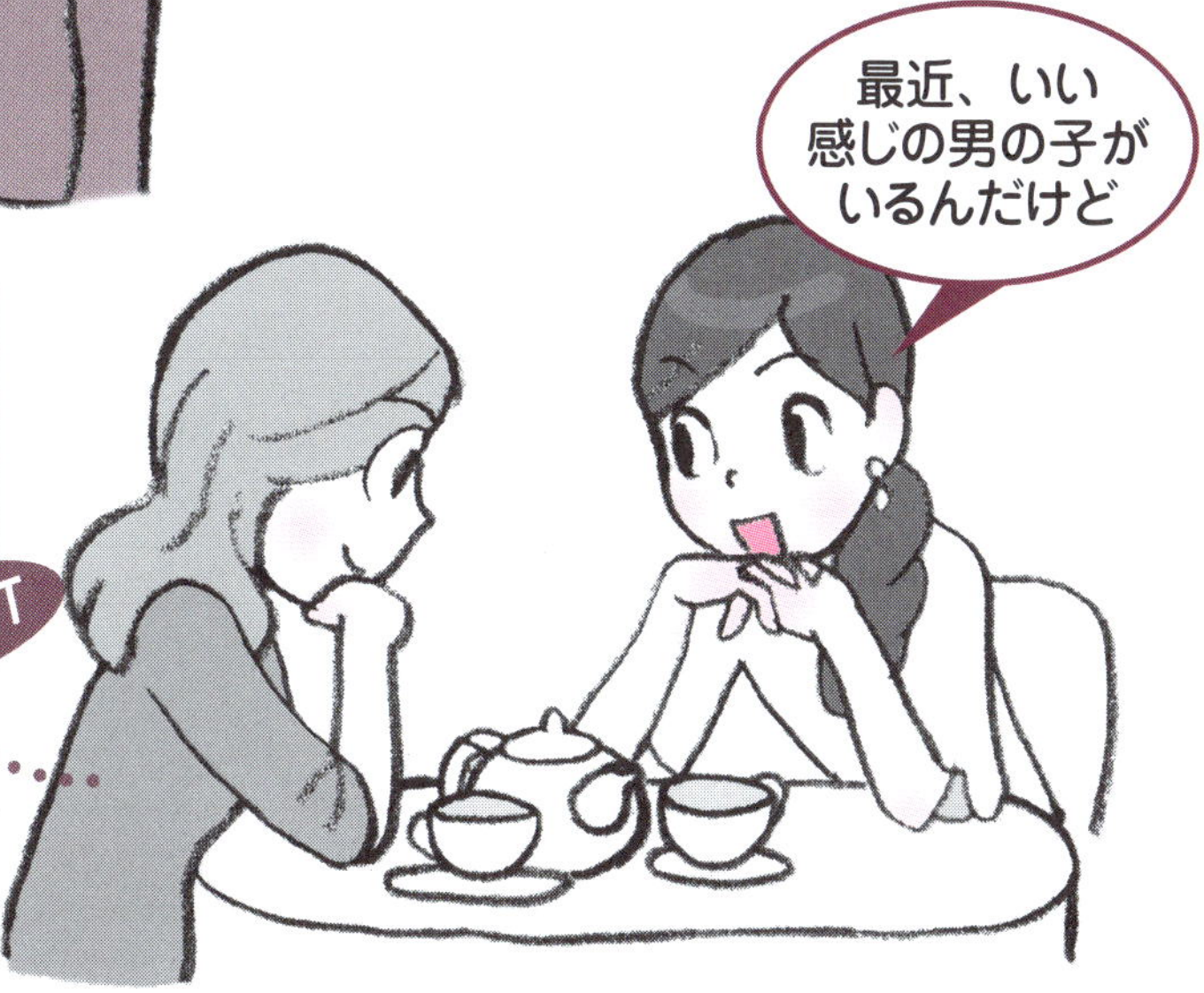
最近、いい
感じの男の子が
いるんだけど

POINT

ADHDの特性が、恋愛の悩みにつながってしまう場合がある（90～93ページ参照）。不本意な判断をして後悔しないよう、家族や友達の助言を受けるようにしたい。

4 Aさんはこれまで友達付き合いや恋愛でもよく悩みを抱えてきましたが、その点でもきょうだいに相談し、話し方や接し方の見直しをはじめました。

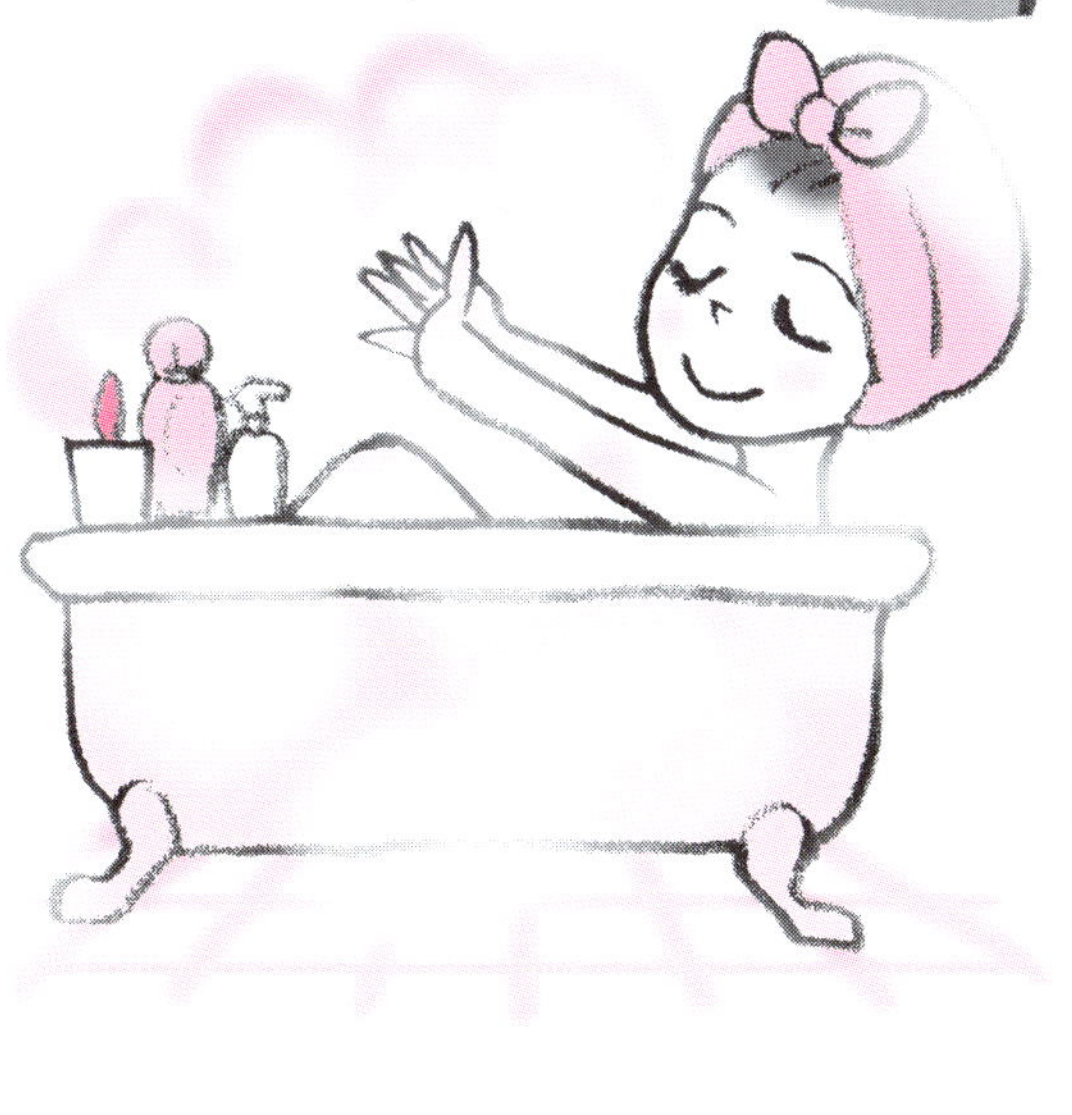

5 家族や友達と口論をすることが減り、人間関係のストレスがやわらぎました。いまではむしろ、人と関わることでストレス解消ができています。

96ページへ続く

生活面への対応

生活改善と関係改善が二つの柱に

生活面では、第三章で解説した「環境調整」をおこなって生活全般の改善をめざしますが、同時に人間関係の調整や改善もおこないます。

医療に頼りすぎないようにしたい

ADHDには、治療薬がありま す。医療によって、中核的な特性をやわらげることができます。しかし医療の力だけでは、対応として十分ではありません。

治療は主に脳機能のバランスを整えるためにおこなわれます。それによって、トラブルが起こりにくくなります。

それだけでも状態は改善していきますが、さらに生活面の対応にもとりくめば、トラブルはよりいっそう、起こりにくくなります。

治療を受けることはもちろん重要ですが、それだけに頼りきらず、生活面の見直しをおこなうことも重要なのです。

無理解が対立関係を生む

家族やまわりの人がADHDの特性を理解できていない環境では、不適切な指導やサポート不足によって本人が苦しみ、本人とまわりの人との間に対立関係が生まれてしまいがちです。

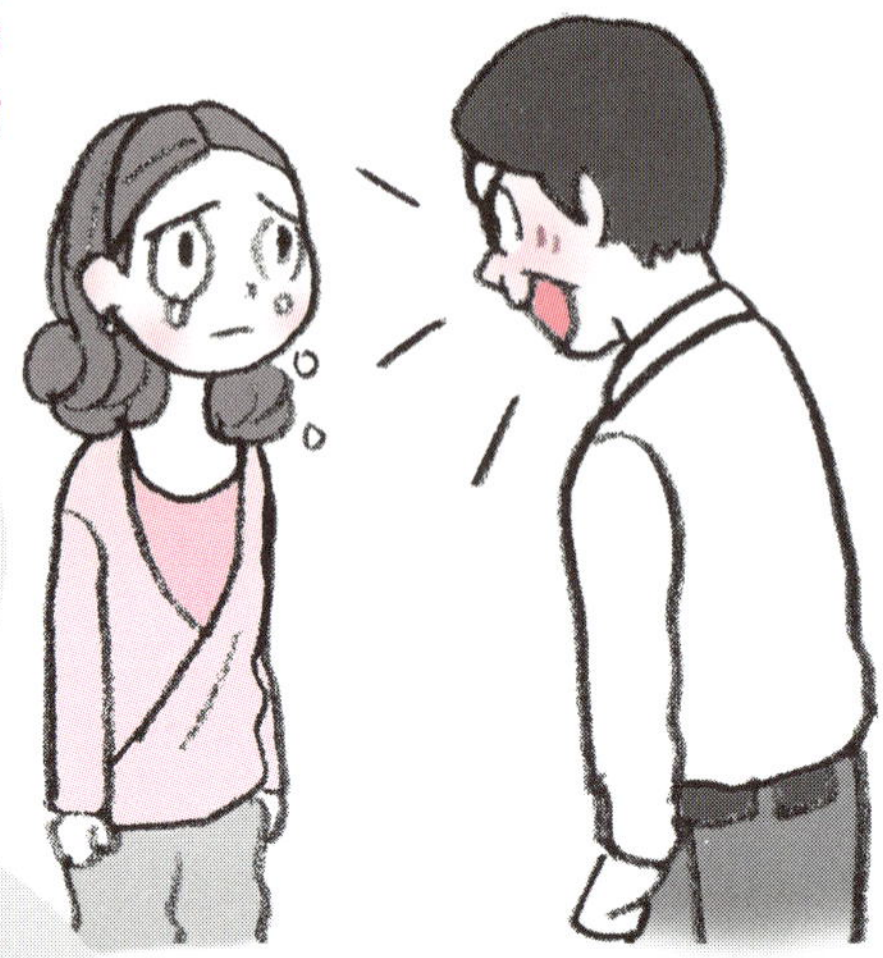

父親から「いつまでもだらしないままで、この先どうするんだ」などと叱られ、なにも言えなくなってしまう人もいる

指導される

片付けなどの苦手な作業について、まわりの人から「もっと一生懸命に」「よく考えればできる」などと指導される。それでもできないと、本人の努力不足だと叱られる

放置される

本人が成長するにつれて、まわりの人からのサポートが減る。「もう○歳なんだから自分でやりなさい」などと突き放される。特性があっても放置される

対立してしまう

本人は苦しみ、まわりの人は憤る。その結果、対立関係が生じてしまい、ますます理解や支援を得にくくなる

生活改善

ADHDの特性に合わせて、環境調整（58～63ページ参照）をおこなう。生活習慣や生活環境を見直すことで、特性がトラブルにつながらないようにする。

生活も関係も見直す

くらし方を見直すことに加えて、人との関わり方を見直すことも必要です。生活が整っても、人間関係が悪化してしまっては、くらしはなかなか落ち着きません。

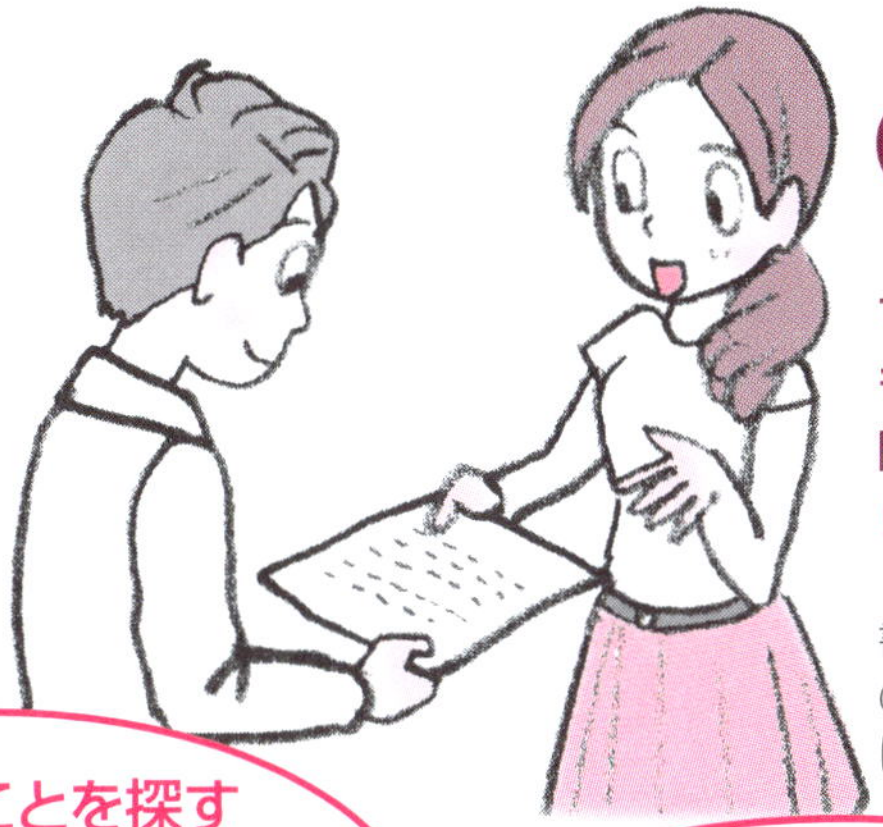

書類に必要事項をもれなく記入するのは苦手な人が多い。書いたあとには必ず家族に確認してもらう

手放せることを探す

ADHD の女性はなにごともつめこみがち。くらしに優先順位をつけ、手放せるものややめられる活動を探すと、余裕ができる

人を頼ることを習慣に

なにもかも自分で手がけようと思っていると、困難に直面しやすくなる。苦手なことには見切りをつけ、人を頼るようにする（88ページ参照）

関係改善

人間関係の改善も、環境調整の一環だといわれている。家族や友達など、身近な人だけでもよいので、ADHD への理解を求める。

互いにねぎらう

ADHD の本人も苦労しているが、それを支える人たちにも苦労がある。互いの努力をねぎらい合うことで、関係がつくりやすくなる

理解してもらう

ADHD を理解してもらえれば、人間関係の悪化が防げる。家族など、理解が得られそうな相手には特性や治療のことを説明したい

成功を喜び合う

治療や生活改善にとりくみ、うまくいったときに、本人とまわりの人で成功を喜び合うことができれば、関係がより深まる

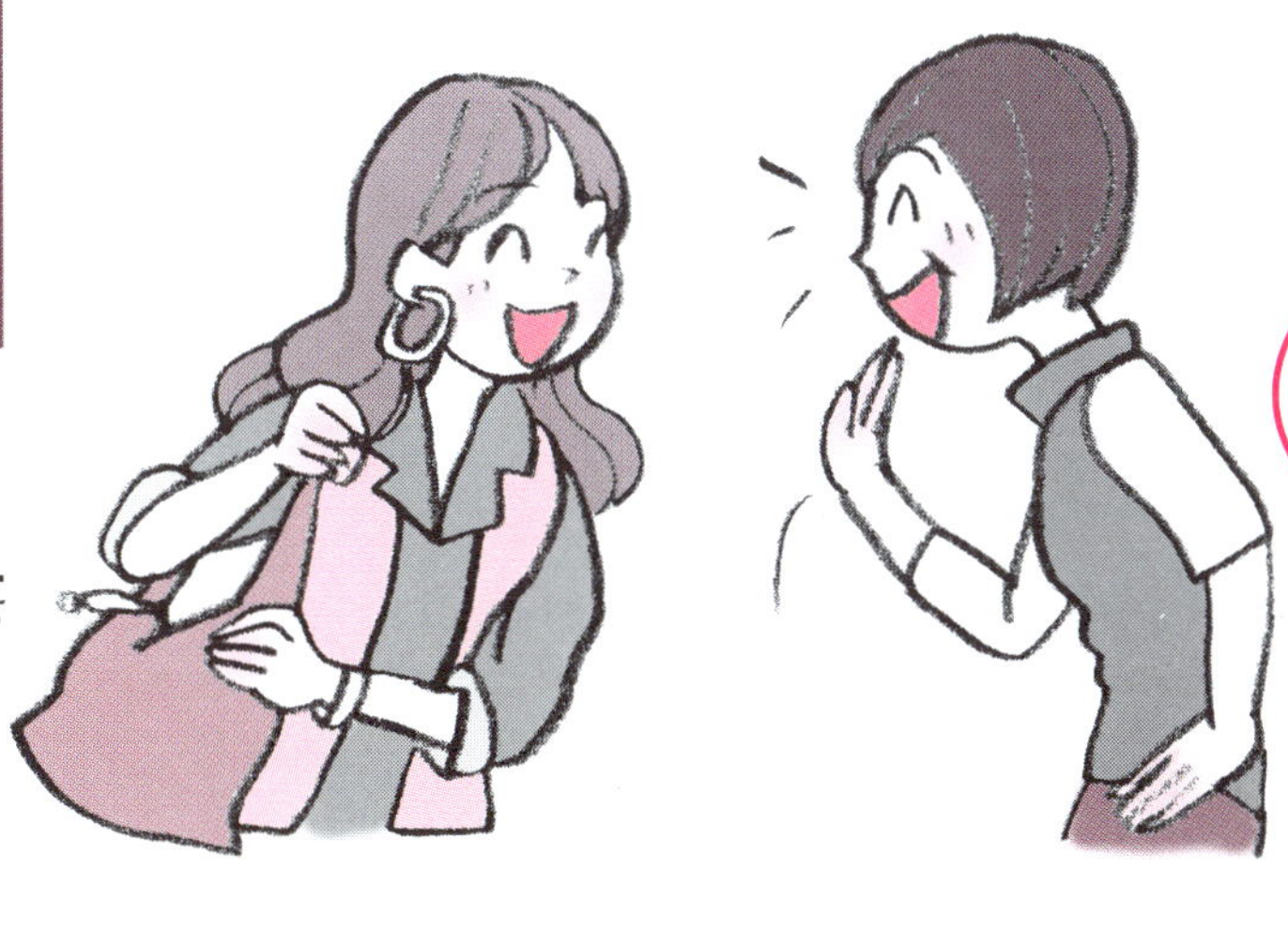

薬を飲んでいても、学校や職場で１日すごすのは簡単ではない。本人が帰宅したら、まずねぎらいの言葉をかけたい

同性との関係

そつなくふるまうことはあきらめる

まわりの人から「女性らしさ」を暗に要求され、苦しむことがあるかもしれません。そんなときは、無理をせず、自分らしさを大切にしましょう。

世間の女性観に苦しめられる

世の中には「女性はこうあるべきだ」という思いこみをもっている人がいます。ADHDの女性は、そういった女性観に自分を合わせることができず、苦しんでいる場合があります。とくに同性から「あなたも女性なら」と注意され、悩むケースが目立ちます。

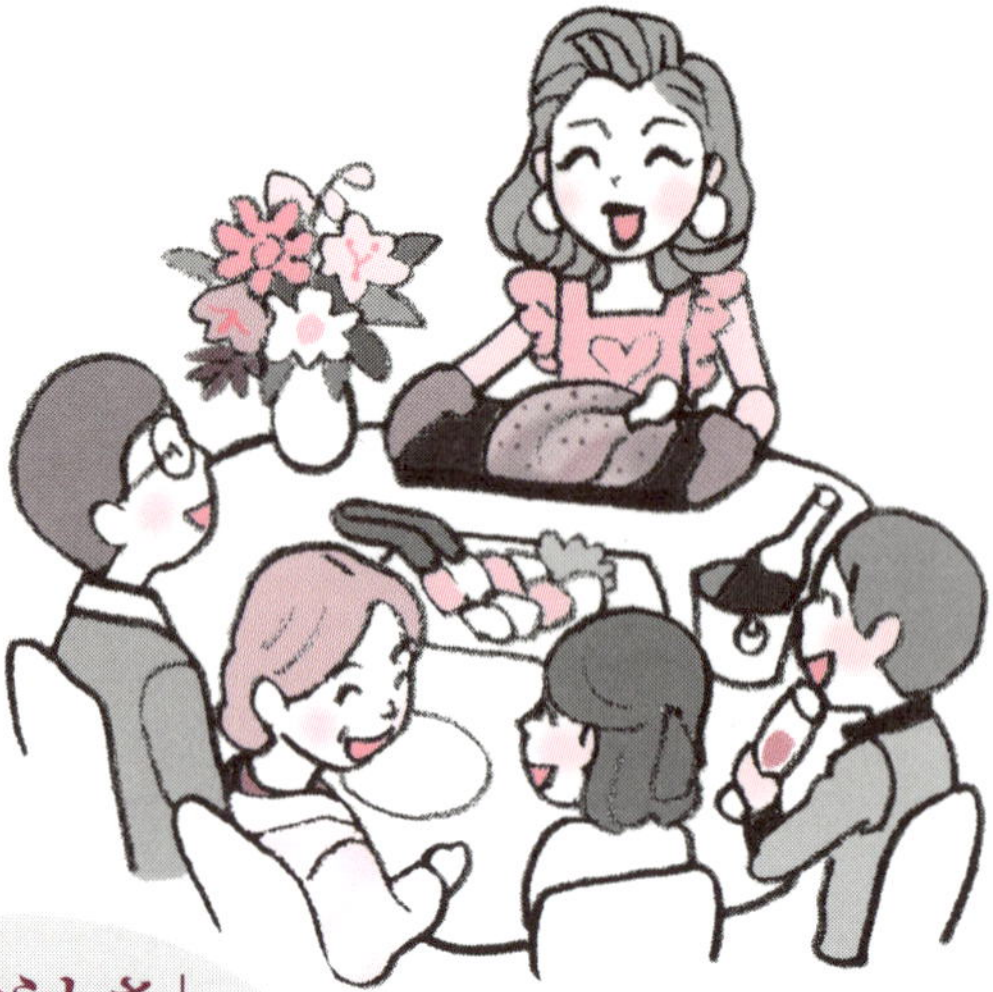

女性は家庭で来客をそつなくもてなし、こまやかな気づかいをするものだと思いこんでいる人が、世の中にはいる

「女性らしさ」を期待される

女性に対して「身ぎれい」「そつがない」「こまやか」といった先入観をもっている人から、そういう行動を期待される

- こまやかな気づかいができず、知らぬ間に嫌われてしまう
- 持ち物が整理できなくて困っていても、たすけてもらえない
- 他の女性のそつのないふるまいと比べられ、批判される
- 身ぎれいにすることが苦手で、いつも注意されている
- 注意されても期待に応えられず、自分で自分が嫌になる

要求に応えようとすると苦しくなる

ＡＤＨＤの女性は、同じ女性から「だらしない」「もっと気をつかって」「女性なんだから」などと注意されることがあります。

相手は、自分が女性として実践してきたことを、ＡＤＨＤの女性にも伝えようとします。親切心から、女性が求められる要素を教えようとしているのでしょう。

しかしそれは多くの場合、ＡＤＨＤの女性にとっては難しい要求となります。その要求に応えようとすると、苦しくなります。

不注意や多動性、衝動性といった特性がある場合、世間の求める女性像よりも、むしろ男性像に近い行動パターンになりがちです。

そういう特徴を自分らしさとして理解し、大切にしていくほうが、生活は安定します。

自分らしさを大切に

世間の女性観は曖昧なもの。それに合わせるのは難しいでしょう。それよりも、自分らしさを大切にして、自分に過度の負担をかけないようにしてください。

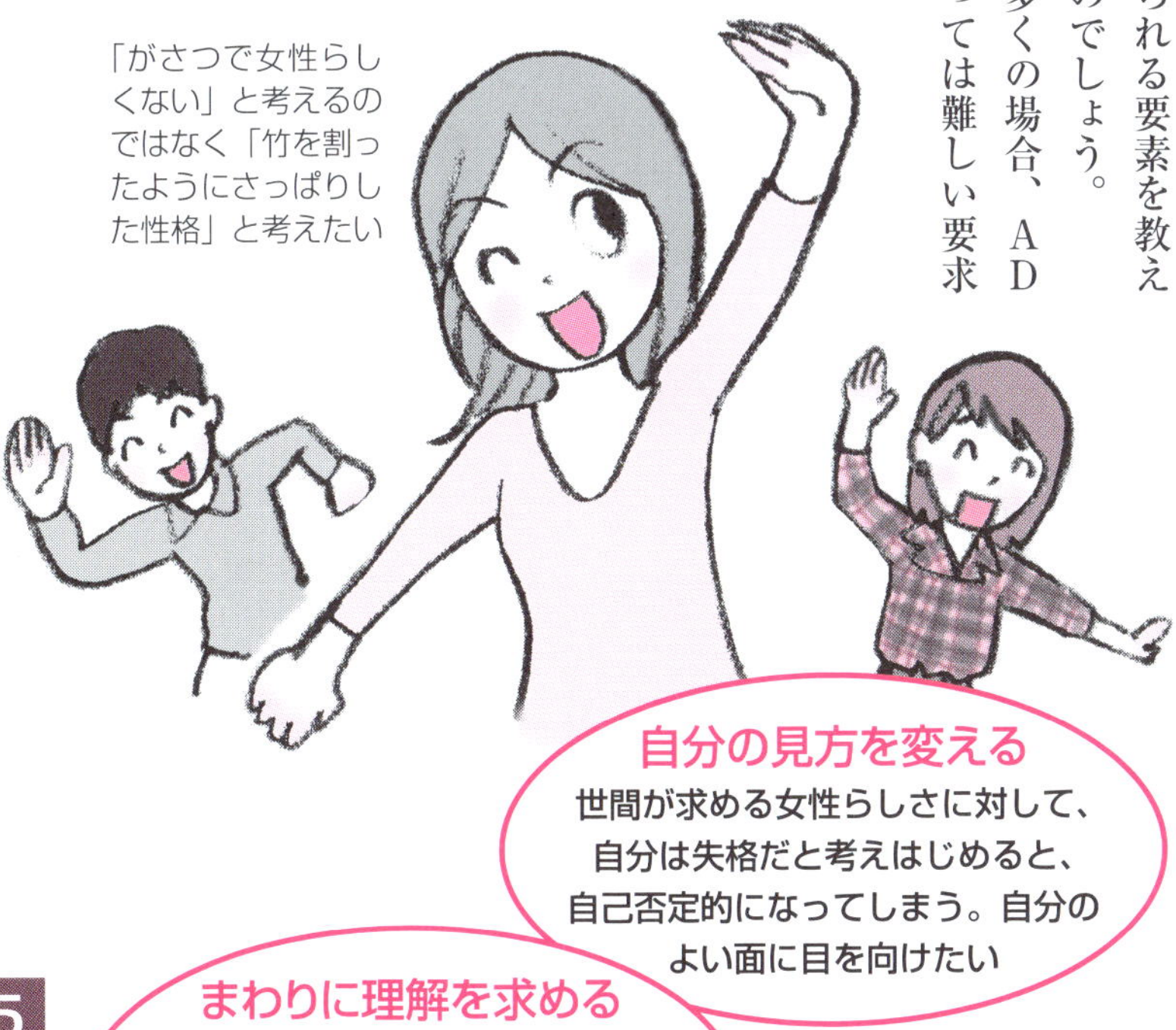
「がさつで女性らしくない」と考えるのではなく「竹を割ったようにさっぱりした性格」と考えたい
自分の見方を変える
世間が求める女性らしさに対して、自分は失格だと考えはじめると、自己否定的になってしまう。自分のよい面に目を向けたい
まわりに理解を求める
まわりの人に対しても、自分のよい面を理解してもらう。そつなくふるまうことではなく、ほかのことで評価や信頼を得る

POINT
場合によっては、相手にADHD の特性をはっきりと伝えたほうが、理解が得やすいこともある。それによって相手の思いこみが緩和するケースもある。

なかには転職して環境を変える人も

職場に独特の女性観が根強く存在していて、理解がなかなか得られない場合があります。どんなに説明しても、そつなくふるまうことを求められてしまうのです。

そのような状況では、転職して環境を変え、自分らしく生きる道を模索する人もいます。

女性観を押しつけられ、不当な期待をかけられるのは、ＡＤＨＤの女性にとって、それだけ苦しいことなのです。

同性との関係

フォローしてくれる友達・同僚をみつける

自分の短所をフォローしてくれる仲間と出会えると、くらしやすくなります。自分の長所が相手の役に立つように関係をつくっていければ理想的です。

少しサポートがあるだけでも違う

ＡＤＨＤの女性にとって、自分をサポートしてくれる人の存在はきわめて重要です。ちょっとした声かけひとつで、くらしやすさが大きく変わってきます。

　とはいっても、友達のなかからサポート役を選ぼうなどという身勝手な考え方をしてはいけません。それでは理解もサポートも得られないでしょう。

　日々の生活のなかで、自分を気にかけてくれる人や世話を焼いてくれる人を、大切にしましょう。そして、その相手が自分を大切に思ってくれるように、自分も相手をサポートしましょう。支え合える関係を築いていくのです。

向き不向きがある

　誰にでも、適性のある活動と、そうではない活動があります。ADHDの女性の場合、副社長として人を補佐するよりも、社長として人を引っぱっていくほうが、適性があります。

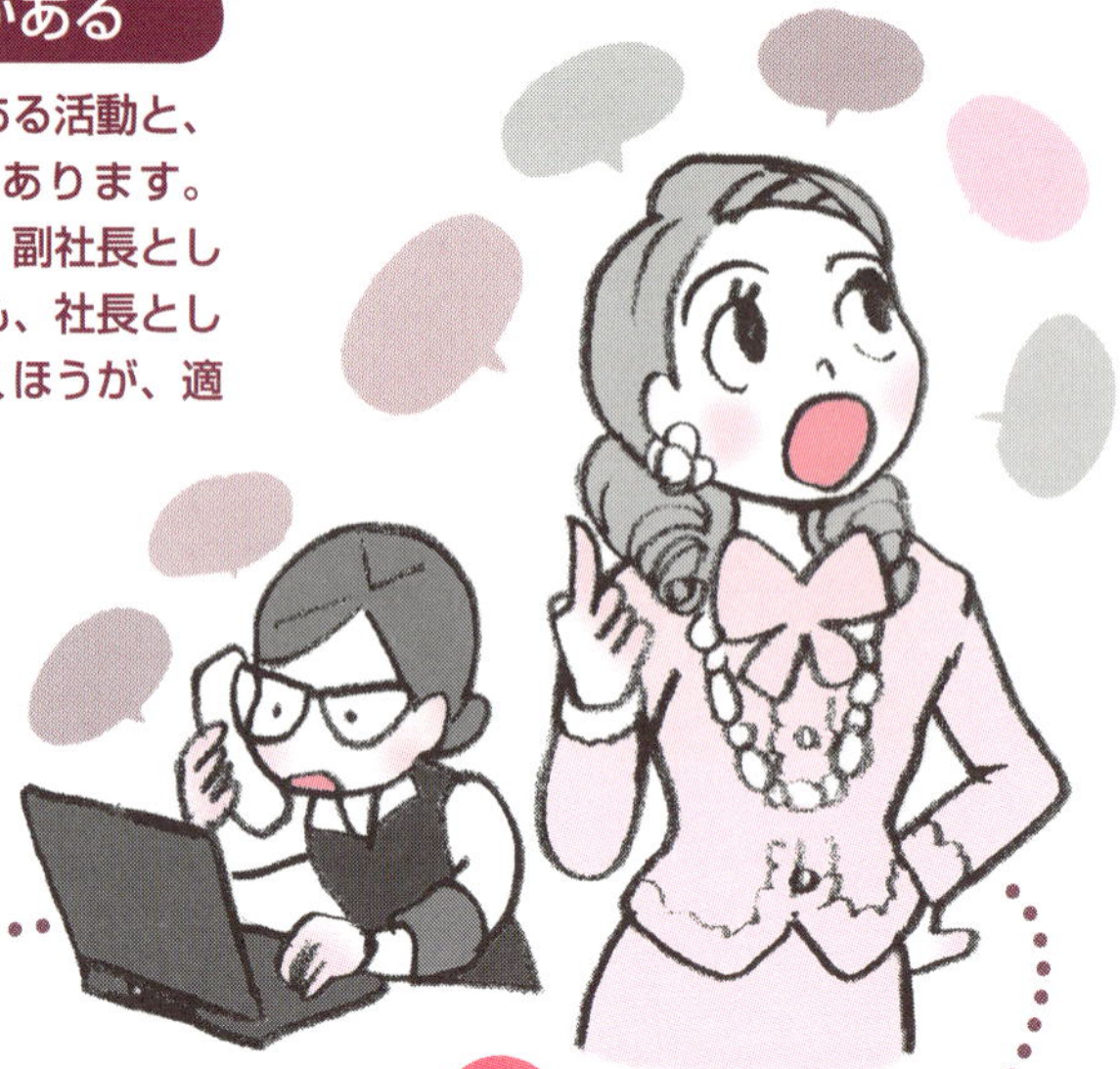

アイデア豊富な社長と、サポート上手の秘書をイメージしてみる。ADHD の女性に向いているのは前者

△ 補佐役は不向き

リーダーの補佐役は
向かない。
リーダーができないことや
見落としをまんべんなく
フォローするのは苦手

○ リーダー向き

どちらかといえば、
リーダーになったほうが
輝くタイプ。
アイデアを出すことや、
行動力を発揮することが得意

苦手なことを補い合う

サポートしてくれる仲間がみつかれば心強いのですが、ただ支えてもらうだけでは、よい関係は築けません。互いの苦手なことを補い合えるように、自分のできることも探しましょう。

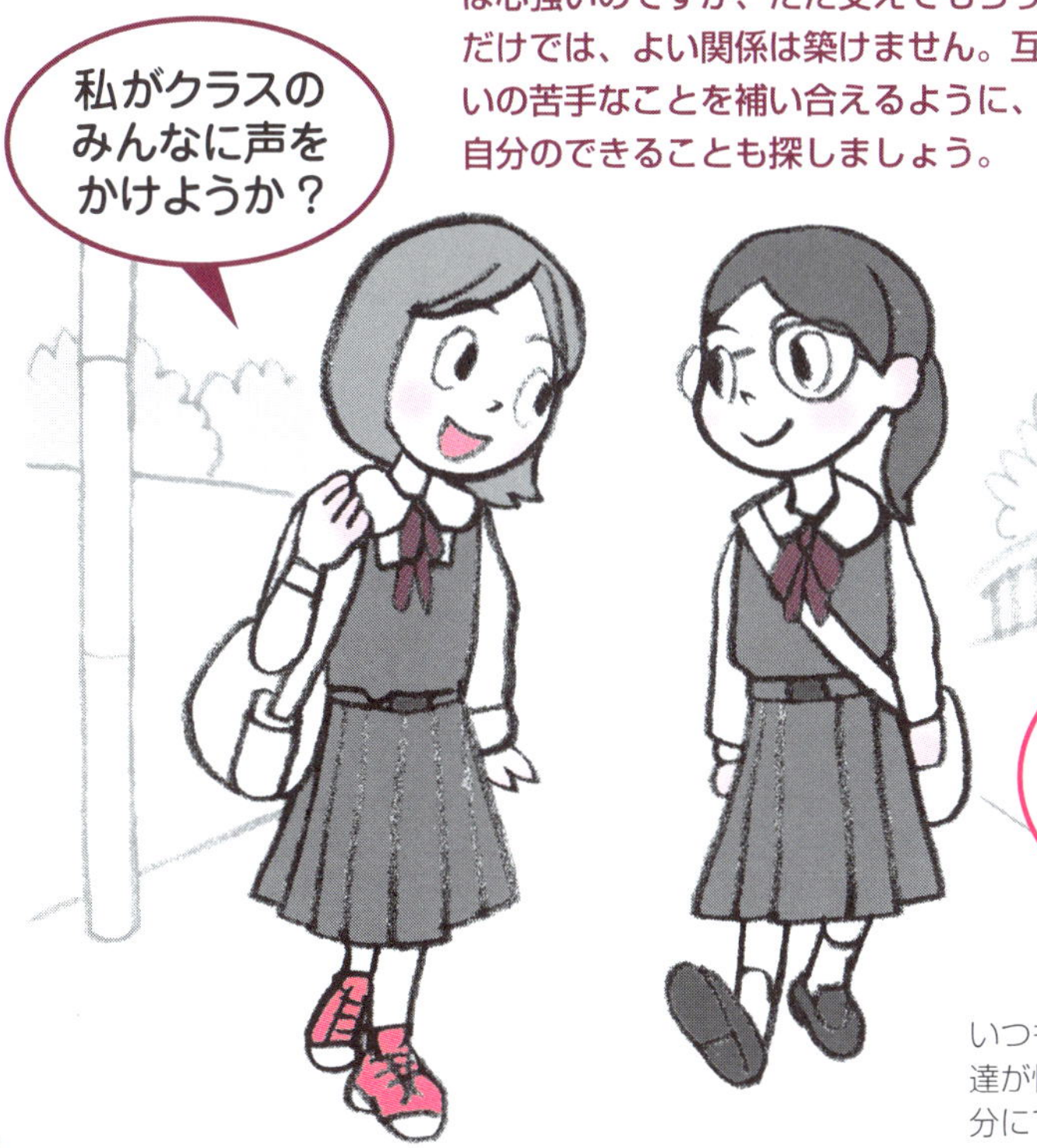

私がクラスのみんなに声をかけようか？

サポート役を得る

日頃からなにかと世話を焼いてくれるような友達や同僚との関係を大切にする。サポートへの感謝を伝える

互いに支え合う

自分の得意なことで、相手をサポートする意識をもつ。発想力や行動力、発言力などで相手の役に立つ

道具も活用する

仲間のサポートが得られない状況では、道具を活用する。携帯電話やカレンダーなどで苦手なことを補う

いつもサポートしてくれる友達が悩んでいるときには、自分にできることで協力する

フォローが上手な人の話し方とは

世話を焼いてくれる仲間がみつかっても、その人が「ああしなさい」「こうしなさい」と指示しがちなタイプだと、うまく関係が築けないことがあります。

正しい方法を教えこもうとするタイプよりも、よく気にかけてくれるタイプのほうが、よい付き合いができるでしょう。

こまめに声をかけ、困っていることを聞いてくれる人がいれば安心です。

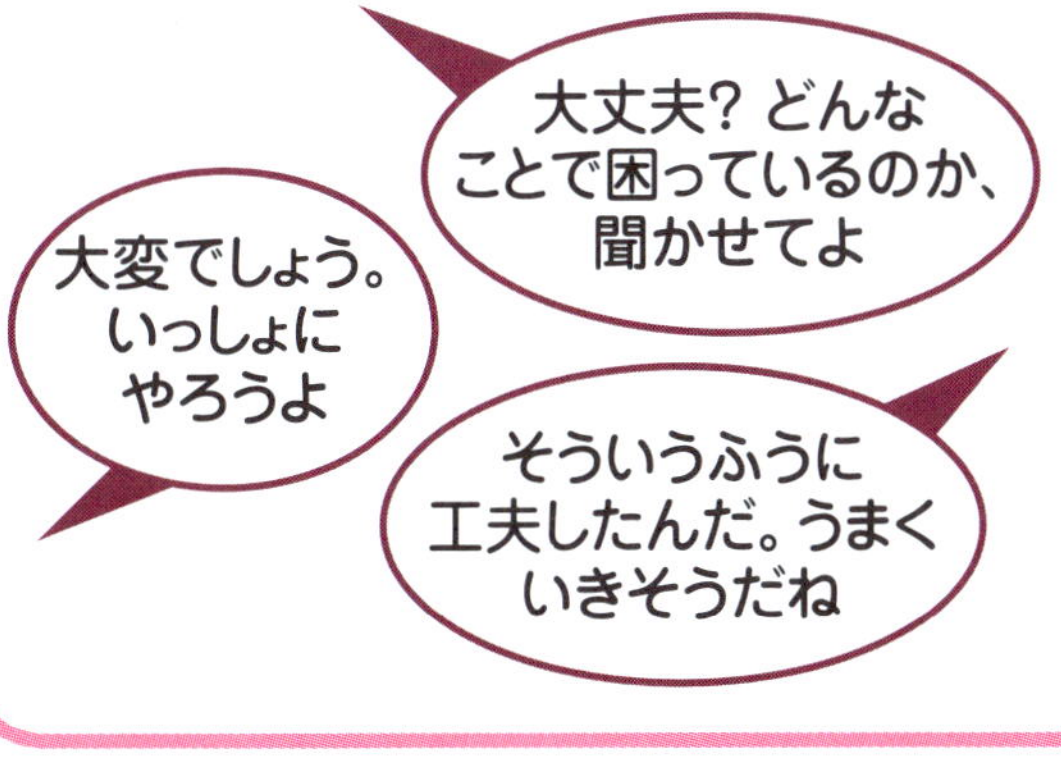

大丈夫？ どんなことで困っているのか、聞かせてよ
大変でしょう。いっしょにやろうよ
そういうふうに工夫したんだ。うまくいきそうだね

押しの強い男性との間には少し距離をとる

ＡＤＨＤの女性は、押しの強い男性に恋愛感情を抱くと、相手に依存してしまい、振り回されることがあります。そういう相手との付き合い方には注意が必要です。

押しの強い人に弱い

ADHDの女性のなかには、主張が強く、人を引っぱっていこうとする男性に振り回されやすい人がいます。気が変わりやすく、確かな意見がもてないことに悩んでいる場合、考えがぶれない人に会ったとき、魅力を感じるようです。

もともと移り気

ADHD の人には多動性があり、興味の移り変わりが早い。意見をしっかりともっている人に魅力を感じる

自己評価が低い

生活のなかで失敗をくり返してきた場合、自己評価が下がっている。自分よりも相手が優れていると思いやすい

男性を頼りすぎる

押しの強い男性と出会ったときに、頼ってしまうことが多い。とくに、親切にされたり大事にされたりすると、好意をもちやすい

振り回される

相手を尊敬するあまりに、言いなりになってしまい、相手の都合に振り回される。自分の意見がますますなくなっていく

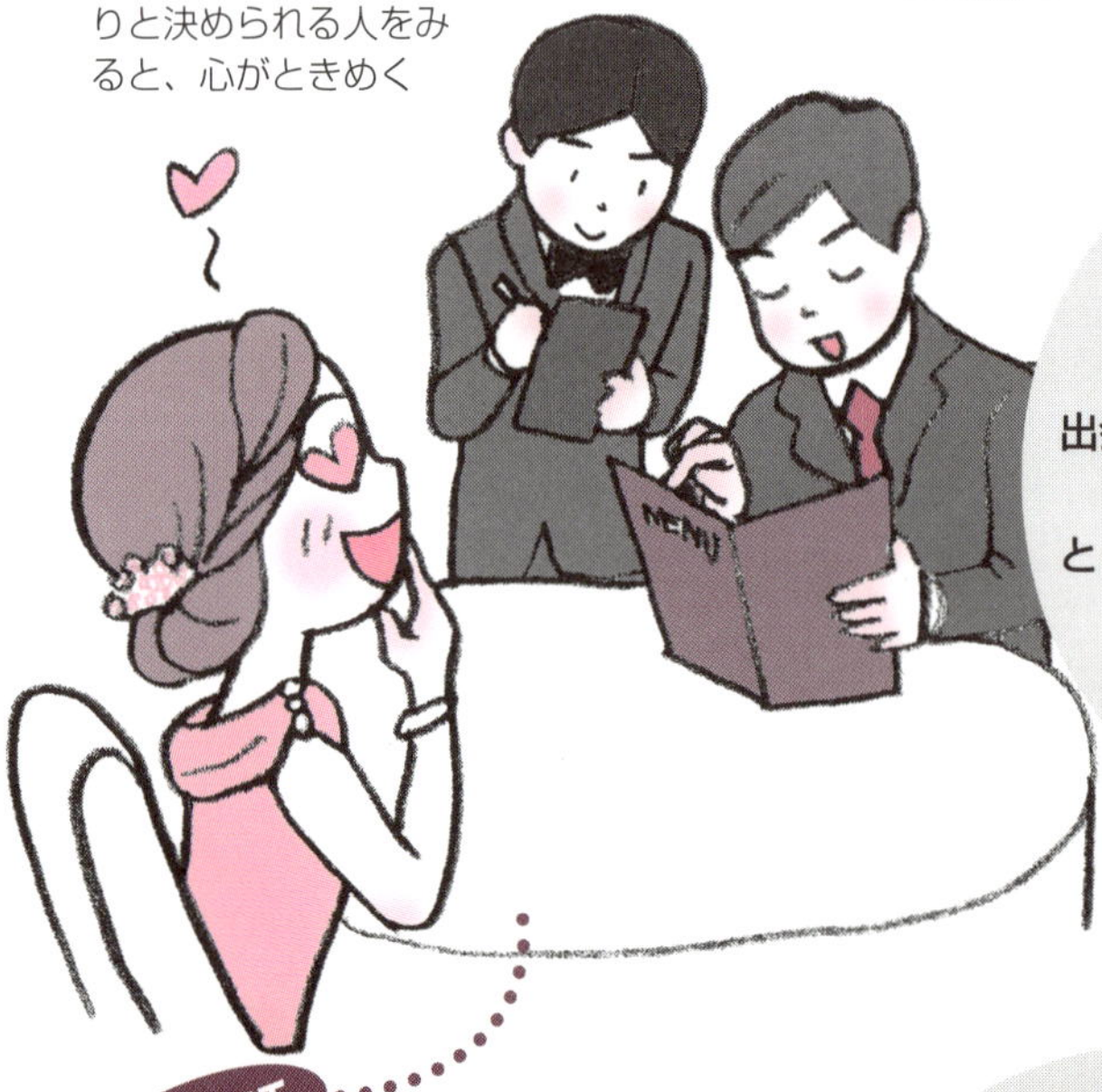

食べたいものや飲みたいものを自分でしっかりと決められる人をみると、心がときめく

POINT

思考の多動性があったり衝動的だったりすると、そうではない相手に魅力を感じやすい。自分にないものを相手に求めている。

決めてくれる人に好意をもちやすい

ＡＤＨＤの女性には多動性があるため、気分がコロコロと変わりやすく、また、衝動的に判断しやすいという特徴もあります。

そのためか、本人がものごとをうまく選択できていないという意識をもつことがあります。

そして、なにごとも思い悩まず、自分の意見をもって決断できる人に対して、好意や敬意をもちやすいのです。

「遊び好き」だと誤解される人も

主張の強い男性に付き合いを強く求められると、なかなか断れないという人もいます。

しかし、いざ付き合っても短期間の関係に終わってしまい、すぐにまた同じタイプの人と付き合って、まわりから「遊び好き」だと誤解されることもあります。

異性との付き合い方には、十分な注意が必要です。

助言を聞き、距離をとる

押しの強い男性に依存しやすいという傾向を理解して、そのような相手との付き合い方には気をつけましょう。振り回されてしまいそうなときには、家族や友達の助言を求めることも必要です。

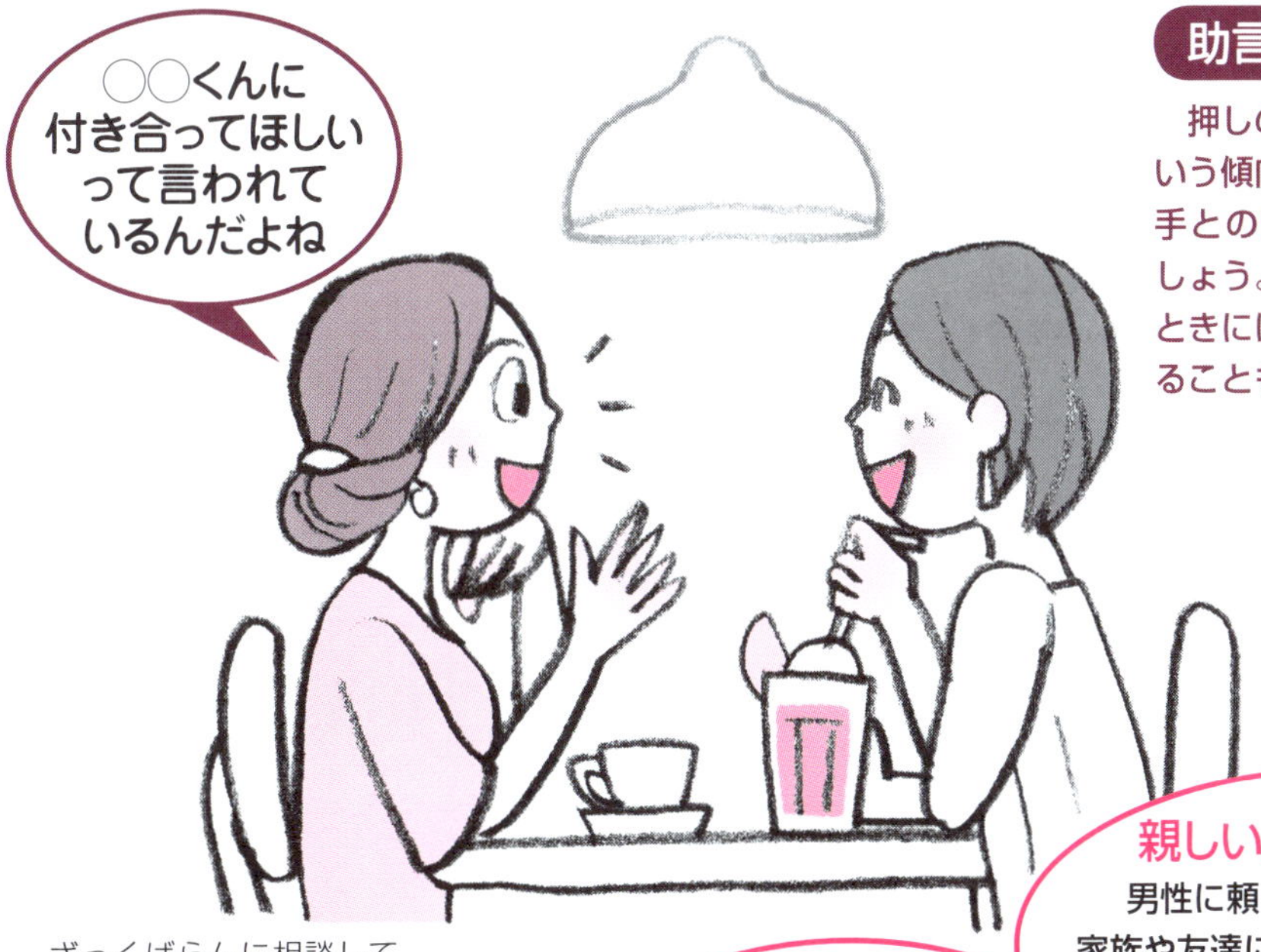

◯◯くんに付き合ってほしいって言われているんだよね

ざっくばらんに相談して、友達の意見を聞くとよい。男性の主張に流されすぎないよう、助言を求める

親しい人の意見を聞く
男性に頼っていると感じたら、家族や友達に相談し、意見を求める。付き合い方について、助言してもらう

押しの強いタイプとは距離をとる
人を引っぱっていくタイプの人には注意する。相手に魅力を感じても、依存の可能性を考慮し、距離をとる

恋人や夫に決断を迫らないようにする

異性と付き合っているときに、思いついたことを相手にも強要し、決断を迫ってしまうことがあります。衝動性が問題となるのです。

決断をあせりやすい

異性との付き合いについて、決断をあせってしまうことがあります。なかには結婚、離婚といった重要な判断を衝動的にしてしまう例もあり、注意が必要です。

早く行動したい

思いついたことは、すぐに話したり行動に移したりしたい。長期的な視点をなかなかもてない

刺激を求めがち

つねに刺激を求めているところがある。マンネリ化した生活を嫌い、出会いや新たな関係を求めがち

判断をあせる

付き合いたい、結婚したいなどと思ったとき、すぐに判断して、相手にも決断を迫ってしまうことがある

あとで悔やむ

衝動的な判断で男女の関係になったり、結婚や離婚を決断してしまったりして、あとで強く悔やむ

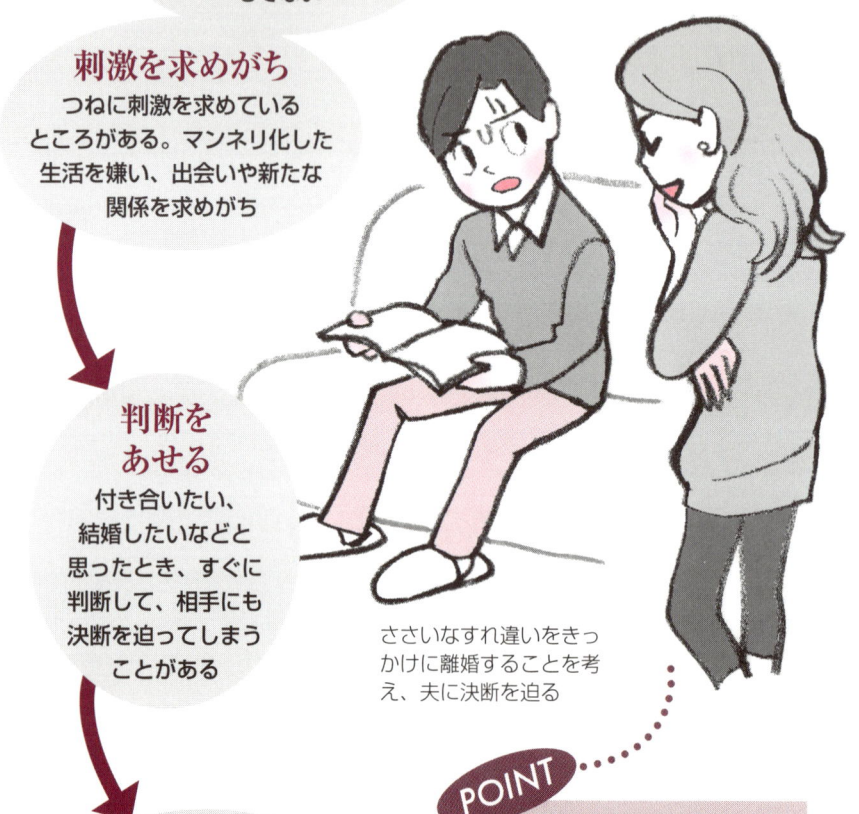

ささいなすれ違いをきっかけに離婚することを考え、夫に決断を迫る

POINT

結婚や離婚だけでなく、退職や転居、高額の契約など、他にも重大な決断をあせっておこなう傾向がある。

ブレーキをつくっておく

多動性や衝動性が、異性との関係に影響しやすいことを自覚しておきましょう。慎重になろうとするよりも、自覚をもって予防線を張っておくほうが、現実的です。

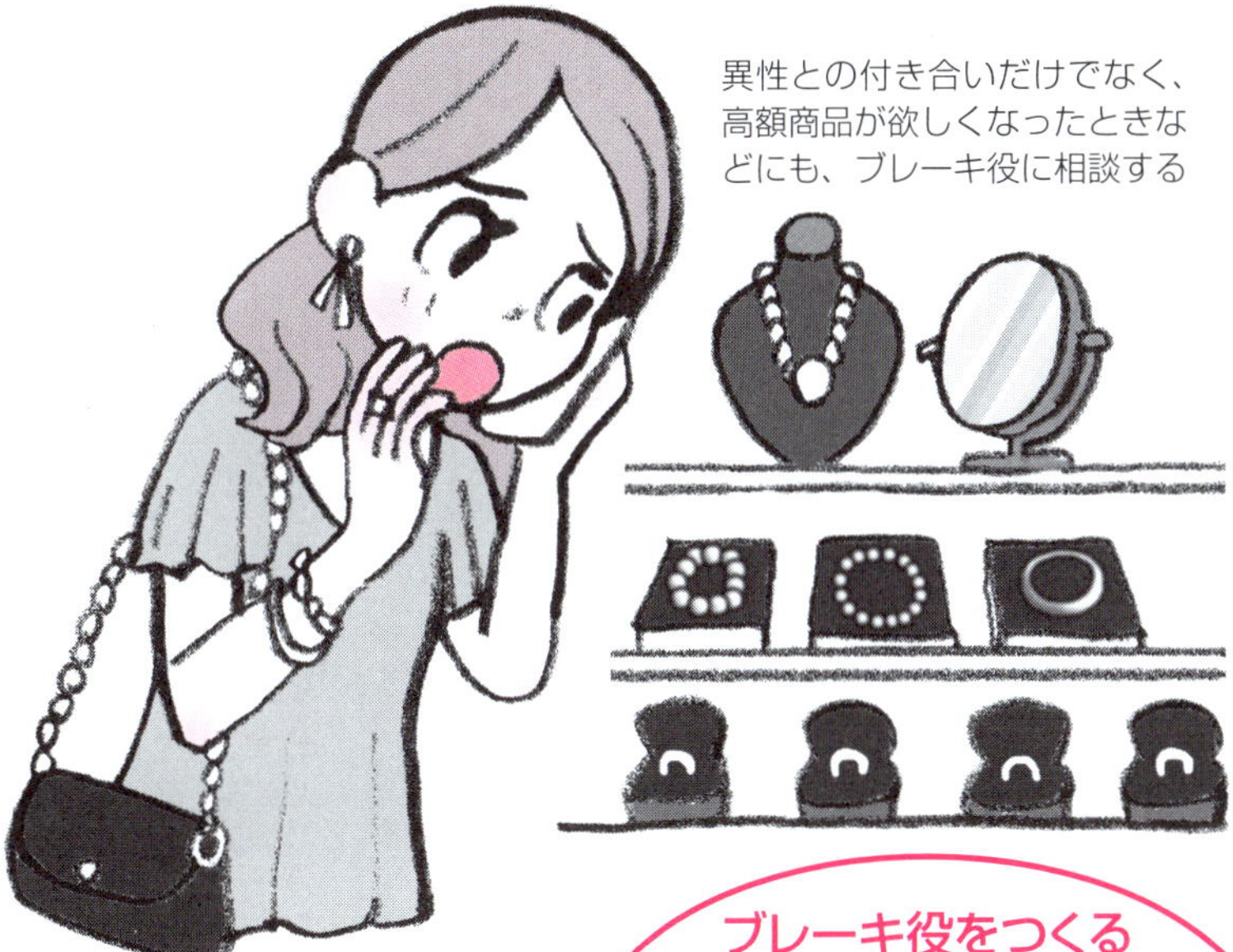

異性との付き合いだけでなく、高額商品が欲しくなったときなどにも、ブレーキ役に相談する

ブレーキ役をつくる
家族など、いつでも頼れる相手をブレーキ役にする。その人の許可をとらなければ、結婚や離婚の決断はできない決まりにする

待つことを決まりに
どんな決断をするときにも、一定の保留期間をもうける。その間にブレーキ役や友達などに相談し、もう一度考える

感情的だという自覚をもつ

異性との関係で、衝動的・感情的になりやすいということを自覚しましょう。その自覚をもって、あらかじめ対策をとっておけば、大きなトラブルは防げます。

対策として、一定のルールをもうけるとよいでしょう。「性的な関係をもつこと」「結婚・離婚」「契約」「借金」など、問題になりやすいことをあらかじめ列挙し、その決断を迫られたときには、必ず家族などの頼れる人に連絡するという決まりをつくります。

どんなにあせっていても、ルールに従って確認作業をおこなうようにすれば、トラブルを未然に防げるのです。

インターネットでも衝動的になりやすい

最近、問題となっているのが、インターネットのＳＮＳに、衝動的に投稿してしまうことです。

家族や友達、知人などへのメッセージを深く考えずに書いてしまったり、画像をアップロードしてしまったりして、あとで悔やむ人がよくいます。

インターネットに一度、投稿してしまうと、削除することが難しくなります。ＳＮＳの利用にもブレーキ役のサポートが必要です。

家族との関係

親子間の言い争いをさけるコツ

親子のどちらか、または両方にＡＤＨＤの特性がある場合、理解が不足したままでは、親子関係が悪化しかねません。家族全員でＡＤＨＤの理解につとめましょう。

ＡＤＨＤの特性が子育ての悩みに

ＡＤＨＤの女性には、親やパートナー、子どもと言い争いになり、あとで自己嫌悪になるという悩みがよく見受けられます。

自分のミスを指摘されて嫌な思いをすることもあれば、不用意な発言で家族を怒らせてしまい、売り言葉に買い言葉という状態になることもあります。

ともにすごすことの多い家族だからこそ、誤解が誤解を呼び、小さなトラブルが拡大してしまって、衝突につながります。

家族間の口論を防ぐためには、なによりも誤解を解消することが大切です。家族で話し合い、ＡＤＨＤを適切に理解しましょう。

親子で衝突しやすい

ADHD の特性は子育てのなかで悩みの種になりやすく、親子間の衝突を招いてしまいがちです。親に特性がある場合も、子どもに特性がある場合も、無理解なままではトラブルが引き起こされます。

親子ともに特性があり、いつも感情的に叱る親、いつまでもくせが直らない子どものやりとりが、かみ合わなくなっている場合もある

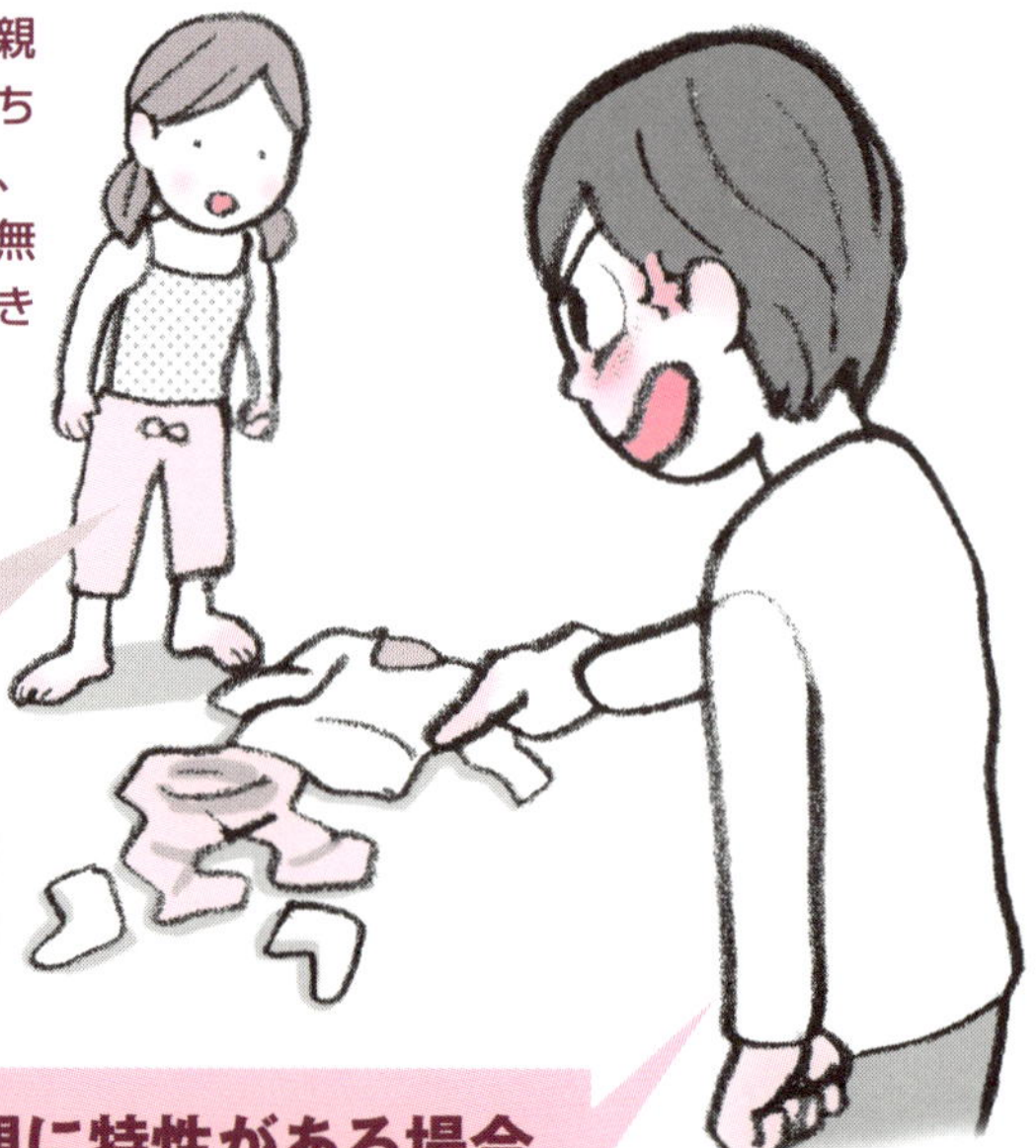

子どもに特性がある場合

親が子どもの育てにくさを感じる。ADHDに気づけず、子どもを同じことで何度も注意したり、叱ったりしてしまう

親に特性がある場合

しつけに一貫性がなく、子どもが混乱する。親がそれを子どもの理解力の問題だと感じて、叱ってしまったりする

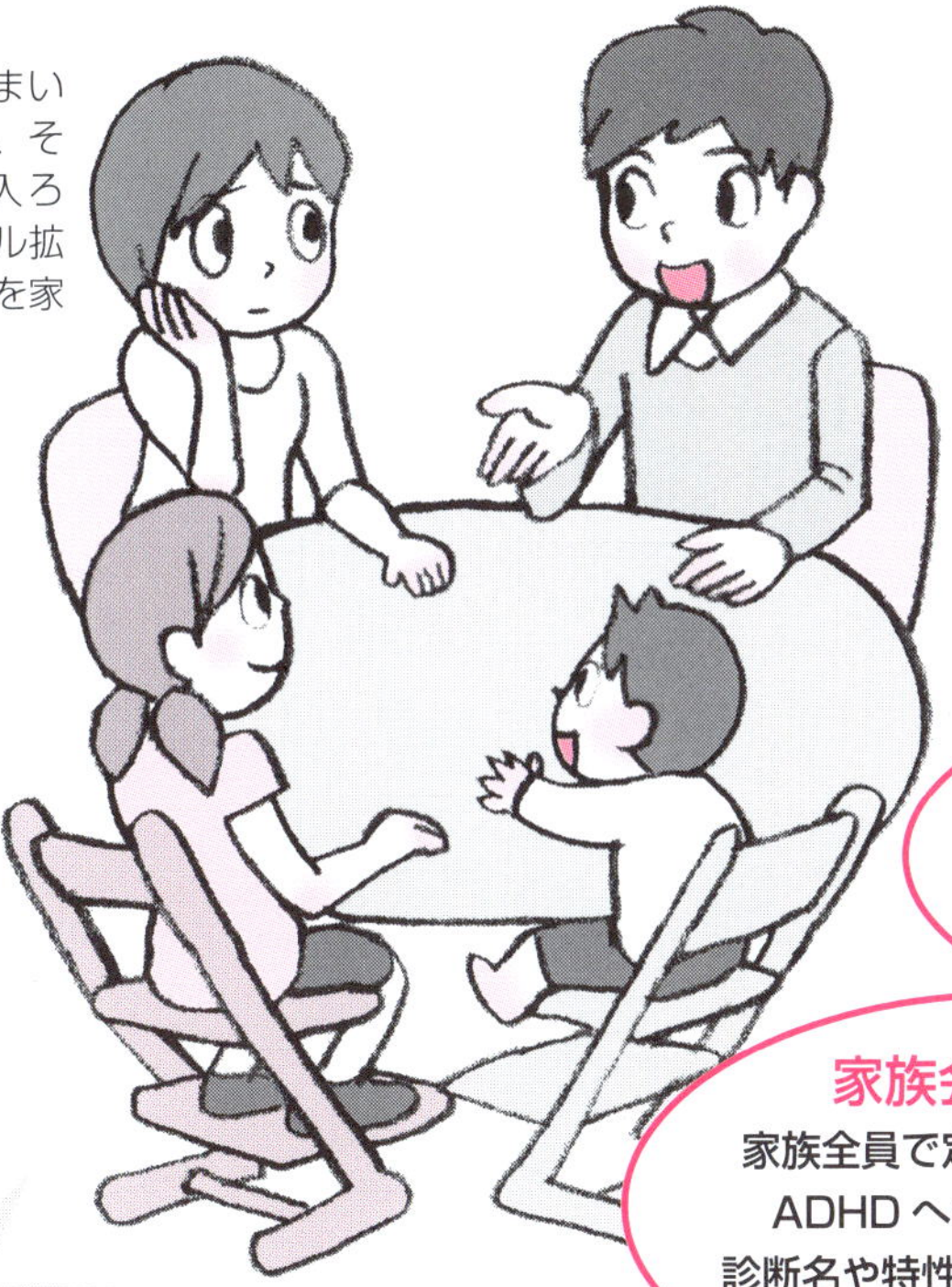

「口論になってしまいそうなときは一度、それぞれの部屋へ入ろう」など、トラブル拡大を防ぐアイデアを家族で共有する

家族会議を定期的に開く

ADHD のことを家族全員が理解できれば、家族間の誤解がとけ、関係が改善されます。人によって、理解の程度が異なってもかまいません。程度はどうあれ、ADHD について共通理解があり、一定のルールにそって対応できれば、それで十分です。

ルールを決める

ADHD の特性がある家族に対して、どのようなサポートをおこなうか、おおまかなルールを決めておく

家族会議を開く

家族全員で定期的に話し合い、ADHD への理解を深める。診断名や特性を言うかどうかは、状況によって判断する

曜日を決めたりして、定期的に話し合うようにする。親子ともに、ひとりで悩みを抱えこむことが減る

仲介役をつくる

親子間でトラブルが起こっている場合、たとえばそれが母親と娘の問題なら、父親や祖父母、きょうだいなどが間に立って話す

家族会議では問題が解決しない場合は……

家族療法を受ける

医療機関で家族療法を受ける。家族全体の問題を解消するための治療法で、精神科や心療内科の一部で受けることができる

夫婦間のトラブル「カサンドラ症候群」

親子間ではなく、夫婦間でトラブルが起こることもあります。

とくに深刻なのが、ＡＤＨＤの妻がアスペルガー症候群の夫に振り回されてしまう場合です。なにかと迷いがちな妻が、こだわりの強い夫の言いなりになり、家庭生活が崩壊してしまうのです。

妻はやがて、うつ症状など心身の不調にさいなまれるようになります。そのような重症例を「カサンドラ症候群」といいます。

家族療法やカウンセリングを受け、関係の悪化をできるかぎり早く止めなければいけません。

ストーリー❻

目標は「おっちょこちょいでかわいい人」

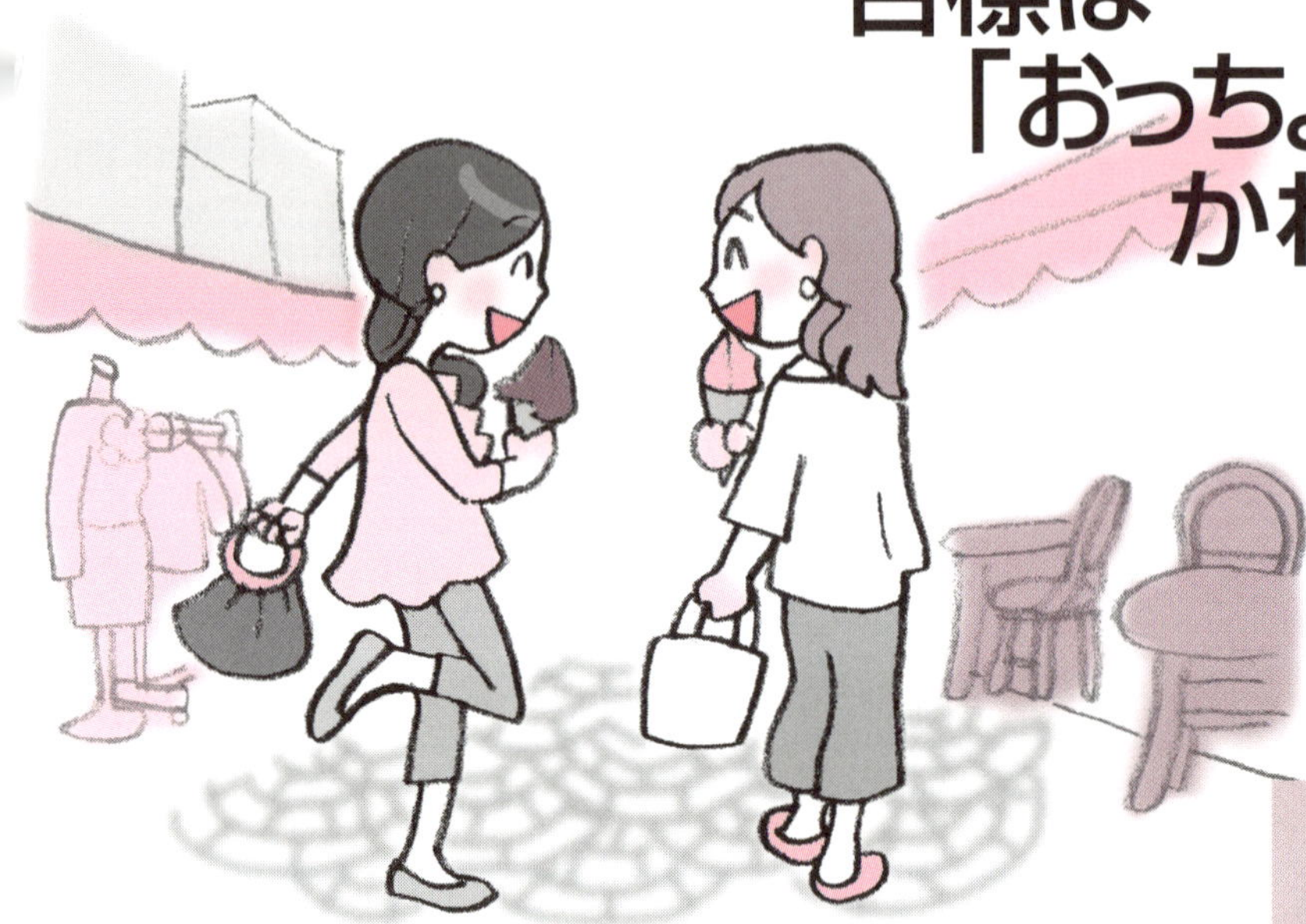

1 ADHDに気づかず苦しんだ日々があり、気づいてから葛藤した時期もありましたが、Aさんは特性を受け止め、自分らしくすごせるようになってきました。

状態が落ち着くと、ADHDの特性がよい面で発揮される。多動性が、どんな相手にも積極的に話しかけられるという長所となって現れたりする。

POINT

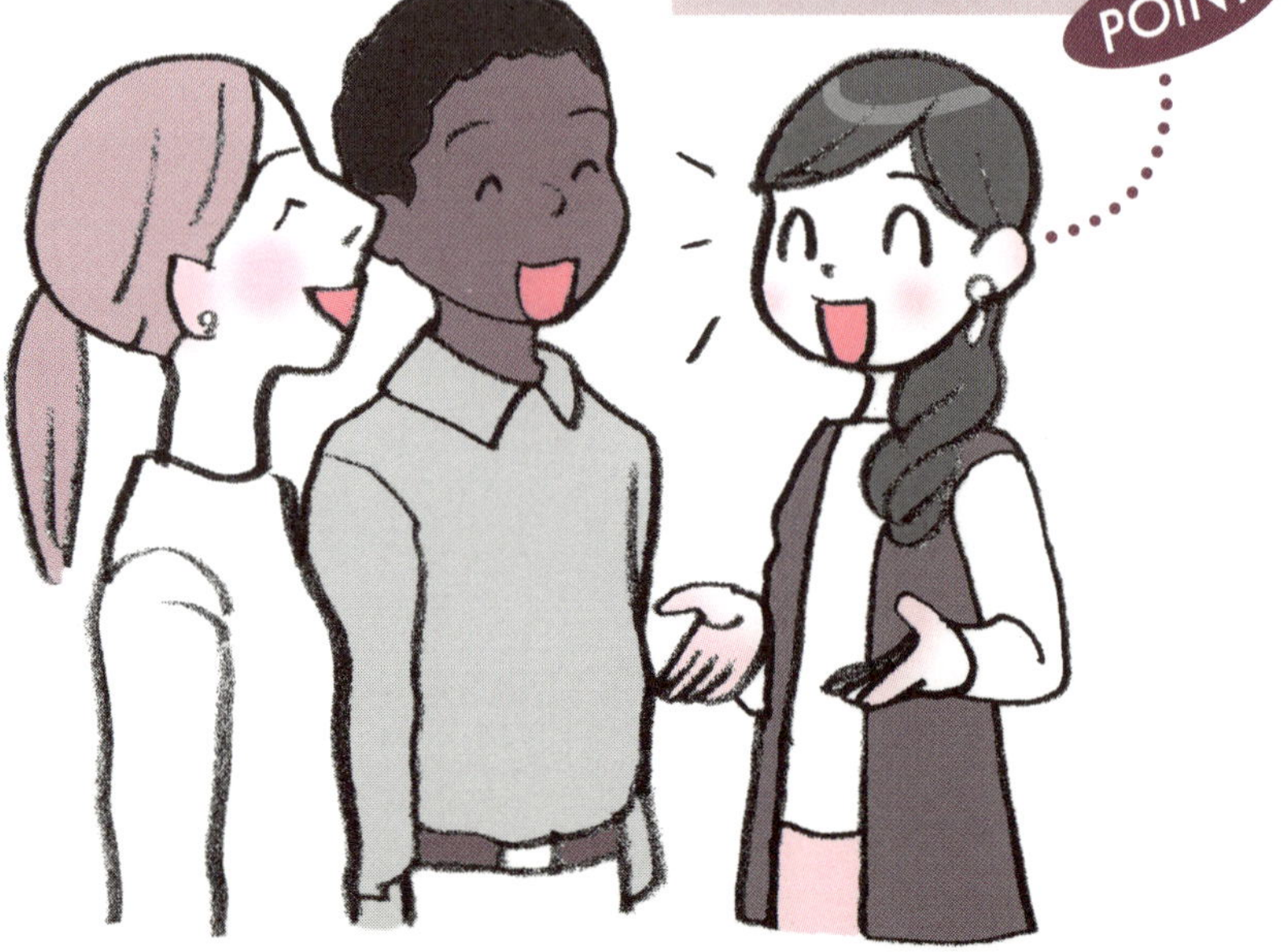

2 いまでは、特性のよい側面もよく理解できていて、それを生活にいかそうという意識をもっています。外国人の友達をつくるなど、意欲的に活動しています。

3 深く考えずに発言することが、以前は負い目になっていました。それもいまは「具合の悪そうな人をみかけたらすぐに声をかけられる」という、自分の長所として理解しています。

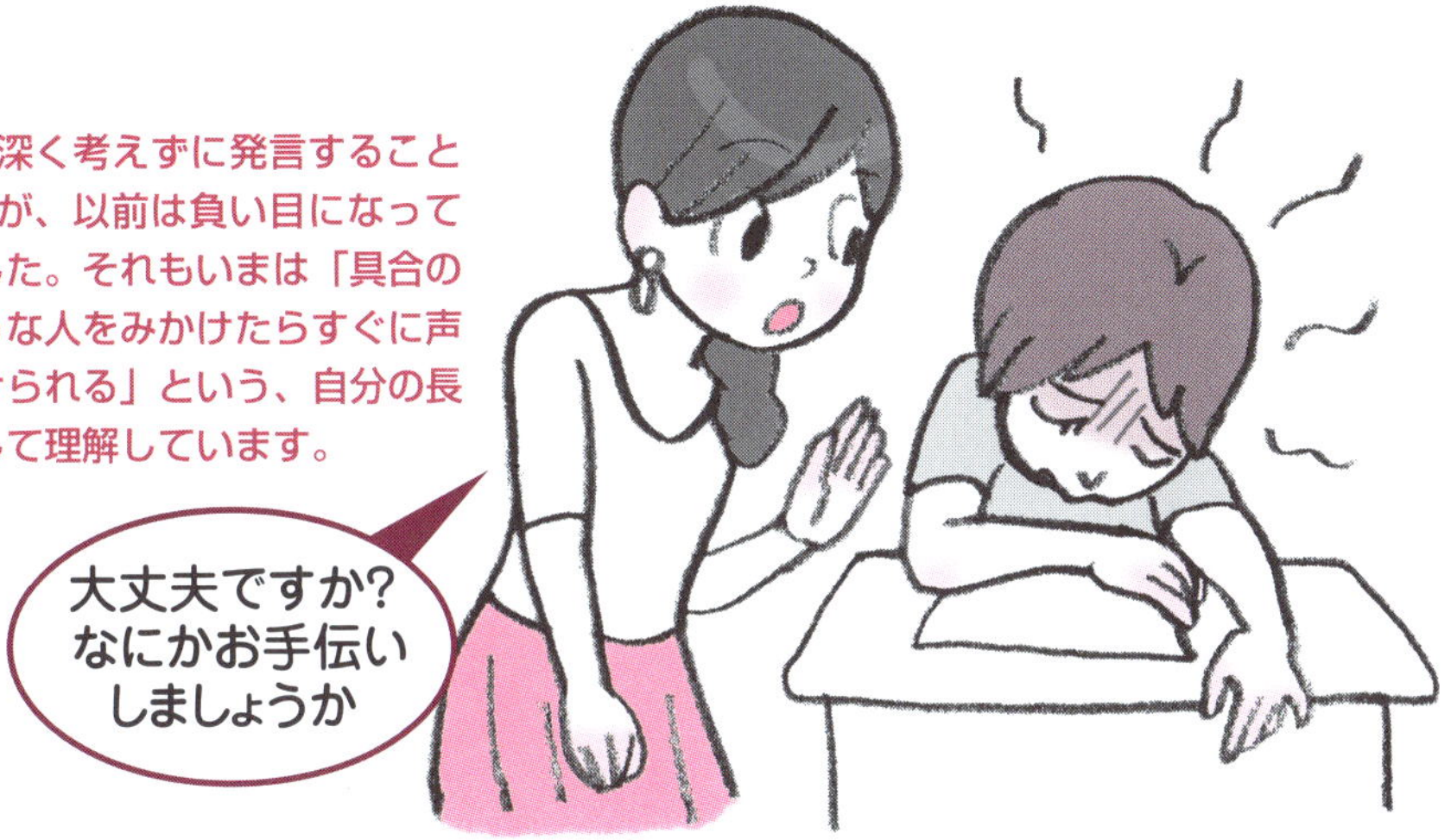
大丈夫ですか?
なにかお手伝いしましょうか

4 自己否定的な感情が解消していき、自信がもてるようになると、自然に友達が増えていき、恋人もできました。恋人にも、自分の特徴を理解してもらっています。

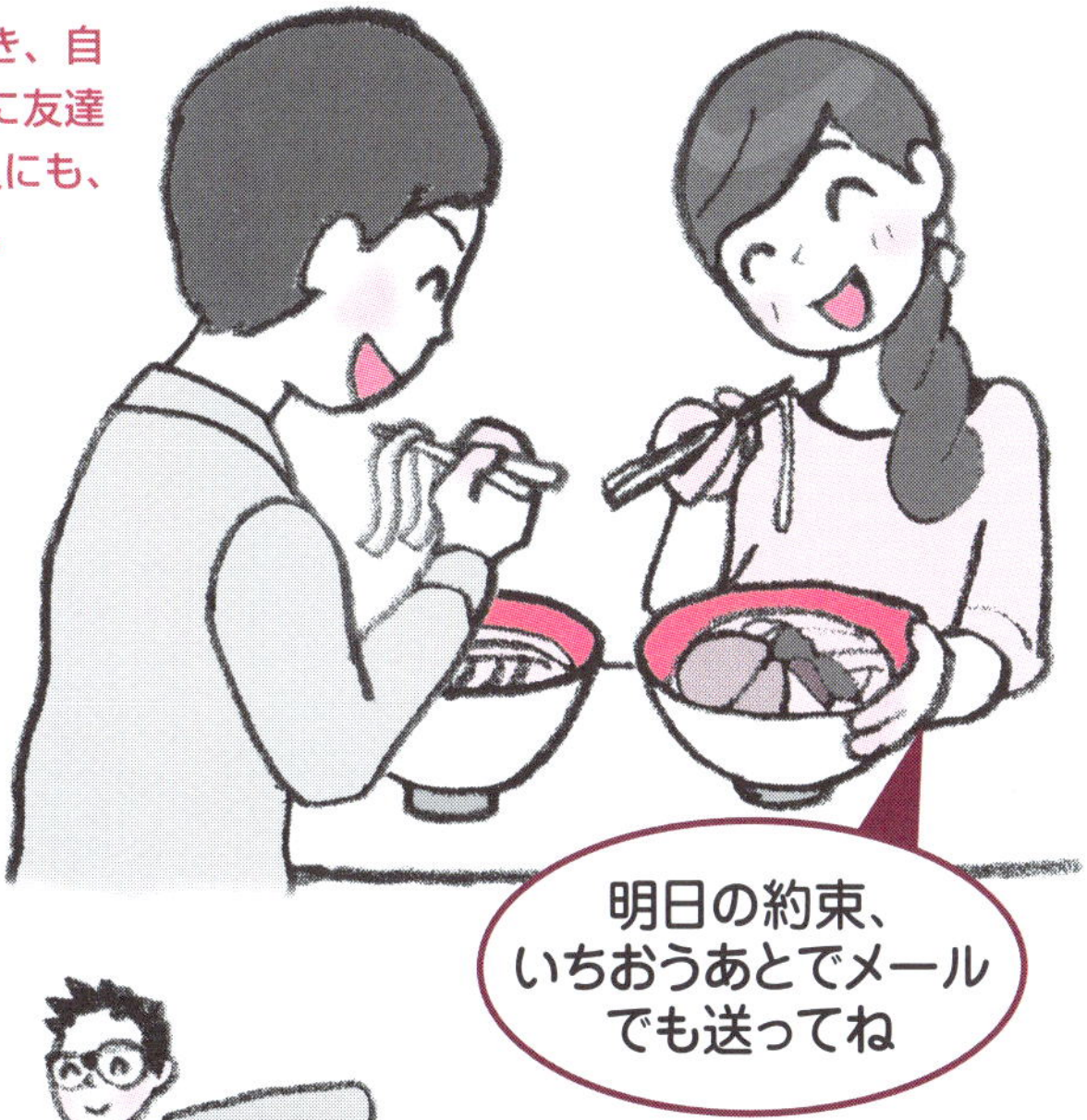
明日の約束、いちおうあとでメールでも送ってね

ADHDへの理解が深まると、自分の長所を意識できるようになり、将来の夢がみえてくる。理想とする生き方がイメージできるようになる。

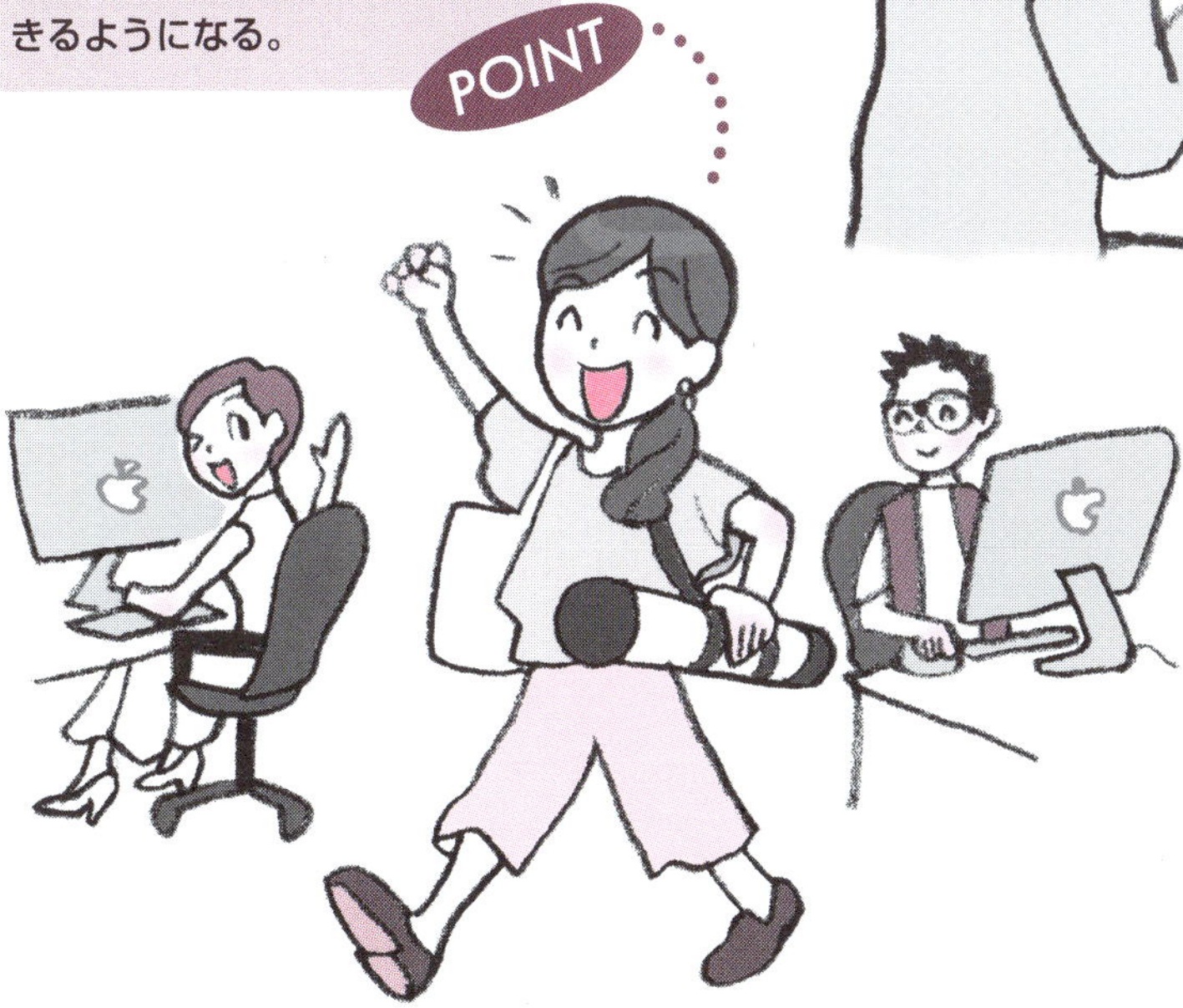
POINT

5 「自分にできることなんて、なにもない」と人生をはかなんだ時期もありましたが、いまは絵を描くことへの興味をいかして、デザインなどの仕事をしたいという夢をもっています。

98ページへ続く

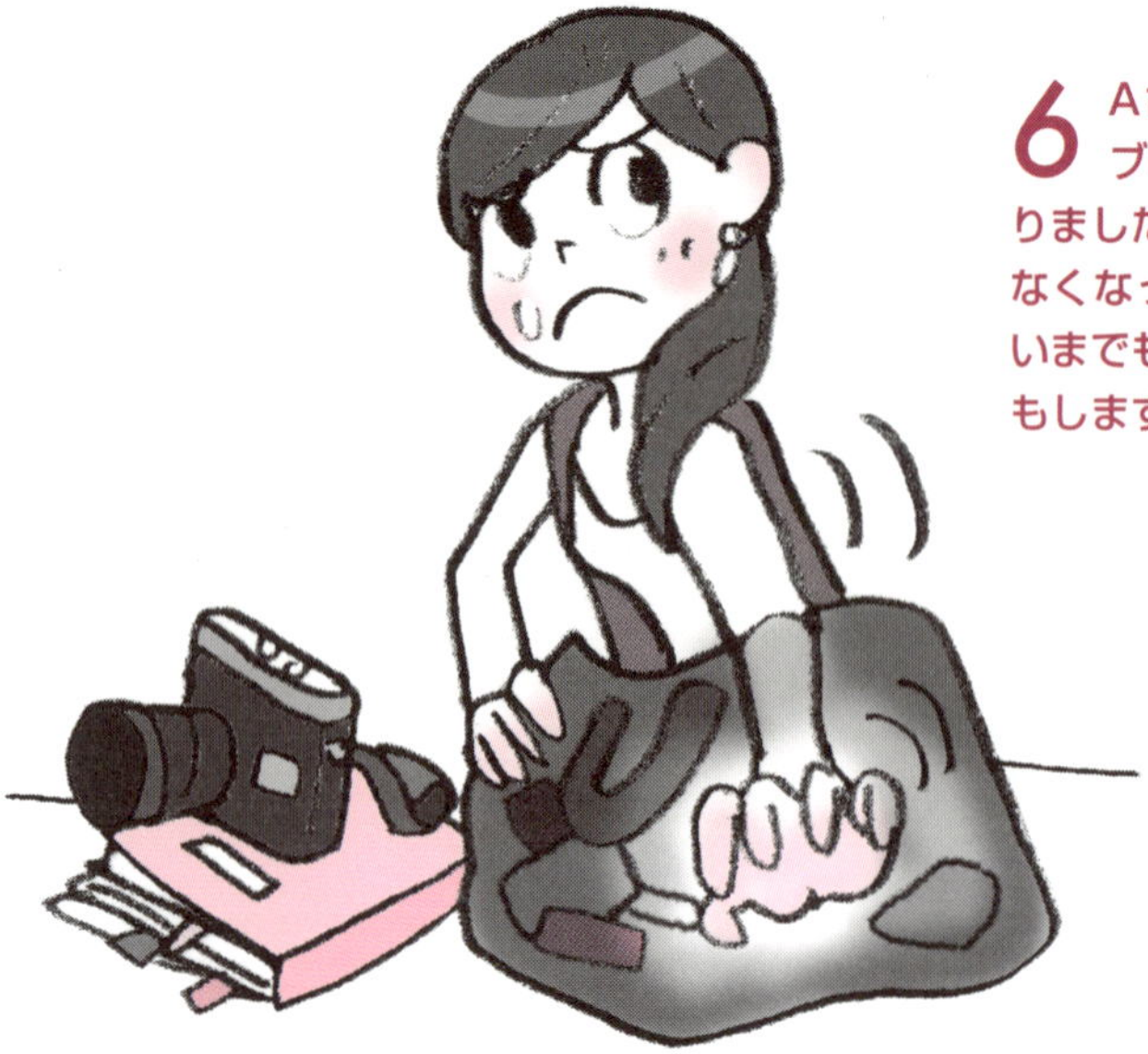

6 Aさんの生活にはポジティブな変化がいろいろと起こりましたが、ミスや問題が完全になくなったわけではありません。いまでも忘れ物は多く、なくし物もします。

Aさんのこれから

女性の場合、Aさんのように、思春期をすぎるまでADHDに気づかず、気づいて治療を受けてもすぐには納得できないという人が多いのではないでしょうか。

しかし、気づくのが遅れても、さまざまな葛藤を抱えても、Aさんのように時間をかけ、ゆっくりと自己理解を深めていけば、やがて必ず、ADHDの特性を受け止められる日がきます。

Aさんは今後、苦手なことを抱えながらも、得意なことをいかして働き、自分なりの生き方を探っていくはずです。

再び落ちこむ時期がきたり、人間関係が悪化することもあるかもしれません。しかし、家族や医師の支えを受け、あきらめずにとりくんでいけるでしょう。

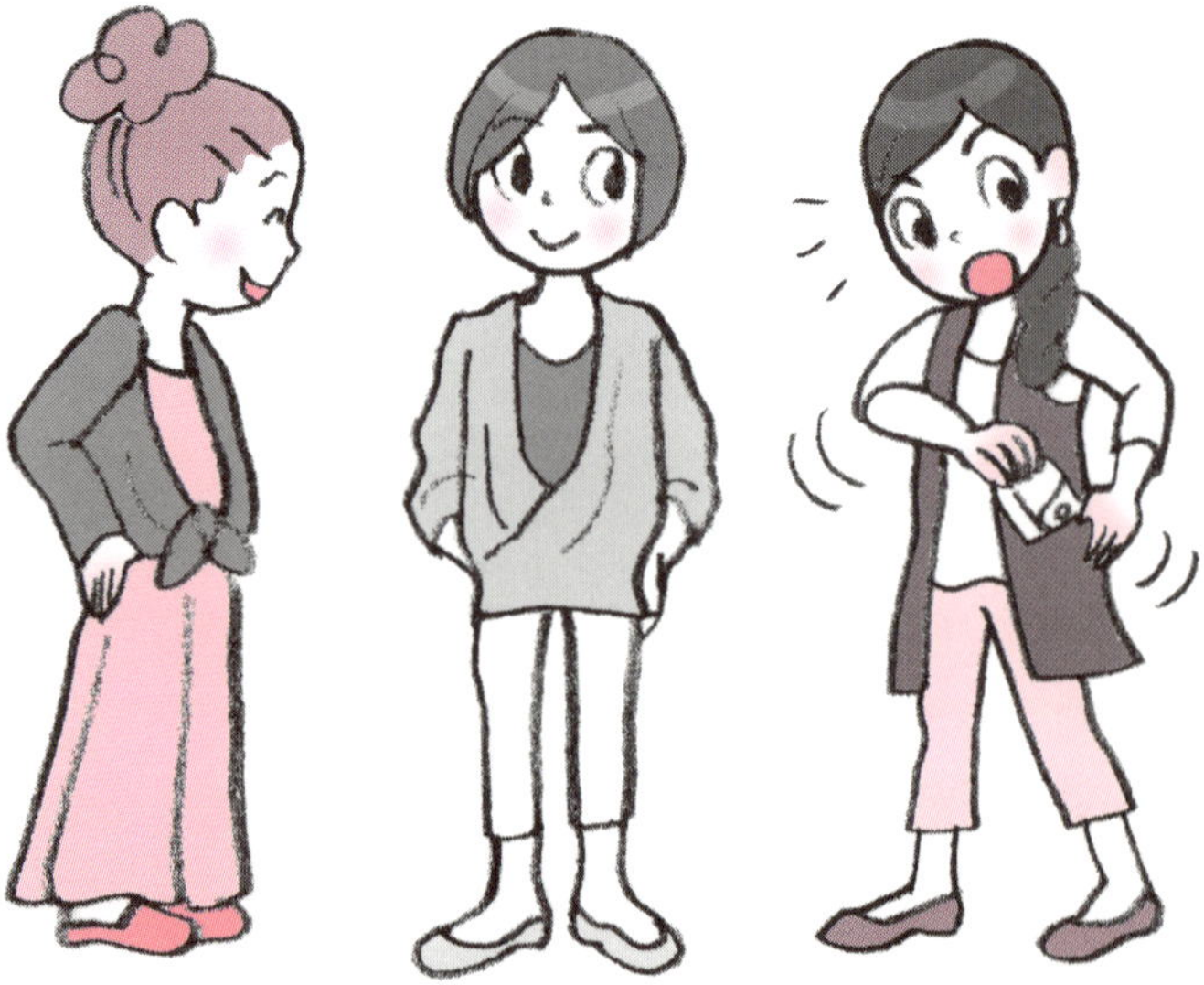

7 ただ、Aさん本人もまわりの人も、それをネガティブなことだと思っていません。おっちょこちょいだと笑って済ませられるくらいに、生活全体が落ち着いてきたのです。

■監修者プロフィール

宮尾 益知 (みやお・ますとも)

東京都生まれ。どんぐり発達クリニック院長、医療法人社団益友会理事長。医学博士。徳島大学医学部卒業、東京大学医学部小児科、自治医科大学小児科学教室、ハーバード大学神経科、独立行政法人国立成育医療研究センターこころの診療部発達心理科などをへて、2014年にクリニックを開院。

専門は発達行動小児科学、小児精神神経学、神経生理学。発達障害の臨床経験が豊富。

主な監修書に『女性のアスペルガー症候群』(講談社)、『旦那(アキラ)さんはアスペルガー』(野波ツナ著、コスミック出版)など。

■参考資料

デイヴィッド・B・サダース／ジョセフ・カンデル著、田中康雄監修、海輪由香子訳『おとなのADHD ――社会でじょうずに生きていくために――』(ヴォイス)

キャスリーン・ナデュー／パトリシア・クイン編著、ニキ・リンコ／沢木あさみ訳『AD/HD & BODY 女性のAD/HDのすべて』(花風社)

キャスリーン・ナデュー／パトリシア・クイン編著、沢木あさみ訳『AD/HD & セラピー 女性のAD/HDと生活術』(花風社)

樋口輝彦／齊藤万比古監修『成人期ADHD診療ガイドブック』(じほう)

宮尾益知監修『女性のアスペルガー症候群』(講談社)

宮尾益知監修『発達障害の治療法がよくわかる本』(講談社)

健康ライブラリー イラスト版

女《じょ》性《せい》のADHD

2015年12月10日 第1刷発行

監 修	宮尾益知(みやお・ますとも)
発行者	鈴木 哲
発行所	株式会社講談社
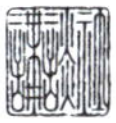	東京都文京区音羽二丁目12-21 郵便番号 112-8001 電話番号 編集 03-5395-3560 販売 03-5395-4415 業務 03-5395-3615
印刷所	凸版印刷株式会社
製本所	株式会社若林製本工場

N.D.C. 493 98p 21cm

ISBN978-4-06-259799-9

●編集協力　オフィス201(石川智)
●カバーデザイン　松本 桂
●カバーイラスト　長谷川貴子
●本文デザイン　勝木デザイン
●本文イラスト　梶原香央里